高等医学院校实验教材

U0820168

临床实践技能

Clinical Practice Skills

主　编　张学军　王英南

副主编　潘　静　李建玲

编　委（按姓名汉语拼音排序）

曹向宇　陈攀宇　崔盼盼　付久园　高英杰
焦海涛　刘志强　马连会　庞建会　曲　杰
王建华　王丽红　王　蕊　王　鑫　王艳飞
王英南　尹长江　张　建　张　乐　张小红
张学军　张月晓　赵鲁文　赵学敏　邹大军

北京大学医学出版社

LINCHUANG SHIJIAN JINENG

图书在版编目（CIP）数据

临床实践技能 / 张学军，王英南主编. -- 北京：北京大学医学出版社，2025. 3. -- ISBN 978-7-5659-3359-2

Ⅰ. R4

中国国家版本馆 CIP 数据核字第 2025EA3522 号

临床实践技能

主　　编： 张学军　王英南

出版发行： 北京大学医学出版社

地　　址：（100191）北京市海淀区学院路 38 号　北京大学医学部院内

电　　话： 发行部 010-82802230；图书邮购 010-82802495

网　　址： http://www.pumpress.com.cn

E-mail： booksale@bjmu.edu.cn

印　　刷： 北京金康利印刷有限公司

经　　销： 新华书店

责任编辑： 王孟通　　**责任校对：** 靳新强　　**责任印制：** 李　啸

开　　本： 850 mm × 1168 mm　1/16　　**印张：** 14.75　　**字数：** 422 千字

版　　次： 2025 年 3 月第 1 版　2025 年 3 月第 1 次印刷

书　　号： ISBN 978-7-5659-3359-2

定　　价： 85.00 元

序

医学乃仁术，承载着护佑生命、促进健康的神圣使命。临床技能作为医学实践的核心要素，是连接医学理论与临床诊疗的桥梁，直接关乎患者的救治效果与生存质量。一本优秀的临床技能教程，对于医学生的成长、临床医生的精进，具有举足轻重的意义。

临床技能实践项目繁多，涉及诊断学、内外妇儿科及辅助检查等众多操作，而医学生的成长需要循序渐进，力戒贪大求全。本书选择了医学生在校期间应该掌握的临床基本技能进行详细阐述。本书的一大特色是将临床实践技能的各项操作方法分解进行阐述，使学生能够清晰地了解每一项操作的具体流程和要点。配合线上视频资源以及临床案例，从人文关怀、理论知识、实践操作、案例反思、课程思政等多方面贯彻立德树人的育人理念，使学生在完成理论知识与临床技能整合、内化的同时，得到人文关怀精神和职业道德素养的培养，为医学生提供一本实用的临床实践技能指导用书。

全书共有 31 个模块，涉及内科、外科、妇科、儿科的临床基本技能的 27 个模块和 4 个情景模拟综合训练模块。这些技能项目从简单无创的生命体征测量到具有一定操作风险的四大穿刺（胸穿、腹穿、骨穿、腰穿）以及胸膜腔闭式引流，从单人操作到团队协作，涵盖了临床专业本科学生不同阶段所需临床基本技能训练的大部分内容，体现了内容安排的循序渐进。单项技能模块包含学习目标、操作步骤、问题与解答、并发症处理、考核评分标准及医学人文评价标准等，内容丰富，结构合理。希望通过应用包括项目式学习（project-based learning，PJBL）在内的多种教学方法，采用局部功能型模型的训练，逐步推动更加符合学生成长规律的分阶段、分层次、分专业的技能培训，进而推动医学模拟培训场所的建设更加符合医学教育阶段化、层次化和结构化的要求。

本书可供高等医学院校本科、专科学生和研究生学习使用，旨在帮助学生系统地掌握临床基本技能，提高临床思维能力和实践操作能力，为今后的临床工作打下坚实的基础。同时，本书也可作为临床教师的教学参考书，帮助教师规范教学内容，提高教学质量。

本书由承德医学院及直属附属医院多年从事一线临床技能实践教学的教师团队编撰而成。在编写过程中，编者们参考了《医师资格考试大纲》（2024 版）和《医学院校临床医学专业（本科）水平测试考试大纲》，确保了教材内容的权威性和实用性。受编者水平所限，书中难免出现表述不当之处，恳请读者在使用过程中能够不吝赐教，编者必当及时改正。

“博极医源，精勤不倦”，医学之路漫长而艰辛，临床技能的学习与提升永无止境。希望本书能成为广大医学生的良师益友，陪伴大家在医学的征途上砥砺前行，为推动我国医学教育事业的发展、增进人类健康福祉贡献力量。

刘　刚

目　录

模块一　心电图描记

模块一
数字资源

知识目标

掌握正常心电图波形特点及心电图各波段产生机制、正常形态、时间及电压范围。

学生应该掌握心电图的描记方法，并能够应用心电图机准确、快速地描记合格的心电图。

能力目标

熟练掌握心电图机的操作流程，判断心电图是否正常。

【目的】

对被检查者心脏电活动进行监测，是心血管疾病常用的无创检查手段。

【适应证】

1. 存在心悸症状或健康体检者。
2. 诊断并监测各类心律失常。
3. 诊断并监测冠心病的心肌缺血、损伤、坏死及演变。
4. 其他心血管疾病的辅助诊疗。

【操作前准备】

1. 注意保护被检查者隐私，确保室温合适，诊查床舒适。

2. 准备心电图机、心电图纸、导电液或生理盐水、清洁棉球或纱布等。辨认心电图机上的各按钮：开关、电压、走纸速度、抗干扰、调基线、按键，并调试到功能状态。

3. 检查者衣着得体，核对被检查者信息，向被检查者交代检查项目、注意事项及过程等，确保知情同意。

【操作步骤】

1. 协助被检查者取仰卧位，肢体放松，平静呼吸，充分显露前胸及手腕、足踝。

★ 人文关怀
注意保护被检查者隐私。

2. 在安放探查电极处涂抹导电液或生理盐水，减少皮肤阻抗。

★ 人文关怀
如何减少涂擦导电液时被检查者的不适？

3. 连接肢体导联，RA 代表右上肢，LA 代表左上肢，RL 代表右下肢，LL 代表左下肢（图 1-1）。确保电极处于上肢腕关节内侧及踝关节内上方。

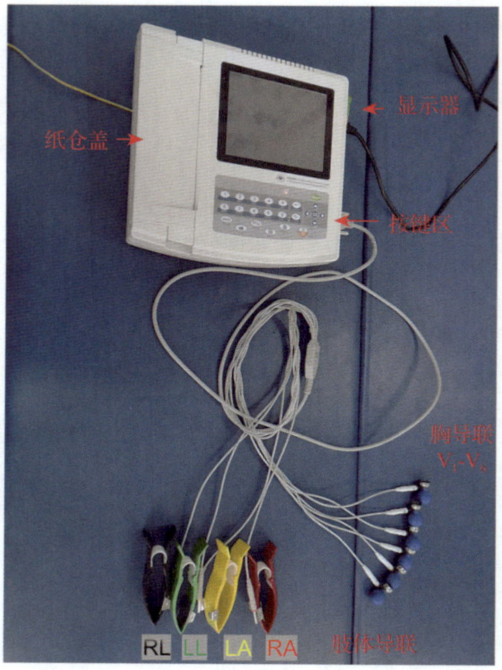

图 1-1　心电图机

> ★ **问题 1**
> 如果需要记录 18 导联心电图，需要加哪些导联？

4. 依据胸骨角判定第 2 肋间隙，依次向下寻找第 4 及第 5 肋间隙。将胸部导联 V_1 置于胸骨右缘第 4 肋间隙，V_2 置于胸骨左缘第 4 肋间隙。V_4 置于左锁骨中线第 5 肋间隙。V_3 置于 V_2 和 V_4 中点。V_5 和 V_6 分别置于左腋前线和腋中线，与 V_4 同一水平的位置。

5. 设置走纸速度 25 mm/s，标准电压 1 mV=10 mm（根据心率及电压情况可适当调整）描记心电图，注意是否有交流电等干扰。

6. 心电图描记完毕后，注意整理心电图机以备再用。

【问题与解答】

问题	解答
1. 如果需要记录 18 导联心电图，需要加哪些导联？	V_7：右腋后线与 V_4 同一水平的位置 V_8：左肩胛线与 V_4 同一水平的位置 V_9：左脊柱旁线与 V_4 同一水平的位置 V_3R：右胸与 V_3 对应位置 V_4R：右胸与 V_4 对应位置 V_5R：右胸与 V_5 对应位置

心电图描记评分标准

项目	操作要点	评价要点	分值	得分
仪表	仪表端庄、衣着得体、态度认真	符合要求	5	
准备	核对被检查者，向其做好解释工作	核对完整、正确	5	
	心电图机、心电图纸、导电液或生理盐水、清洁棉球或纱布等	医患沟通全面、自然	5	
	正确调试心电图机：开关、电压、走纸速度、抗干扰、调基线、按键等	完整、正确	5	

续表

项目	操作要点	评价要点	分值	得分
操作前	检查者准备：应用七步洗手法洗手，正确佩戴口罩	正确	5	
	嘱被检查者仰卧于检查床上，显露胸部、腕部、踝部	体位舒适	5	
	在安放探查电极处涂抹导电液或生理盐水	符合要求	5	
操作中	正确安放探查电极： 先连接肢体导联　按 RA（红）、LA（黄）、LL（绿）、RL（黑）的标志将电极板分别连接于右上、左上、左下、右下肢体的腕踝部，核对标记符号，不能只看颜色	导联连接正确，被检查者无不适感	20	
	再连接胸导联，V_1、V_2、V_3、V_4、V_5、V_6 分别置放于： 胸骨右缘第 4 肋间隙（V_1） 胸骨左缘第 4 肋间隙（V_2） 左锁骨中线第 5 肋间隙（V_4） V_2 和 V_4 中点（V_3） 左腋前线平 V_4 水平（V_5） 腋中线平 V_4 水平（V_6）	导联连接正确，被检查者无不适感	30	
	按准备键、定标电压键、作出定标电压图	操作正确	5	
	再检查心电图定标电压，若符合要求，依次描记 12 导联图形，每个导联至少 3 个心动周期，取下记录纸，记录被检查者信息	操作正确	5	
操作后	关闭电源，整理好心电图机等物品	用物处理正确	2	
	帮助被检查者穿好衣服	人文关怀	3	
总分			100	

医学人文关怀评分标准

项目		分值	得分
操作	检查者是否衣帽整洁、自我介绍	10	
	与被检查者及家属谈话时语音是否清晰、语气是否得体、语言是否准确、肢体语言是否良好	10	
	是否主动热情，表情亲切，说话温和，耐心细致	10	
	对被检查者及家属的疑虑是否解答到位	10	
	是否表达出对被检查者及家属的尊重	20	
	操作前准备是否齐全	10	
	是否注意保护被检查者隐私，劝离无关人员等	20	
	涂抹导电液时是否提前向被检查者说明	10	
总分		100	

模块二
数字资源

模块二　心肺复苏术

一、单人心肺复苏术

知识目标

1. 掌握心肺复苏的适应证。
2. 熟悉单人徒手心肺复苏术操作流程。

能力目标

1. 具备扎实的理论基础及快速反应能力，能够快速判断患者是否需要心肺复苏，流程熟练，动作规范。
2. 能够独立完成高质量的心肺复苏操作。

心肺复苏术（cardiopulmonary resuscitation，CPR）是针对呼吸和心搏骤停所采取的紧急医疗措施，以人工呼吸代替患者的自主呼吸，以心脏按压形成暂时的人工循环并诱发心脏的自主搏动。

★ 强调

心肺复苏的关键是维持脑组织的灌流。

衡量心肺复苏成功与否的最终标准是患者脑功能是否恢复。

通过早期判断、早期施救、不间断的高质量心肺复苏提高心搏骤停患者的抢救成功率，降低致残率，提高患者生存质量。

心搏骤停包括：心脏停搏、室颤、无脉性室速和无脉性电活动。

知识拓展

时刻关注心肺复苏指南更新，做到与国际最新版心肺复苏指南一致。［本操作依照美国心脏协会（American Heart Association，AHA）2020 版心肺复苏指南。］

心肺复苏的概念早期主要指“心肺复苏”（CPR）；20 世纪 60 年代扩展为“心肺脑复苏”（CPCR）。

【目的】

1. 尽早判断并及时施救。
2. 快速不间断地进行高质量心肺复苏以最大限度挽救生命、减少并发症的发生。
3. 尽快恢复患者自主呼吸、循环，避免长时间心搏骤停所导致的后遗症、提高抢救成功率及改善患者远期生存质量。

★ 问题 1

如何判断患者需要进行心肺复苏？（心肺复苏的适应证）

【适应证】

心搏骤停患者。

【禁忌证】

无绝对禁忌证，相对禁忌证包括：

1. 曾明确表示不接受心肺复苏者。
2. 严重创伤无法实施心肺复苏操作。
3. 明显不可逆的死亡（如尸僵）失去抢救意义者。

【操作前准备】

确认现场环境安全，做好自身防护。

1. 判断环境（图 2-1）

（1）确认现场环境安全或将患者转移到安全地带后施救。

（2）施救者做好自身防护。

2. 判断患者（图 2-2，图 2-3）

（1）将患者平放于硬质平面。

（2）轻拍患者双肩，凑近其双侧耳旁大声呼唤，判断患者有无反应。

（3）大声呼救。（快来人呀，有人晕倒啦！）

（4）检查呼吸、脉搏：以示指、中指并拢置于颈部前正中线旁开 2 横指触摸颈动脉搏动，同时俯身听有无呼吸的声音，感受有无气流呼出，查看患者胸廓有无起伏。上述动作同步进行并在 7 s 内完成（默念 1001、1002、1003、1004……1007）。如在 7 s 内未触及颈动脉搏动且无呼吸（或无正常呼吸），则迅速进入下一步。

【操作步骤】

1. 启动紧急医疗救助系统

（1）指定专人拨打急救电话。

★ 例如

高速公路交通事故现场，先将患者转移至护栏外以免二次事故发生；触电患者应确保患者脱离电源再进一步施救；火灾爆炸现场等，应确保施救者安全措施到位后再施救等。

★ 人文关怀

提示学生：活着才有可能成为一名优秀的医生！

施救前确保环境安全既是对生命的尊重，也是确保后续抢救成功的前提条件，必须高度重视！严格执行！

★ 提示

拨打急救电话要明确地点、患者情况并保持电话畅通，报警者切勿先挂断电话。

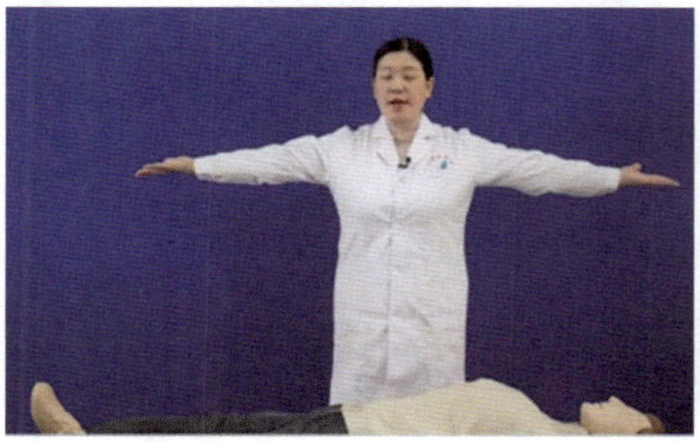

图 2-1　确认现场环境安全

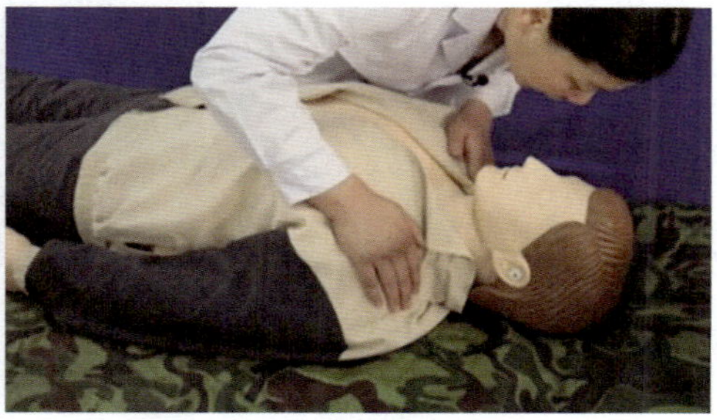

图 2-2　判断患者意识

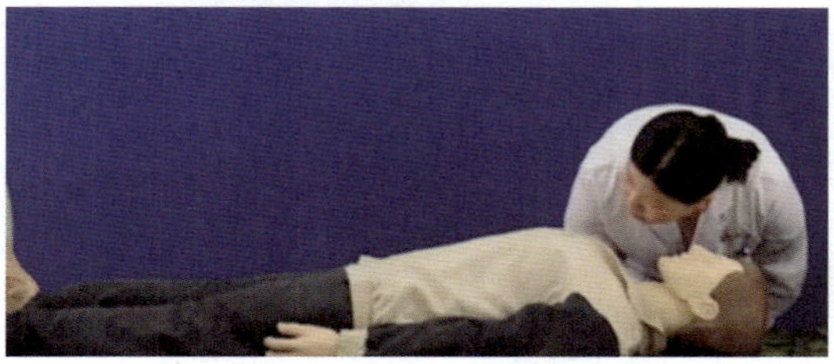

图 2-3　判断患者呼吸及颈动脉搏动

（2）指定专人就近寻找自动体外除颤器（automated external defibrillator，AED）。

（3）召集周围人员共同施救。

> ★ 问题 2
> 高质量胸外心脏按压的标准是什么？

2. 启动心肺复苏流程：C—A—B

（1）心脏按压——C：Circulation（图 2-4）

1）按压位置：施救者跪于患者右侧，确定按压点在两乳头连线中点，或剑突上 2 横指，或胸骨中下 1/3 交界处。

2）动作要领：施救者一手掌根部置于按压点，另一手与之平行、重叠、手指交叉上提以免手指按压胸廓，肩、肘、腕、手掌根部位于同一直线，肘部伸直，身体略前倾，以髋关节为轴，利用上半身体重垂直下压。

3）按压频率：100 ~ 120 次 / 分。

4）按压深度：成人胸骨下陷 5 ~ 6 cm。

5）交替：按压与放松的时间比为 1∶1。

> ★ 问题 3
> 高质量人工呼吸的动作要领有哪些？

人工呼吸——30 次按压后进行人工呼吸。

（2）打开气道——A：Airway（检查、清理、打开气道）

（第一次人工呼吸前要检查清理气道。）

1）检查并清理气道异物：如有异物需快速彻底清理；无异物直接进入下一步。

2）打开气道：仰头举颏法或托下颌法（图 2-5，图 2-6）。

（3）人工呼吸——B：Breathing（图 2-7）

1）施救者平静呼吸，捏紧患者鼻孔，张口完全包住患者口部将气体吹入，

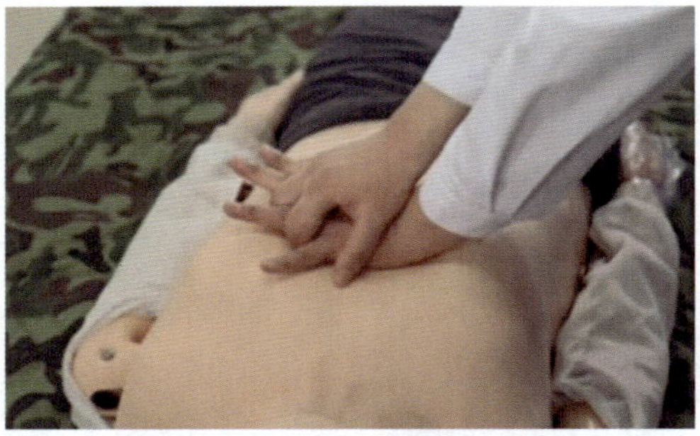

图 2-4　胸外心脏按压

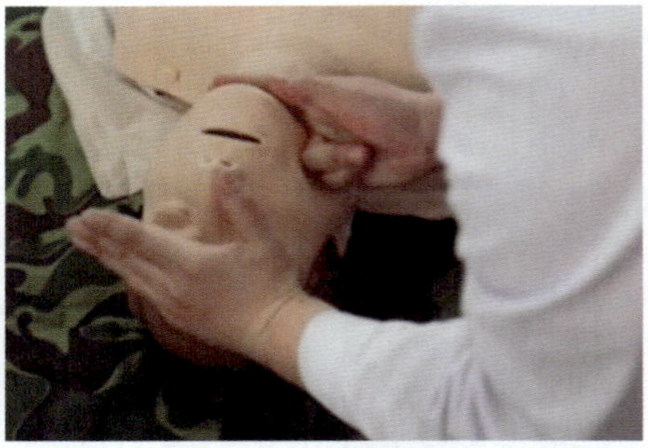

图 2-5　仰头举颏法

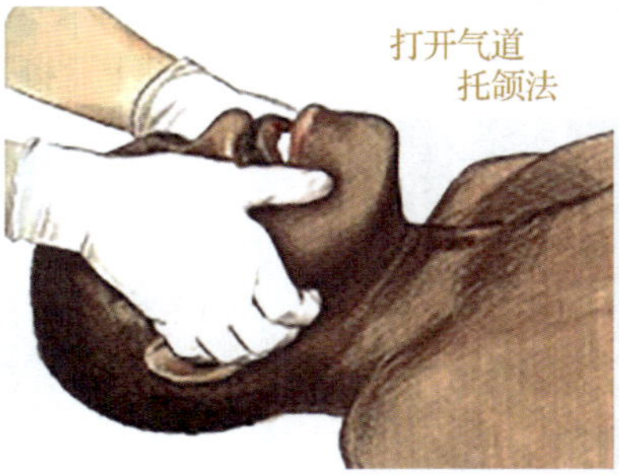

图 2-6　托下颌法

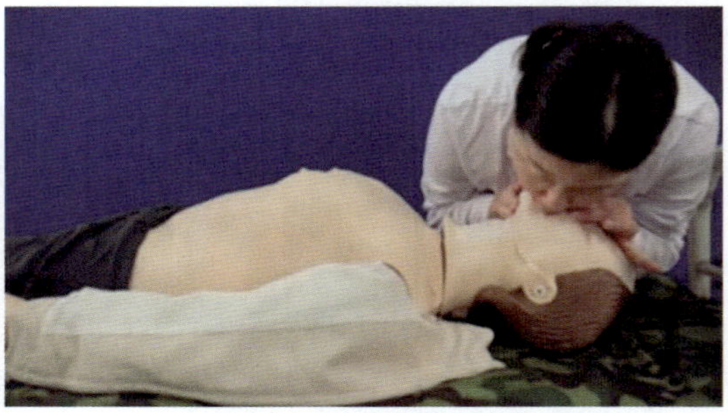

图 2-7　口对口人工呼吸

持续时间不少于 1 s，同时用眼角余光观察患者胸廓有无起伏。

2）一次吹气结束后松开患者口鼻，利用患者胸廓自然回弹呼出气体，同时施救者再次平静吸气，同样方式完成第二次吹气。

3. 按压 / 通气比 30∶2（即每进行 30 次胸外心脏按压后给予 2 次人工呼吸）。

4. 每进行 30 次胸外心脏按压及 2 次人工呼吸为一个“CPR 循环”，每进行 5 个循环或 2 min 进行再评估。

5. 再评估：首要评估患者呼吸及颈动脉搏动恢复情况，时间为 5 ~ 10 s（可选 7 s）（若呼吸、脉搏恢复，可观察面色及口唇颜色转为红润、瞳孔回缩及末梢循环充盈情况）。

6. 若呼吸、脉搏未恢复，迅速开始下一轮 CPR 直至患者恢复或急救人员赶到；若可探知呼吸、脉搏，则停止 CPR，摆放复苏后体位，密切观察并安抚患者情绪，等待急救人员到来。

★ **注意**

每次人工呼吸吹入的气体量为 500 ~ 600 ml（潮气量），避免“深吸气用力吹”。

★ **人文关怀**

提示：抢救成功后注意边帮患者整理衣物边进行有效沟通，简单介绍抢救经过，安抚患者情绪，摆放复苏后体位，密切观察病情，陪伴患者等待急救人员到来！

★ **问题 4**

如何判断心肺复苏是否有效？

【问题与解答】

问题	解答
1. 如何判断患者需要进行心肺复苏？（心肺复苏的适应证）	1. 轻拍患者双肩，凑近其双侧耳旁大声呼唤，呼之不应（无意识） 2. 在 7 s 之内未触及颈动脉搏动，未察觉到呼吸（或为抽泣样、叹气样等不正常呼吸） 3. 通过上述判断患者无意识、无呼吸、无脉搏，为心搏骤停表现需要迅速开展心肺复苏
2. 高质量胸外心脏按压的标准是什么？	1. 按压点位置：两乳头连线中点或胸骨中下 1/3 交界处（剑突上 2 横指） 2. 动作要领：施救者跪于患者身旁，一只手掌根部置于按压点，另一只手与之平行、重叠、交叉、上提，避免手指施压。身体略前倾，以髋关节为轴，将上半身体重通过伸直的手臂传导到按压点，按压平稳有力，切忌手臂弯曲以免冲击胸壁造成损失 3. 按压频率：100 ~ 120 次 / 分 4. 按压深度：成人胸骨下陷 5 ~ 6 cm 5. 按压与放松时间比为 1∶1，放松时手掌根部不离开按压点，但完全不施压以确保胸廓充分回弹
3. 高质量人工呼吸的动作要领有哪些？	1. 充分打开气道确保气道呈水平状态 2. 施救者捏紧患者鼻孔，口严密包裹患者口唇 3. 每次吹气量为 500 ~ 600 ml（正常成年人平静呼吸的潮气量），避免用力过度造成伤害 4. 吹气持续时间不少于 1 s，吹气的同时用眼角余光观察患者胸廓起伏以确定吹气有效 5. 吹气结束时，松开患者口鼻，利用患者胸廓的弹性回缩呼出气体，施救者同时平静吸气为下一次吹气做好准备 6. 重复上述动作一次

续表

问题	解答
4. 如何判断心肺复苏是否有效？	1. 30 次胸外心脏按压配合 2 次人工呼吸为一个 CPR 循环。经过 5 个 CPR 循环（2 min）后再次进行判断 2. 判断方法：一手中指与示指从颈部前正中线甲状软骨水平向外滑行 2 ~ 3 cm，置于气管与胸锁乳突肌之间触摸颈动脉搏动，同时侧头观察呼吸（左耳靠近患者口鼻听有无呼吸的声音，面颊感受有无气流，同时观察胸廓有无起伏）（10 s 内完成判断） 3. 心肺复苏有效指征：可触及大动脉搏动（肱动脉收缩压＞ 60 mmHg）；自主呼吸可恢复；瞳孔由散大回缩；唇、面及甲床由苍白转红润

单人心肺复苏术评分标准

项目	操作流程和评分细则		分值	得分
仪表（3 分）	仪表端庄、整洁、大方、得体；自我介绍		3	
评估（16 分）	（1）判断环境是否安全（口述）	有无煤气泄漏、高空坠物、高压电线等	2	
	（2）判断意识：凑近患者耳旁（双侧）大声呼唤并轻拍双肩	判断方法正确	3	
		在规定时间内完成（≤ 4 s）	2	
	（3）呼救："来人呀！"或"救人呀！"，呼叫他人打"120"电话并嘱咐回来帮忙	呼救	2	
		指定人打电话，嘱咐回来帮忙	2	
		在规定时间内完成（≤ 3 s）	1	
	（4）摆放复苏体位，解开衣服	体位正确，3 s 内完成 各 2 分	4	
操作步骤（65 分）	（1）判断循环：以一手中指与示指从颈部前正中线甲状软骨水平向外滑行 2 ~ 3 cm，置于气管与胸锁乳突肌之间触摸颈动脉搏动，同时俯身贴近患者口鼻部，观察患者胸部有无起伏，是否正常（四位数计数法）（口述：患者无心跳，立即进行心肺复苏。）	触摸位置正确	5	
		同时判断呼吸	2	
		口述患者无心跳，立即进行心肺复苏	1	
		规定时间内完成（5 ~ 10 s 四位数计数法）	2	
	（2）胸外心脏按压：①定位：跪于患者右侧胸旁，沿右侧肋弓下缘向上摸至胸骨下切迹，右手中指、示指并拢，中指触及胸骨下切迹，左手掌根部紧贴右手示指桡侧缘，再将右手叠放在左手上，右手手指扣住左手手掌并略向上翘起。②操作方法：保持肘关节伸直，按压时以髋关节为支点，按压姿势正确（按压时可看到模拟人对侧侧胸壁），双臂垂直利用腰腹力量向下按压胸骨，放松时要让胸廓完全复原，但手不能离开胸壁	姿势、用力正确，定位动作正确	5	
		部位：胸骨下 1/2 段、男性两乳头连线中点	5	
		按压频率：100 ~ 120 次 / 分（两位数计数法）	5	
		按压深度：5 ~ 6 cm	5	
		按压 / 通气比：30 : 2	5	
		按压与放松时间比：1 : 1	5	
		放松充分，并且手不离体	5	

续表

项目	操作流程和评分细则		分值	得分
操作步骤（65 分）	（3）口对口人工呼吸：将患者头偏向一侧，施救者用手指伸入口腔清除异物；用仰头举颏法保持气道开放（下颏与耳垂连线和地面垂直），在平静呼吸状态下吹气	清理呼吸道；保持气道通畅各 3 分	6	
		捏鼻翼，平静呼吸，口唇包严无漏气，吹气至胸廓抬升各 1 分	4	
		吹气后松鼻、离唇，侧头观察胸部回落	4	
		吹气 2 次，每次吹气时间≥ 1 s	4	
		按压 / 通气比：30 : 2	2	
CPR 效果评估（4 分）	一手中指与示指从颈部前正中线甲状软骨水平向外滑行 2 ~ 3 cm，置于气管与胸锁乳突肌之间触摸颈动脉搏动，同时侧头观察呼吸、左侧耳郭靠近患者口鼻（四位数计数法）	完成 5 个循环后评估	1	
		检查颈动脉、呼吸各 1 分	2	
		在规定时间内完成（5 ~ 10 s）	1	
复原体位（4 分）	复原体位：拉好衣服拉链 口述摆放的体位（将患者头偏向一侧）	拉好拉链，口述的手法及体位正确	2	
		在规定时间内完成（3 ~ 5 s）	2	
奖惩（±2）	从判断环境开始至复原体位，全过程要求在 180 s 内完成 170 s 内完成奖励 1 分，160 s 内完成奖励 2 分；超过 180 s 扣 2 分		±2	
理论（8 分）	心肺复苏有效指征：按压时可触及大动脉搏动、肱动脉收缩压＞ 60 mmHg；瞳孔由大变小；唇、面及甲床转红润；自主呼吸可恢复	每条 2 分	8	
总分			100	

医学人文关怀评分标准

项目		分值	得分
操作前	应急反应迅速与否（紧迫感）	10 8 6 4 2	
	启动抢救程序井然有序	10 8 6 4 2	
	判断病情动作迅速且避免二次伤害	5 4 3 2 1	
	大声报告病情并简单自我介绍	5 4 3 2 1	
	召集周围人共同抢救、指挥协调能力强	5 4 3 2 1	
操作中	积极抢救、争分夺秒	10 8 6 4 2	
	操作规范、避免并发症	10 8 6 4 2	
	抢救中避免动作粗暴	10 8 6 4 2	
操作后	按要求进行生命体征复判	5 4 3 2 1	
	抢救成功后与患者有效沟通、安抚情绪	10 8 6 4 2	
	抢救成功后整理患者衣物、摆放体位	5 4 3 2 1	
	抢救成功后密切观察患者，陪同等待急救人员到来（给患者安全感）	5 4 3 2 1	
综合	抢救过程急而不乱，关心体贴，有效沟通	10 8 6 4 2	
总分		100	

二、双人心肺复苏术

知识目标

1. 掌握心肺复苏适应证。
2. 熟悉双人心肺复苏操作流程。

能力目标

1. 具备扎实的理论基础及快速反应能力，能够快速判断患者是否需要心肺复苏，流程熟练，动作规范，配合密切，急救器械使用熟练；
2. 掌握 AED 及复苏球囊的使用方法，能够完成双人配合下高质量的心肺复苏操作。

强调

关注心肺复苏相关指南更新。

参考单人心肺复苏术

【心肺复苏术概念】（略）

【适应证】（略）

【禁忌证】（略）

【操作前准备】（略）

【操作步骤】C—A—B

1. 启动心肺复苏流程：C—A—B

（1）心脏按压——C：Circulation

1）按压位置：施救者甲跪于患者右侧，确定按压点在两乳头连线中点，或剑突上 2 横指，或胸骨中下 1/3 交界处。

2）动作要领：施救者甲身体略前倾，一手掌根部置于按压点，另一手与之平行、重叠、手指交叉上提以免手指按压胸廓，肩、肘、腕、手掌根部位于同一直线，以髋关节为轴，利用上半身体重垂直下压。

3）按压频率：100 ~ 120 次 / 分。

4）按压深度：胸骨下陷 5 ~ 6 cm。

5）交替：按压与放松的时间比为 1 : 1。

人工呼吸——30 次按压后进行人工呼吸。

双人分工不同但密切配合。（如：甲按压，乙人工呼吸，可轮换但确保急救不间断。）

（2）打开气道——A：Airway（检查、通畅、打开气道）

（第一次人工呼吸前要检查、清理气道）

1）施救者甲做心脏按压的同时施救者乙检查并清理气道异物（如有异物需快速彻底清理；无异物直接进入下一步）。

2）打开气道：仰头举颏法或托下颌法。

（3）人工呼吸——B：Breathing

1）施救者乙平静呼吸，捏紧患者鼻孔，张口完全包住患者口部将气体吹入，同时用眼角余光观察患者胸廓起伏情况。

2）一次吹气结束后松开患者口鼻，利用患者胸廓自然回弹呼出气体，施救者乙同时再次平静吸气，同样方式完成第二次吹气。

2. 按压 / 通气比 15：2（即每进行 30 次胸外心脏按压给予 2 次人工呼吸）。

3. 双人轮换

（1）施救者甲发出指令（按压计数到 20 次时依据按压节奏指示："下次来交换"或"下次你来按"）！听到指令后施救者乙快速转移至甲的右侧准备进行按压。

（2）施救者甲下达指令后继续按压 1、2、3、4、5（完成 30 次按压）后迅速转移到患者头侧开展人工呼吸。

同时，施救者乙快速进行按压点定位，在施救者甲完成人工呼吸后接替其进行心脏按压。

3）要求：轮换过程无缝对接以免因轮换中断抢救。

4. 再评估：每进行 5 个 CPR 循环或抢救 2 min 进行再评估。（参照单人心肺复苏术）

【AED 与复苏球囊的使用】

1. AED 的使用（图 2-8） 就近取得 AED 迅速携带至患者身旁，按下绿色开机按钮，按照语音提示逐步操作（取出并按图示粘贴电极片，连接导线，机器自动分析患者心电图，如需除颤自动充电，停止按压，所有人不接触患者，按语音提示按下黄色放电按钮完成一次电除颤）。除颤后迅速按照 AED 节奏开始下一轮心脏按压。

2. 复苏球囊的使用（图 2-9） 左手呈"CE"手势，拇指、示指固定面罩，其余 3 指上提患者下颌骨打开气道，右手抓持并按照节奏挤压球囊给予患者人工呼吸（按照按压 / 通气比 30：2 进行）。

> ★ **问题 1**
> 双人心肺复苏如何配合？

> ★ **注意事项**
> 双人轮换应有条不紊、密切配合，避免因轮换中断抢救

> ★ **人文关怀**
> 提示：抢救成功后注意边帮患者整理衣物边进行有效沟通，简单介绍抢救经过，安抚患者情绪，摆放舒适体位，密切观察病情，陪伴患者等待急救人员到来！

> ★ **问题 2**
> AED 的使用方法是什么？

> ★ **问题 3**
> 复苏球囊的使用方法是什么？

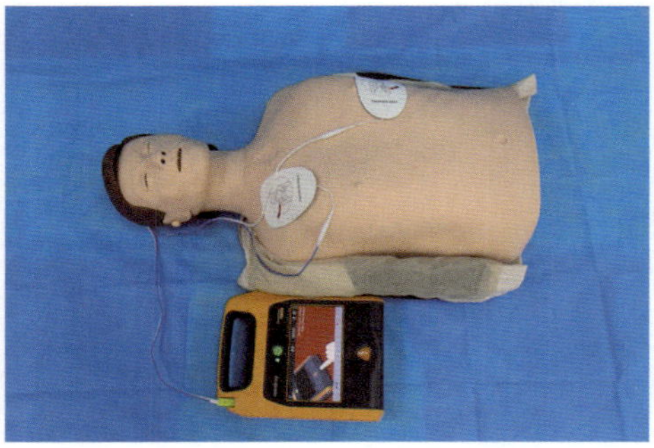

图 2-8 AED 的使用

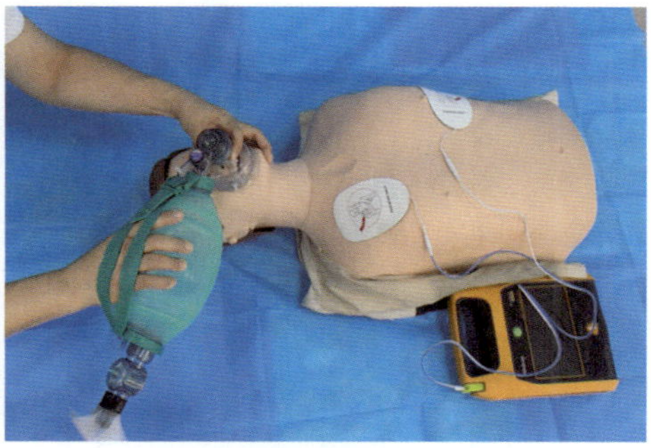

图 2-9 复苏球囊的使用

【问题与解答】

问题	解答
1. 双人心肺复苏如何配合?	施救者甲发出指令（按压计数到20次时依据按压节奏指示：下次来交换）后再计数1、2、3、4、5！此时施救者甲迅速转移到患者头侧开展下一轮人工呼吸；同时，施救者乙快速转移至施救者甲右侧进行按压点定位，在施救者甲人工呼吸后接替进行心脏按压。要求：轮换过程无缝对接，不能因轮换间断抢救
2. AED的使用方法是什么?	就近取得AED迅速携带到患者身旁，按下绿色按钮开机，按照语音提示逐步操作（取出并按图示粘贴电极片，连接导线，机器自动分析患者心电图，如需除颤自动充电，停止按压、不接触患者，按语音提示按下黄色按钮放电，完成一次电除颤）。除颤后迅速按照AED节奏开始下一轮心脏按压
3. 复苏球囊的使用方法是什么?	左手呈“CE”手势，拇指、示指固定面罩，其余3指上提患者下颌骨打开气道，右手抓持并按照节奏挤压球囊给予患者人工呼吸（按照按压/通气比30：2进行）

成人双人心肺复苏术评分标准

项目	操作流程和评分细则		分值	得分
仪表（3分）	仪表端庄、整洁、大方、得体；自我介绍		3	
评估（16分）	（1）判断环境是否安全（口述）	有无煤气泄漏、高空坠物、高压电线等	2	
	（2）判断意识：凑近患者耳旁（双侧）大声呼唤并轻拍双肩	判断方法正确	2	
		在规定时间内完成（≤4 s）	2	
	（3）呼救：“来人呀！”或“救人呀！”，呼叫他人打“120”电话并嘱咐回来帮忙	呼救	2	
		指定人打电话，嘱咐回来帮忙	2	
		在规定时间内完成（≤3 s）	2	
	（4）摆放复苏体位，解开衣服	体位正确，3 s内完成 各2分	4	
操作步骤（65分）	（1）判断循环：以一手中指与示指从颈部前正中线甲状软骨水平向外滑行2～3 cm，置于气管与胸锁乳突肌之间触摸颈动脉搏动，同时俯身贴近患者口鼻部，观察患者胸部有无呼吸，是否正常。（四位数计数法）（口述：患者无意识、无呼吸、无脉搏，立即进行心肺复苏）	触摸位置正确	2	
		同时判断呼吸	2	
		口述：患者无意识、无呼吸、无脉搏，立即进行心肺复苏	3	
		规定时间完成（5～10 s四位数计数法）	2	
	（2）胸外心脏按压：①定位：跪于患者右侧胸旁，成年男性两乳头连线中点，其余情况沿右侧肋弓下缘向上摸至胸骨下切迹，右手中指、示指并拢，中指触及胸骨下切迹，左手掌根紧贴右手示指桡侧缘，再将右手叠放在左手上，右手手指扣住左手手掌并略向上翘起。②操作方法：保持肘关节伸直，按压时以髋关节为支点，按压姿势正确（按压时可看到模拟人对侧侧胸壁），双臂垂直利用腰腹力量向下按压胸骨，放松时要让胸廓完全复原，但手不能离开胸壁	定位准确	4	
		姿势标准	4	
		频率：100～120次/分；（两位数计数法）	4	
		深度：5～6 cm	4	
		按压/通气比：15：2	4	
		按压与放松时间比：1：1	4	
		放松充分，并且手不离体	4	

续表

<table>
<tr><th>项目</th><th colspan="2">操作流程和评分细则</th><th>分值</th><th>得分</th></tr>
<tr><td rowspan="6">操作步骤
（65 分）</td><td rowspan="5">（3）口对口人工呼吸：侧头用手指伸入口腔清除异物；用仰头举颏法保持气道开放（下颏与耳垂连线和地面垂直），在平静呼吸状态下吹气</td><td>清理呼吸道；保持气道通畅</td><td>4</td><td></td></tr>
<tr><td>捏鼻翼，平静呼吸，口唇包严无漏气，吹气至胸廓抬升各 1 分</td><td>4</td><td></td></tr>
<tr><td>吹气后松鼻、离唇，侧头观察胸部回落</td><td>4</td><td></td></tr>
<tr><td>吹气 2 次，每次吹气时间时间≥ 1 s</td><td>4</td><td></td></tr>
<tr><td>按压 / 通气比：30∶2</td><td>2</td><td></td></tr>
<tr><td>（4）换位：施救者甲发出指令（按压计数到 20 次时依据按压节奏指示：下次来交换）后再计数 1、2、3、4、5！此时施救者甲迅速转移到患者头侧开展下一轮人工呼吸；同时，施救者乙快速转移至甲的右侧进行按压点定位，在施救者甲人工呼吸后接替进行心脏按压</td><td>双人配合默契，不能因轮换间断延误抢救</td><td>10</td><td></td></tr>
<tr><td rowspan="3">CPR 效果
评估
（4 分）</td><td rowspan="3">一手中指与示指从颈部前正中线甲状软骨水平向外滑行 2～3 cm，置于气管与胸锁乳突肌之间触摸颈动脉搏动，同时侧头观察呼吸、左侧耳郭靠近患者口鼻。（四位数计数法）</td><td>完成 5 个循环后再评估</td><td>1</td><td></td></tr>
<tr><td>检查颈动脉、呼吸　各 1 分</td><td>2</td><td></td></tr>
<tr><td>在规定时间内完成（5～10 s）</td><td>1</td><td></td></tr>
<tr><td rowspan="2">复原体位
（4 分）</td><td rowspan="2">复原体位：口述
同时协助患者整理衣物并人文关怀</td><td>口述体位正确</td><td>2</td><td></td></tr>
<tr><td>人文关怀</td><td>2</td><td></td></tr>
<tr><td>奖惩
（±2 分）</td><td colspan="2">从判断环境开始至复原体位，全过程要求在 180 s 内完成
170 s 内完成奖励 1 分，160 s 内完成奖励 2 分；超过 180 s 扣 2 分</td><td>±2</td><td></td></tr>
<tr><td>理论
（8 分）</td><td>心肺复苏有效指征：按压时可触及大动脉搏动、肱动脉收缩压 >60 mmHg；瞳孔由大变小；唇、面及甲床转红润；自主呼吸可恢复</td><td>每条 2 分</td><td>8</td><td></td></tr>
<tr><td colspan="3">总分</td><td>100</td><td></td></tr>
<tr><td>备注</td><td colspan="4"></td></tr>
</table>

三、儿童心肺复苏术

知识目标

1. 掌握小儿心肺复苏适应证。
2. 熟悉小儿心肺复苏操作流程。

能力目标

1. 具备扎实的理论基础及快速反应能力，能够快速判断患儿是否需要心肺复苏，流程熟练，动作规范。

2. 能够完成小儿高质量心肺复苏操作。

【心肺复苏术概念】（略）

【目的】

1. 尽早判断并及时施救。

2. 快速不间断地进行高质量心肺复苏以最大限度挽救患儿生命、减少并发症的发生。

3. 尽快恢复患儿自主呼吸、循环，避免长时间心搏骤停所导致的后遗症、提高抢救成功率及改善患儿远期生存质量。

【适应证】

心搏骤停患儿。

【禁忌证】（略）

【操作前准备】（略）

【操作步骤】

★ 问题

儿童与成人的心肺复苏术主要区别有哪些？

1. 判断环境、做好自我防护。

2. 判断患儿。

（1）将患儿平放于硬质平面。

（2）轻拍患儿双肩（婴儿拍击足底）、凑近其双侧耳旁大声呼唤，判断患儿有无反应。

（3）大声呼救（快来人呀，孩子晕倒啦！）

（4）判断颈动脉搏动及有无正常呼吸

3. 启动紧急医疗救助系统（EMS）

熟练掌握相关理论知识，明确小儿心搏骤停的概念、病因及其临床表现与成人的区别。

4. 启动小儿心肺复苏流程（与成人区别）

（1）胸外心脏按压

a. 按压位置：将患儿仰卧置于坚硬平坦处（小婴儿可托于施救者一侧手臂），暴露胸部，按压点在两乳头连线中点正下方（图 2-10，图 2-11）。

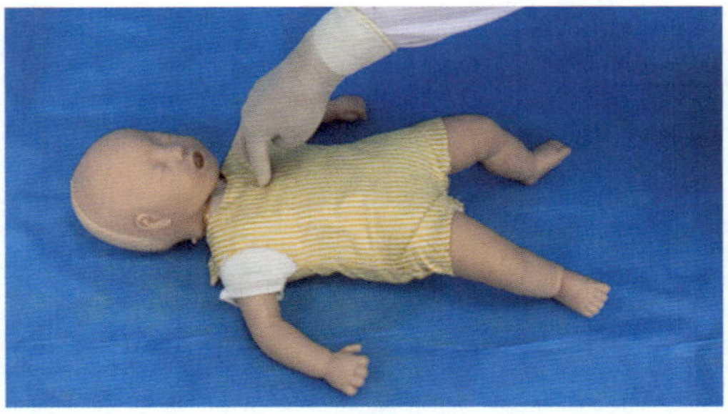

图 2-10　单手胸外心脏按压

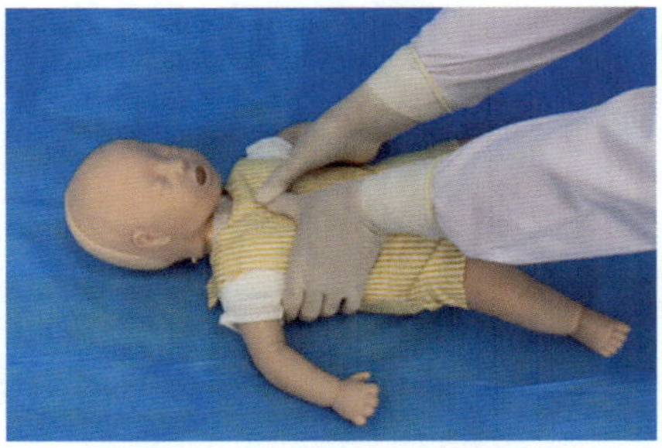

图 2-11　双拇指胸外心脏按压

b. 动作要领：儿童参照成人心肺复苏要领。对婴幼儿，可示指、中指并拢垂直下压（也可采取环抱法用两拇指按压，如图 2-11 所示），使胸骨下陷约 4 ~ 5 cm（或胸廓前后径的 1/3），而后放松使胸廓充分回弹。按压频率 100 ~ 120 次 / 分。

★ 注意

小儿心肺复苏与成人复苏的区别。

（2）人工呼吸要领：打开气道进行人工呼吸（小婴儿可采取口对口鼻法），吹气一次（不少于 1 s），同时观察患儿胸廓随吹气起伏情况；吹气完毕，松开口鼻，使患儿利用胸廓弹性回缩呼气，同时施救者再次吸气重复上述动作一次。

（3）按压 / 通气比：单人施救 30∶2；双人施救 15∶2。

（4）复判：30 次（或 15 次）按压 +2 次人工呼吸为一个 CPR 循环，每进行 5 个循环（约 2 min）进行再评估，若患儿恢复呼吸、脉搏，则密切观察等待急救人员到来进行进一步处理；若未恢复呼吸、脉搏，则迅速开始下一个 CPR 循环直至急救人员到达。

★ 注意

小儿心肺复苏与成人的区别。

【问题与解答】

问题	解答
儿童与成人的心肺复苏术主要区别有哪些？	1）判断意识：小婴儿可拍打足底 2）胸外按压：小婴儿可用单手双指按压或环抱、双拇指按压 3）人工呼吸：小婴儿用口对口鼻法 4）按压 / 通气比：单人操作 30∶2；双人操作 15∶2

儿童心肺复苏术评分标准（1 岁至青春期）

项目	操作流程和评分细则		分值	得分
仪表（3 分）	仪表端庄、整洁、大方、得体；自我介绍		3	
评估（16 分）	（1）判断环境是否安全（口述周围环境安全）	有无煤气泄漏、高空坠物、高压电线等	2	
	（2）判断意识：凑近患儿耳旁（双侧）大声呼唤并轻拍双肩。（小婴儿拍足底）	判断方法正确	3	
		在规定时间内完成（≤ 4 s）	2	
	（3）呼救：“来人呀！”或“救人呀！”，呼叫他人打“120”电话并嘱咐回来帮忙	呼救	2	
		指定人打电话，嘱咐回来帮忙	2	
		在规定时间内完成（≤ 3 s）	1	
	（4）摆放复苏体位，解开衣服	体位正确，3 s 内完成 各 2 分	4	
操作步骤（65 分）	（1）判断循环：以一手中指与示指从颈部前正中线甲状软骨水平向抢救者侧滑行 2 ~ 3 cm，置于气管与胸锁乳突肌之间触摸颈动脉搏动。同时侧头观察呼吸、左侧耳郭靠近患儿口鼻，检查是否无呼吸或仅有濒死叹气样呼吸。四位数计数法，数 1001 到 1007。（口述：患儿呼吸、心跳停止，立即进行心肺复苏）	触摸位置正确	5	
		观察面色及四肢	2	
		口述，立即进行心肺复苏	1	
		规定时间内完成（5 ~ 10 s）	2	

续表

项目	操作流程和评分细则		分值	得分
操作步骤（65分）	（2）胸外心脏按压：①定位：跪于患儿右侧胸旁，沿右侧肋弓下缘向上摸至胸骨下切迹，右手中指、示指并拢，中指触及胸骨下切迹，左手掌根紧贴右手示指桡侧缘，再将右手叠放在左手上，右手手指扣住左手手掌并略向上翘起。小婴儿可用单手或环抱双拇指按压。②操作方法：保持肘关节伸直，按压时以髋关节为支点，按压姿势正确（按压时可看到模拟人对侧侧胸壁），双臂垂直利用腰腹力量向下按压胸骨，放松时要让胸廓完全复原，但手不能离开胸壁	姿势、用力正确，定位动作正确	5	
		部位：胸骨下半部	5	
		按压频率：100～120次/分；（两位数计数法）	5	
		按压深度：约5 cm，至少为胸廓前后径的1/3	5	
		按压与放松时间比：1∶1	5	
		放松充分，并且手不离体	5	
	（3）口对口人工呼吸：侧头用手指伸入口腔清除异物；用仰头举颏法保持气道开放（下颏与耳垂连线和地面垂直），在平静呼吸状态下吹气	清理呼吸道；保持气道通畅 各3分	6	
		捏鼻翼，平静呼吸，口唇包严无漏气（小婴儿口鼻包严），吹气至胸廓抬升 各1分	4	
		吹气后松鼻、离唇，侧头观察胸廓回落	4	
		吹气2次，每次吹气时间≥1 s	4	
		按压/通气比30∶2；2名施救者为15∶2	7	
CPR效果评估（4分）	一手中指与示指从颈部前正中线甲状软骨水平向施救者侧滑行2～3 cm，置于气管与胸锁乳突肌之间触摸颈动脉搏动，同时侧头观察呼吸、左侧耳郭靠近患者口鼻。四位数计数法，数1001到1007	完成5个循环后评估	1	
		检查颈动脉、呼吸 各1分	2	
		在规定时间内完成（5～10 s）	1	
复原体位（4分）	复原体位：拉好衣服拉链，口述摆放的体位（头部转向一侧）	拉好拉链，口述的手法及体位正确	2	
		在规定时间内完成（3～5 s）	2	
奖惩（±2分）	从判断环境开始至复原体位，全过程要求在180 s内完成 170 s内完成奖励1分，160 s内完成奖励2分，超过180 s扣2分		±2	
理论（8分）	心肺复苏有效指征：按压时可触及大动脉搏动；瞳孔由大变小；唇、面及甲床转红润；自主呼吸可恢复	每条2分	8	
总分			100	

模块三　注射技术

模块三
数字资源

一、肌内注射

知识目标

1. 掌握肌内注射的适应证、禁忌证以及出现并发症的处理，理论知识扎实。

2. 掌握无菌操作原则以及查对制度。

能力目标

1. 根据患者病情选择给药途径。

2. 注射部位定位准确，操作熟练，在操作过程中做好医学人文关怀。

肌内注射（intramuscular injection，IM）是将一定量的药液注入肌肉组织，使药物沿结缔组织迅速扩散，再经毛细血管及淋巴管的内皮细胞间隙迅速通过膜孔转运吸收进入体循环，达到预防和治疗疾病的目的。

> ★ 问题 1
> 药物吸收速度由快到慢的顺序是什么以及药物吸收程度如何？

【适应证】

1. 药物不能或不宜口服、皮下注射，需在一定时间内产生药效者。
2. 刺激性较强或药量较大不宜皮下注射的药物，如油剂、混悬液。
3. 用于不宜或者不能做静脉注射，且要求比皮下注射更快发生药效者。

【禁忌证】

1. 注射部位有炎症、瘢痕、硬结或皮肤受损。
2. 有严重出凝血异常的患者。
3. 破伤风发作期、狂犬病痉挛期。
4. 癫痫抽搐、不能合作的患者。
5. 2 岁以下的婴幼儿不宜选择臀大肌注射。

【相关知识】

1. 肌内注射常用部位以及各部位定位方法　注射部位一般选择肌肉丰富且距大血管及神经较远处，最常用部位为臀大肌，其次为臀中肌、臀小肌、股外侧肌以及上臂三角肌。

> 注射部位定位准确无误。

（1）臀大肌注射定位法

1）十字法：从臀裂顶点向左侧或右侧划一水平线，然后从髂嵴最高点做一垂线，将一侧臀部分为4个象限，其外上象限并避开内角（从髂后上棘至股骨大转子连线），即为注射区。

2）联线法：从髂前上棘至尾骨做一连线，其外1/3处为注射部位。

（2）臀中肌、臀小肌注射定位法

1）以示指尖和中指尖分别置于髂前上棘和髂嵴下缘处，在髂嵴、示指和中指之间构成一个三角形区域，其示指和中指构成的内角即为注射区。

2）髂前上棘外侧3横指处（以患者的手指宽度为准）。

★ 问题2

什么是三角肌九区划分法？

（3）股外侧肌注射定位法：大腿中段外侧。一般成人可取髋关节下10 cm至膝关节上10 cm，宽约7.5 cm的范围。此处大血管、神经干很少通过，且注射范围较广，可供多次注射，尤其适用于2岁以下婴幼儿。

（4）上臂三角肌注射定位法：上臂外侧，肩峰下2～3横指处。此处肌肉较薄，只做小剂量注射。

熟练掌握各种体位的摆放。

2. 肌内注射常用的体位

（1）卧位

1）侧卧位（左侧卧位、右侧卧位）：上腿伸直，下腿稍弯曲，放松。

2）俯卧位：足尖相对，足跟分开，头偏向一侧。

3）仰卧位：自然平躺于床上，双臂自然放于身体两侧，适用于危重及不能翻身的患者。

（2）坐位：端坐于床旁或者就诊椅（供臀部注射）；采取手臂叉腰姿势（供上臂三角肌注射）。

【操作前准备】

1. 查对　查对患者床号、姓名，药品有效期、名称、浓度、剂量、用法、时间，核对医嘱单以及注射单。

2. 患者准备

解释到位，语言通俗易懂，态度温和，消除患者紧张情绪。

（1）了解肌内注射的目的、注意事项、药物作用，解释肌内注射操作方法以及配合要点。

（2）了解患者病情、治疗情况、用药史以及过敏史。

（3）评估注射部位皮肤以及肌肉组织情况、肢体活动能力。

3. 环境准备　清洁、安静、光线适宜，拉围帘，保护患者隐私。

4. 操作者准备　仪表端庄，衣帽整洁，洗手，戴口罩。

检查物品有效期及完好性，检查药品质量、有效期、名称、剂量、用法。

5. 物品准备

（1）治疗车上层（图3-1）

1）注射盘：2%碘酊、75%乙醇、无菌棉签、无菌纱布、砂轮、弯盘。

2）无菌盘：2～5 ml注射器，按医嘱备药液。

3）注射治疗单。

4）速干手消毒剂。

（2）治疗车下层（图3-2）：锐器盒、医疗垃圾桶、生活垃圾桶。

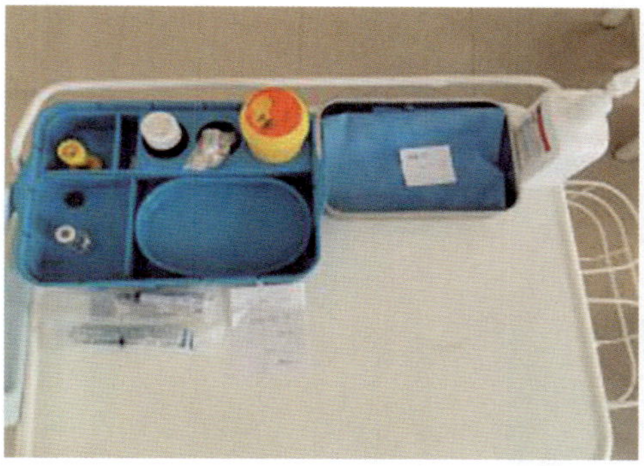
图 3-1　治疗车上层

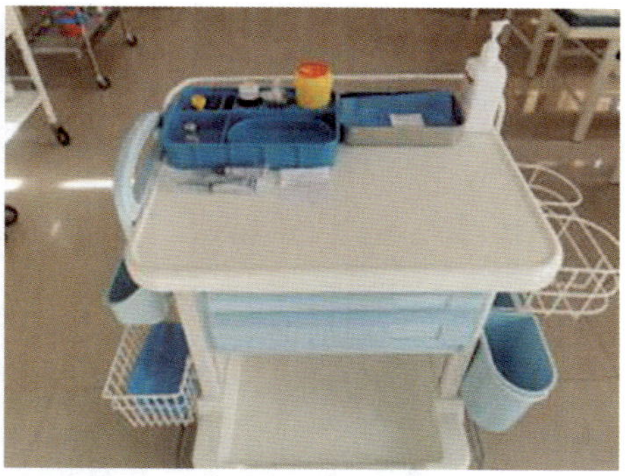
图 3-2　治疗车下层

【操作步骤】

1. 抽吸药液　无菌操作抽吸药液，置于无菌盘内备用。

2. 查对　携用物至患者床旁，核对患者信息（床号、姓名、腕带、住院号），执行查对制度。

3. 摆放体位　协助患者摆放舒适体位。

4. 选择注射部位并定位　根据患者病情、年龄、药物性质选择注射部位，避开瘢痕、硬结、破损、皮肤感染处。

5. 消毒皮肤　以进针点为中心，由内向外螺旋式消毒，消毒皮肤 2 遍，直径大于 5 cm，待干。

6. 核对、排气　二次核对，排尽注射器内空气。

7. 注射　左手拇指、示指绷紧局部皮肤，右手以执笔式持注射器，中指固定针栓，用手臂带动手腕的力量，将针头迅速垂直刺入，深度约为针头长度的 1/2～2/3（图 3-3），松开绷紧皮肤的手，抽动活塞，抽吸检查有无回血（图 3-4），如无回血，缓慢推注药液（图 3-5）。

8. 拔针按压　注射完毕，快速拔针，用无菌棉签轻压针刺处，直至不出血为止（图 3-6）。

9. 操作后处理　协助患者整理衣物、摆放舒适体位，垃圾分类处置，洗手，记录。

> 抽吸药液过程中严格无菌操作。
> 反问式核对患者姓名，增加查对的准确性。

> 消毒皮肤时，棉签不能回擦，不能反复涂擦。
> 注射前排尽注射器内空气，避免针头污染。
> 进针原则：“两快一慢”，进针快，拔针快，推药慢。

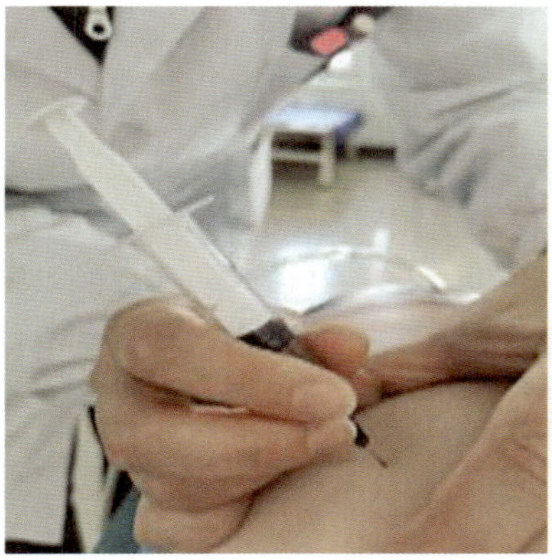
图 3-3　垂直进针

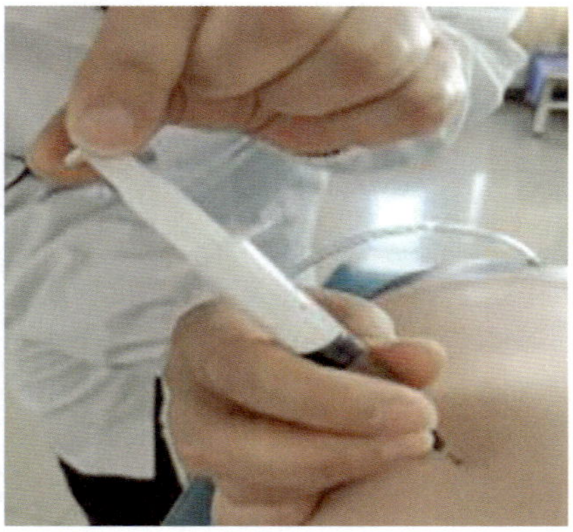
图 3-4　抽吸检查有无回血

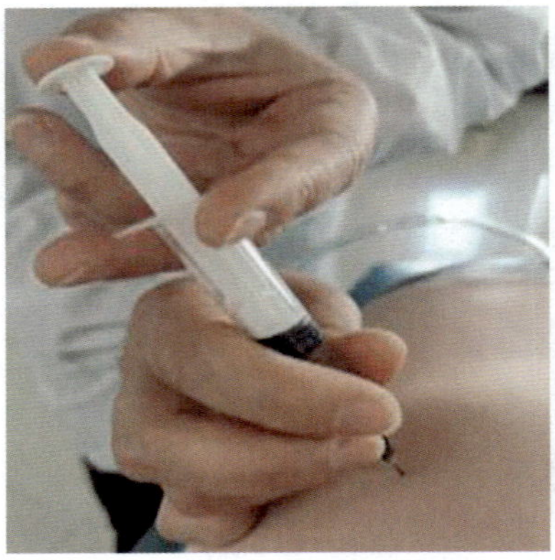

图 3-5　推注药液

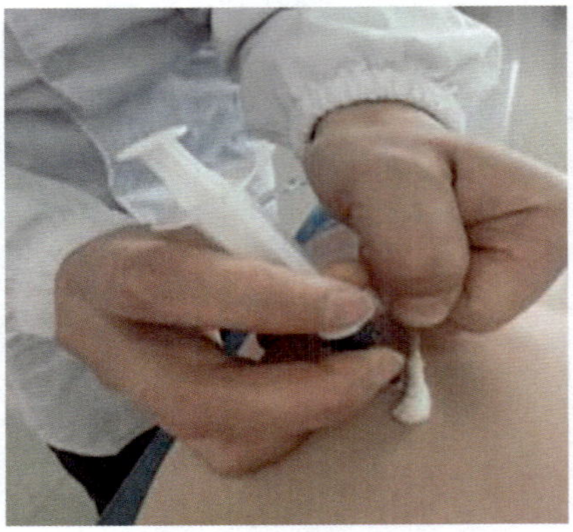

图 3-6　拔针按压

【注意事项】

1. 严格执行查对制度及无菌操作原则。

2. 对于 2 岁以下婴幼儿不宜选用臀大肌注射，避免损伤坐骨神经。最好选择股外侧肌、臀中肌、臀小肌注射。

3. 两种或者两种以上药物同时注射时，注意药物配伍禁忌。

4. 对长期注射者，应交替更换注射部位。

5. 注射前询问患者用药史以及药物过敏史。

6. 在刺入针头时，切勿将针头全部刺入，防止针头断裂，回抽无回血时，才可以注入药物，避免将药物直接注入血管。

【问题与解答】

问题	解答
1. 药物吸收速度由快到慢的顺序是什么以及药物吸收程度如何?	药物吸收速度由快到慢的顺序是：静脉注射＞吸入＞舌下＞直肠＞肌内注射＞皮下注射＞口服＞皮肤给药。药物吸收程度以吸入、舌下、直肠、肌内注射、皮下注射较完全，口服其次
2. 什么是三角肌九区划分法?	将三角肌的长和宽均分为三等份，使三角区成为 9 个区，分别为三角肌上、中、下 1/3 部的前中后区 1. 三角肌上 1/3 部的前、中、后为三角肌肌内注射的绝对安全区 2. 三角肌中 1/3 部的前、中区为相对安全区 3. 三角肌中、下 1/3 部的后区有腋神经、桡神经及血管通过，为注射的危险区 4. 三角肌下 1/3 部的前、中区因肌肉太薄，不能做肌内注射

【并发症产生原因及处理】

并发症	原因及表现	预防及处理措施
晕厥或者晕针	原因：心理因素和疼痛反应；患者体质虚弱或过度疲劳使应急能力下降 表现：心跳加速，呼吸急促，面色苍白，出冷汗	解释到位，语言通俗易懂，态度温和，消除患者紧张情绪；注射过程中和患者交流，分散其注意力；严格执行注射原则，尽量达到无痛注射

续表

并发症	原因及表现	预防及处理措施
坐骨神经损伤	原因：注射部位定位不准确；注射药量多、药物刺激性强或者推药速度过快，压迫或刺激神经 表现：患侧肢体疼痛，走路跛行，长期损伤可导致肌肉萎缩	1. 注射部位定位准确 2. 缓慢推注药液 3. 损伤后及时处理，可给予红外线、电磁波照射或者理疗按摩 4. 辅助营养神经的药物
断针	进针手法不当；针头质量差；注射过程中患者身体移动	1. 掌握注射原则 2. 操作前认真检查注射器质量 3. 协助患者摆放舒适注射体位 4. 若发生断针，应先稳定患者情绪，嘱患者保持原位不动，固定局部组织，以防断针移位，同时尽快用无菌血管钳夹住断端取出；如果断端全部埋入肌肉，应立即采用外科手术切开取针
感染	原因：无菌操作不严格 表现：注射部位红肿热痛，体温升高，血白细胞升高	1. 严格执行无菌操作原则 2. 注射部位避开瘢痕、硬结、皮肤感染处 3. 若发生感染，可进行局部抗感染治疗，必要时使用抗生素治疗
局部硬结	原因：多次在同一部位注射；药物刺激性大，吸收缓慢；注射深度不够 表现：局部皮肤发红，凸起；接触时有硬感，患者有疼痛感；在同一部位再次注射时患者疼痛难忍，操作者推药困难	1. 交替更换注射部位 2. 选用细长针头进行深部注射 3. 发生硬结后采用局部热敷、理疗等方法

肌内注射评分标准

项目	操作要点	分值	得分
操作前准备（20 分）	衣帽整洁，仪表端庄	2	
	态度和蔼，言语温和	2	
	洗手，戴帽子、口罩	2	
	环境准备　整洁、安静，无异味	2	
	患者准备　了解肌内注射的目的、配合要点以及注意事项	2	
	物品准备： （1）治疗车上层 1）注射盘：2% 碘酊、75% 乙醇、无菌棉签、无菌纱布、砂轮、弯盘 2）无菌盘、2～5 ml 注射器，按医嘱备药液 3）注射治疗单 4）速干手消毒剂 （2）治疗车下层：锐器盒、医疗垃圾桶、生活垃圾桶	10	
操作过程（65 分）	查对患者信息，向患者解释，取得合作	2	
	查对患者床号、姓名，药品有效期、名称、浓度，剂量、用法、时间，核对医嘱单以及注射单	10	
	按无菌原则抽吸药液，剂量准确，放于无菌盘内备用	10	
	携用物至患者床旁，核对，协助其摆放舒适体位	3	

续表

项目	操作要点	分值	得分
操作过程（65 分）	拉围帘，保护患者隐私，注意保暖	4	
	选择正确注射部位，消毒皮肤 2 遍，直径大于 5 cm	5	
	排尽注射器内空气，再次查对	5	
	注射，绷紧皮肤，快速垂直刺入针头，深度为针头的 1/2 ~ 2/3，注射原则为“两快一慢”	10	
	抽吸回血；如无回血，缓慢推注药液	10	
	注射完毕，迅速拔针，用无菌棉签按压进针处，至不出血为止	2	
	整理用物，协助患者取舒适体位	2	
	告知注射后注意事项，密切观察患者用药后反应	2	
操作后（15 分）	垃圾分类处置，洗手，记录	2	
	告知注射后注意事项，密切观察患者用药后反应	5	
	提问：肌内注射的注意事项有哪些？	5	
	操作前、中、后人文关怀评价	3	
总分		100	

医学人文关怀评分标准

项目		分值
操作前	操作者是否仪表端庄、衣帽整齐、自我介绍	5 4 3 2 1
	与患者及家属谈话时是否语音清晰、表述准确	5 4 3 2 1
	是否具备“急患者之所急、想患者之所想”的态度	5 4 3 2 1
	对患者及家属的疑虑是否解答到位	5 4 3 2 1
	查对是否准确无误	5 4 3 2 1
	是否表达出对患者及家属的尊重	5 4 3 2 1
	操作前是否提示患者感觉不适或异常，需停止注射时，如何示意操作者	5 4 3 2 1
	物品准备是否齐全	5 4 3 2 1
	是否注意保护患者隐私，请出无关人员等	5 4 3 2 1
操作中	是否做好患者心理护理	5 4 3 2 1
	是否协助患者摆放舒适体位	5 4 3 2 1
	是否遵循注射原则	5 4 3 2 1
	注射中是否随时观察患者反应	5 4 3 2 1
	注射前是否提示“不要移动身体”避免出现意外	5 4 3 2 1
	操作中是否表扬及鼓励患者	5 4 3 2 1
操作后	注射结束时，是否及时告知患者	5 4 3 2 1
	注射后是否询问患者自我感受	5 4 3 2 1
	是否协助患者整理衣物，摆放舒适体位	5 4 3 2 1
	是否认真倾听患者主诉	5 4 3 2 1
	是否告知注射后注意事项	5 4 3 2 1
总分		100

二、皮下注射

知识目标

掌握皮下注射的目的、常用注射部位、注射方法及注意事项，了解安全注射的定义。

能力目标

能够正确评估患者病情、配合程度、治疗方案、注射部位情况，根据医嘱进行皮下注射操作，注射前、中、后正确核对，对患者做好解释，能够熟练完成操作，操作过程中能够保护患者隐私，做好医学人文关怀，安全注射。

掌握常用于皮下注射的部位。
掌握皮下注射方法。

护理评估正确全面，选择适合的注射部位，注射方法正确；全程遵守无菌技术原则；准确进行身份识别；宣教内容简明且易被患者理解；操作熟练。

皮下注射术（hypodermic injection，H）是指将少量药液或生物制品注入皮下组织达到治疗目的的技术（图 3-7）。

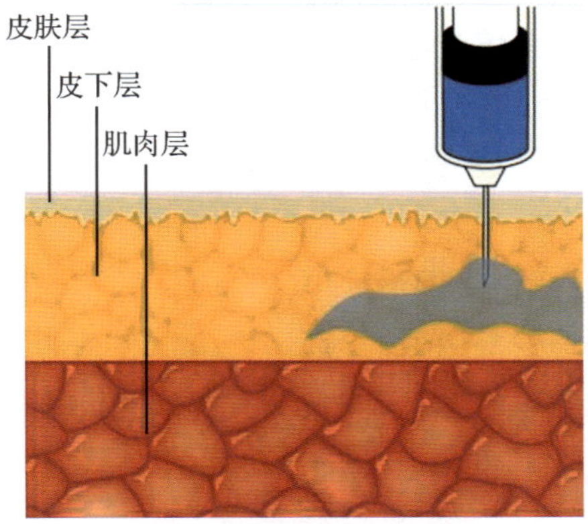

图 3-7　皮下注射技术

【目的】

1. 注射小剂量药物，用于不宜口服给药而需在一定时间内发生药效时，如胰岛素、低分子量肝素治疗。

2. 预防接种。

3. 局部麻醉。

【常用注射部位】

腹部、上臂三角肌下缘和大腿的前侧及外侧，也可以使用背部和腰部。避开皮下脂肪增生、炎症、水肿、溃疡或感染部位（图 3-8）。

【常见并发症】

1. 出血和淤血。

2. 疼痛。

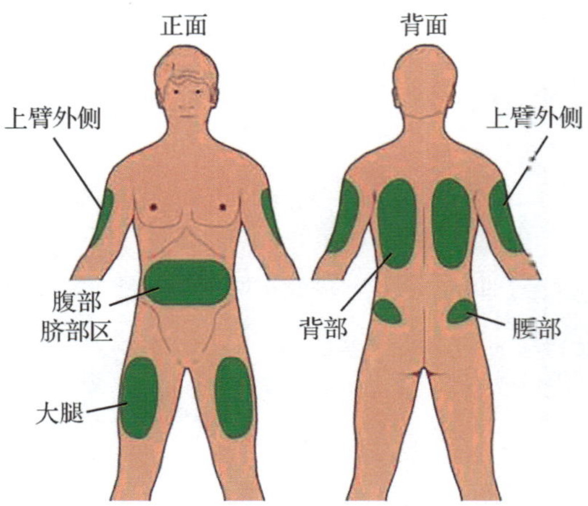

图 3-8　皮下注射技术　注射部位

3. 渗 / 漏液。

【操作前准备】

1. 操作者准备

（1）了解患者病情、配合程度、过敏史、治疗方案，注射药物的性质、浓度、速度和剂量。

（2）评估患者注射部位皮肤情况，有无脂肪增生、炎症、水肿、溃疡或感染。

（3）着装整齐，七步洗手法洗手，戴帽子、口罩。

2. 物品准备

（1）治疗车、治疗盘、无菌治疗巾。

（2）皮肤消毒剂：选择一种消毒剂。

① 2% 葡萄糖酸氯己定乙醇溶液；②有效碘浓度不低于 0.5% 的聚维酮碘；③ 2% 碘酊溶液；④ 75% 乙醇。

（3）无菌棉签。

（4）速干手消毒剂。

（5）注射药物。

（6）一次性注射器（1 ml）2 个、一次性注射针头 2 个。

（7）治疗巾、弯盘、医嘱执行单、瓶贴、笔、表。

（8）生活垃圾桶、医疗垃圾桶、锐器盒。

3. 患者准备

（1）向患者解释皮下注射操作的方法、注意事项和配合要点，取得患者合作。

（2）告知患者使用药物的名称、主要作用和副作用。

4. 环境准备　环境整洁、舒适、安全。

5. 药液准备

（1）铺无菌盘，注明铺盘日期、时间，签全名。

★ **问题 1**

什么是安全注射？

★ **问题 2**

注射过程中不小心被针头扎到怎么办？

2 个月以下的婴儿选择消毒剂时，慎用含有氯己定的消毒剂。

准备用物时检查物品规格型号适用、包装无破损、有效期内，所有物品完好备用。

★ **人文关怀**

在此过程中注意跟患者交流，使用合适的称呼，语言通俗易懂，安抚患者，尽量减少其紧张。交代并发症时不能过于教条，造成患者及家属恐惧。

操作中注意保护患者隐私。

（2）双人核对医嘱：患者姓名、床号，药物名称、剂量、用法、时间、有效期。

（3）检查药液包装无破损、瓶口无松动、瓶身无裂隙，对光检查无沉淀、浑浊、变质、变色及絮状物。

（4）严格遵守无菌技术原则抽吸药液，放入无菌盘内（图 3-9～图 3-11）。

【操作步骤】

1. 携用物至患者床旁，有效身份识别，将治疗车与床呈 60° 角固定，进行核对（操作前），核查“八对”内容。用掌上电脑（personal digital assistant，PDA）扫描患者腕带核对患者信息，扫描注射条码，检查 PDA 界面医嘱，核对无误。

2. 拉隔帘，协助患者取舒适体位，用速干手消毒剂进行手卫生。

3. 选择注射部位，消毒穿刺部位皮肤 2 遍，每消毒一遍要充分待干。

4. 再次进行核对（操作中），排尽注射器内的空气。

5. 一手绷紧皮肤，另一手持注射器，以示指固定针栓使针头与皮肤呈 30°～40° 角（过瘦者可捏起注射部位皮肤，同时角度可减小）迅速刺入针头的 1/2～2/3，固定针栓，抽动活塞，确认无回血后缓慢推注药液。

★ 人文关怀

告知患者现在开始消毒，可能有凉感，不要紧张。

★ 人文关怀

告知患者即将进针，可以深呼吸放松，不要紧张，与患者多谈话可以帮助患者放松，减轻焦虑。进针角度不宜过大，以免刺入肌层。

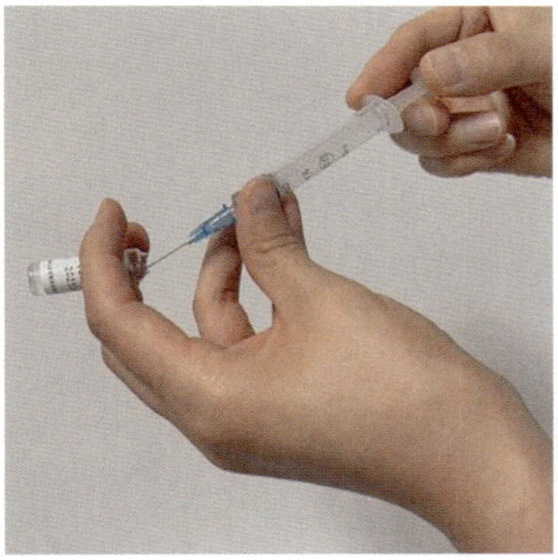

图 3-9 皮下注射技术 抽吸药液（小安瓿）

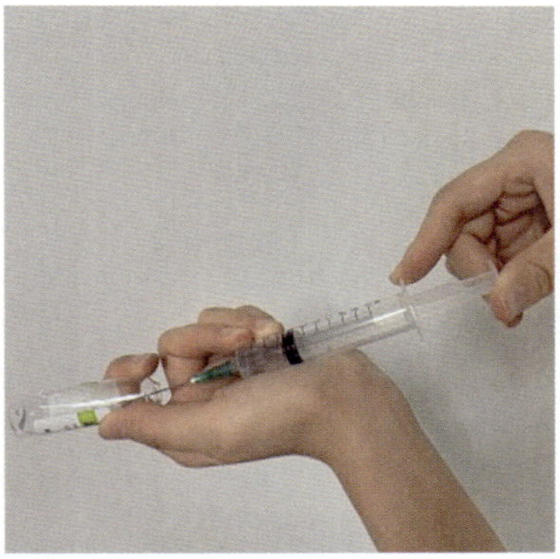

图 3-10 皮下注射技术 抽吸药液（大安瓿）

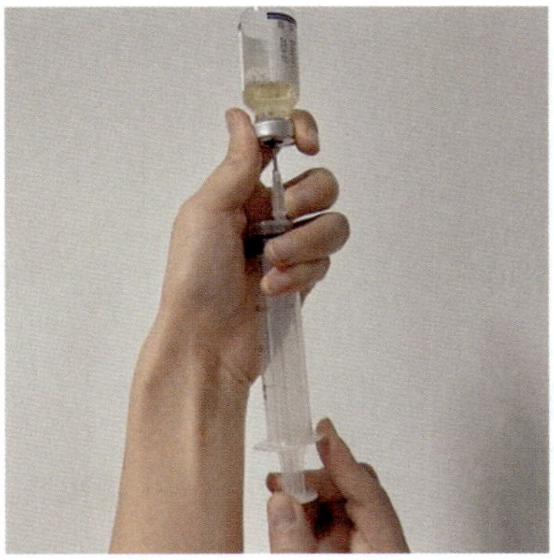

图 3-11 皮下注射技术 抽吸药液（密封瓶）

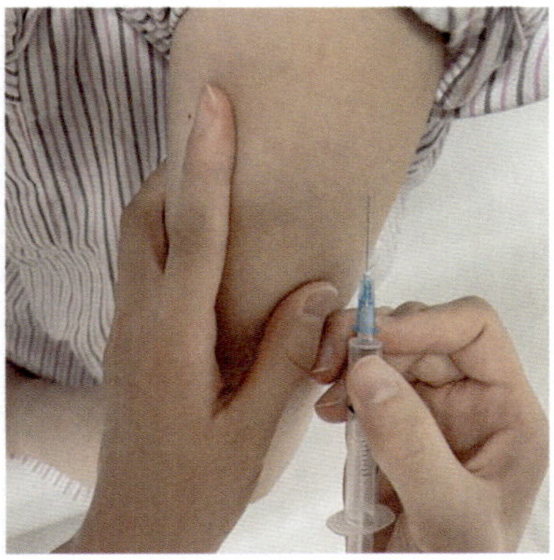

图 3-12 皮下注射技术 注射

记录注射部位，避免反复同一部位进针。

★ 人文关怀
告知患者注射治疗结束，感谢患者及家属配合。

6. 注射完毕，快速拔针以无菌棉签轻压针刺处，勿揉。

7. 协助患者取舒适体位，整理床单位，再次查对（操作后），致谢。

8. 对物品进行分类处理：将针头、安瓿放入锐器盒，注射器、治疗巾、棉签放入医疗垃圾桶内，弯盘放污染区待消毒，其他未污染物品放回原处。

9. 洗手并在执行单及护理记录上记录患者用药时间、名称、注射部位及患者反应，签全名。

【问题与解答】

问题	解答
1. 什么是安全注射？	注射操作对接受注射者无害，对实施操作的医务人员不带来可避免的暴露风险，注射废物不对他人和环境造成危害
2. 注射过程中不小心被针头扎到怎么办？	1. 取出锐器 2. 皮肤损伤处立即用肥皂液和流动水冲洗，伤口边冲洗边由近心端向远心端轻轻挤压，尽可能挤出损伤处血液，但注意避免反复挤压，以免因伤口局部压力减轻导致病原体快速入血，黏膜损伤使用生理盐水冲洗；冲洗时间大于 5 min 3. 用 75% 乙醇或 0.5% 聚维酮碘等皮肤消毒剂消毒伤口后包扎 4. 向指定主管部门报告医疗锐器伤事件 5. 医疗机构指定专业人员评估职业暴露风险等级 6. 根据暴露风险等级采取相应暴露后预防措施

【并发症产生原因及处理】

并发症	原因及表现	预防及处理措施
出血和淤血	原因： ①凝血功能障碍或使用抗凝药物 ②注射时进针角度过小使针头在皮内行程过长或进针过深刺入肌层，造成不必要的组织损伤 表现：瘀点（$<$ 2 mm）、紫癜（3 ~ 5 mm）、瘀斑（$>$ 5 mm）、血肿（深部出血伴或不伴有皮肤隆起）	预防： ①评估注射技术 ②确认是否存在凝血功能障碍或使用抗凝药物 处理措施： ①标记出血范围，严密观察记录 ②可应用药物外敷，如硫酸镁湿敷、水胶体敷料、多磺酸黏多糖乳膏等
疼痛	原因：与针头型号（长度、直径）、注射周围环境、消毒液刺激、针头 / 药液与皮肤温度差、进针角度、注射剂量、时间等有关 表现：进针时、注射过程中、拔针时疼痛	预防： ①选择满足治疗需求的最小型号针头 ②注射时避开毛囊根部 ③消毒剂完全待干后再注射 ④以腕部力量刺入，进针轻、稳、准 处理措施： ①注射过程中关注患者感受，评价注射方法是否正确 ②注射过程中转移患者注意力，缓解焦虑
渗 / 漏液	原因： ①针尖漏液：预灌式注射器排气会导致注射前针尖药液残留或滴漏 ②皮肤渗液：药液自进针处针眼溢出于皮肤表面，与针尖刺入过浅、注射后针头停留时间过短有关	预防： ①预灌式注射器注射前不排气，但要保证注射前空气完全在药液上方 ②注射后针头停留 10 s 再拔出 处理措施： 拔针后如出现皮肤渗液，适当压迫，压迫力度以皮肤下陷 1 cm 为宜

皮下注射评分标准

项目	内容	分值	得分
操作前（40分）	仪表端庄、着装整洁、洗手、戴口罩	5	
	双人核对医嘱，确认患者床号、姓名、住院号，注射药物名称、浓度、剂量、用法、要求执行时间等	5	
	了解患者的病情、年龄、神志及精神、配合程度、过敏史、治疗方案及疗程等	5	
	向患者解释皮下注射的操作的方法、注意事项和配合要点，取得患者合作；告知患者使用药物名称、主要作用和副作用。	5	
	评估患者穿刺局部皮肤情况，有无炎症、硬结、脂肪增生等	3	
	评估病室环境整洁、舒适、安全，适合操作	2	
	物品准备： 1. 治疗车上层：皮肤消毒剂、无菌棉签、治疗盘1个、一次性无菌治疗巾1个、1 ml注射器2支、一次性注射针头2支、弯盘、注射用药物、速干手消毒剂、注射执行单和条码、PDA、笔、表（必要时备砂轮） 2. 治疗车下层：医疗垃圾桶、生活垃圾桶、锐器盒	5	
	药液准备： 1. 洗手，铺无菌盘，注明铺盘日期、时间，签全名 2. 双人核对医嘱：患者姓名、床号、住院号，药物名称、浓度、剂量、用法、时间、有效期 3. 检查药液包装无破损、瓶口无松动、瓶身无裂隙、对光检查无沉淀、浑浊、变质、变色及絮状物 4. 按无菌技术原则抽吸药液，注射贴签写加药时间和姓名贴于注射器上，双人核对药液无误，置于无菌盘内	10	
操作中（50分）	携用物至患者床旁，协助患者取舒适体位，使用PDA有效身份识别，将治疗车与床呈60°角固定。进行核对（操作前），核查“八对”内容。用PDA扫描患者腕带核对患者信息，扫描注射条码，检查PDA界面医嘱，核对无误	5	
	拉隔帘，选择注射部位，协助患者取舒适体位。长期注射时注意有计划更换部位，防止形成硬结	5	
	速干手消毒剂进行手卫生，以穿刺点为中心顺时针消毒穿刺部位皮肤，范围直径≥5 cm，自然待干	5	
	以穿刺点为中心逆时针消毒穿刺部位皮肤，范围直径≥5 cm，但小于第一次消毒范围，自然待干	5	
	再次核对（操作中），核查“八对”内容	5	
	取下针套，调整针尖斜面向上，排净注射器内空气于弯盘内，左手绷紧皮肤（消瘦患者可捏起皮肤并减少注射角度），右手持注射器与皮肤呈30°～40°角进针，刺入针头长度的1/2～2/3	5	
	固定针栓，回抽无回血，匀速推注药液	5	
	注射完毕，快速拔针。以干棉签按压穿刺点，勿揉	5	
	核对（操作后）患者床号、姓名，药物名称、浓度、剂量、给药时间、给药方法，执行单上注明给药时间、签全名	5	
	协助患者取舒适体位，整理床单位，呼叫器置于患者伸手可及处	5	
操作后（10分）	物品处理：物品分类处理一次性到位，无菌棉签、注射器（去针头）、止血带、一次性治疗巾放入医疗垃圾桶内，针头放入锐器盒内，弯盘放于治疗车下层待消毒，其他未污染物品清洁后归位	5	
	洗手。记录患者注射药物名称、剂量、用法、注射部位及患者反应，签全名	5	

医学人文关怀评分标准

项目		分值
操作前（40分）	操作者是否衣帽整洁、做自我介绍	5 4 3 2 1
	与患者及家属谈话时是否语音清晰、称呼是否适当、语气是否得体，语言表述是否准确，肢体语言使用是否良好	5 4 3 2 1
	是否具有“急患者之所急、想患者之所想”的态度	5 4 3 2 1
	对患者及家属的疑虑是否解答到位	5 4 3 2 1
	是否表达出对患者及家属的尊重	5 4 3 2 1
	操作前是否提示患者如感觉不适或异常，需停止注射时，如何示意	5 4 3 2 1
	物品准备是否齐全	5 4 3 2 1
	是否注意保护患者隐私	5 4 3 2 1
操作中（40分）	是否正确核对，核对内容全面	5 4 3 2 1
	是否向患者解释清楚操作方法、目的，安抚患者，缓解患者紧张情绪	10 8 6 4 0
	是否尊重患者需求	5 4 3 2 1
	消毒前是否提示有凉的感觉，关注患者感受	10 8 6 4 0
	进针前是否提示“有轻微疼痛感”，提示患者放松，转移患者注意力，缓解疼痛	10 8 6 4 0
操作后（20分）	注射结束后，及时告知患者	5 4 3 2 1
	操作后是否严格查对，询问患者感受	5 4 3 2 1
	是否协助患者取舒适体位，整理好床单位	5 4 3 2 1
	操作后是否记录注射药物、时间、注射部位，患者反应	5 4 3 2 1
总分		

三、皮内注射

知识目标

掌握皮内注射的目的、常用注射部位、操作过程中注意事项，进行过敏试验时皮试液的配制浓度、注入剂量和结果判断以及遵医嘱进行皮内注射操作，操作流程熟练，理论知识扎实。

能力目标

1. 能够根据医嘱进行皮内注射操作。
2. 了解患者治疗方案、过敏史，进行过敏试验时可遵医嘱配制皮试液，行过敏试验，并判断结果。
3. 出现过敏性休克时能及时准确处理。
4. 能够熟练完成操作，在诊疗过程中能够做好医学人文关怀。

皮内注射（intradermic injection，ID）是将小量药液或生物制品注入真皮层的技术。

【目的】

1. 进行药物过敏试验，观察有无过敏反应。
2. 预防接种。
3. 局部麻醉的起始步骤。

【常用注射部位】

1. 皮内过敏试验：常选用前臂掌侧下段。
2. 预防接种：常选用上臂三角肌下缘。
3. 局部麻醉：需实施局部麻醉处的皮肤。

★ 问题1
为什么进行过敏试验时常选择前臂掌侧下段？

【操作前准备（以头孢唑林钠过敏试验为例）】

1. 操作者准备

（1）了解患者病情、配合程度、既往史、家族史、用药史、过敏史、饮酒史，注射药物的浓度、剂量。

（2）评估患者注射部位皮肤情况，查看局部有无炎症、瘢痕、硬结等，避开血管及皮肤红晕处。

（3）着装整齐，七步洗手法洗手，佩戴帽子、口罩。

2. 物品准备

（1）治疗车、治疗盘、无菌治疗巾。

（2）消毒剂：75% 乙醇。

（3）0.1% 肾上腺素。

（4）1 ml 注射器 2 支、20 ml 注射器 2 支、5 号针头 2 支。

（5）弯盘。

（6）配制皮试液的药物和溶液。

（7）执行单、标识、笔、表、速干手消毒剂。

（8）治疗车下层：生活垃圾桶、医疗垃圾桶、锐器盒。

3. 患者准备　向患者解释皮内注射的操作方法、使用药物的名称、目的、注意事项和配合要点，取得患者合作。

★ 人文关怀
在此过程中注意跟患者交流，使用合适的称呼，语言通俗易懂，安抚患者，尽量减少其紧张。交代并发症时不能过于教条，造成患者及家属恐惧。

4. 环境准备　环境整洁、舒适、安全。

5. 物品准备（图 3-13）

（1）铺无菌盘，标明铺盘日期、时间及签名。

（2）双人核对皮试治疗单与药物是否相符，无误后打开头孢唑林钠；检查 0.9% 生理盐水名称、浓度、剂量、有效期、密封性及有无沉淀和混浊物，无误后打开生理盐水；药瓶和液体瓶口消毒。

（3）检查并打开 20 ml 注射器，抽吸生理盐水 20 ml 溶解头孢唑林钠 1.0 g（每 1 ml 内含 50 mg 头孢唑林钠）。

（4）检查并打开 1 ml 注射器，抽吸头孢唑林钠 0.4 ml 加生理盐水至 1 ml（浓度 20 mg/ml）混匀。

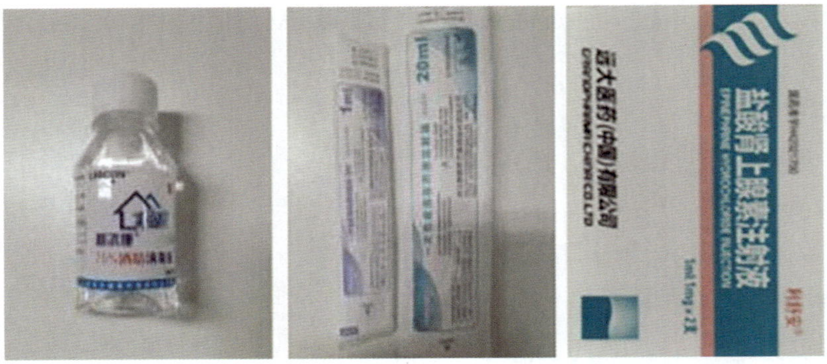

图 3-13　皮内注射术　物品准备

（5）弃去 0.9 ml 剩 0.1 ml，再加生理盐水至 1 ml（浓度 2 mg/ml），混匀为皮试用药液。

（6）更换 5 号针头，将配制好的皮试液，粘贴标记（记录内容有药名、浓度、配置时间及签名）后放入无菌盘内。

（7）在生理盐水瓶上标注时间、用途及签名。

> ★ 人文关怀
>
> 在此过程中注意跟患者交流，告知穿刺时有刺痛感，嘱其放松，与患者交谈，转移注意力，尽量减少其紧张。
>
> 对乙醇敏感者可用生理盐水清洁皮肤，忌用含碘消毒剂。

【操作步骤】（图 3-14～图 3-16）

1. 携用物至患者床旁，核对（操作前），再次询问患者既往史、家族史、用药史、过敏史、饮酒史，向患者和家属做好解释，协助患者取舒适体位。

2. 用速干手消毒剂进行手卫生，选择注射部位（前臂掌侧下段），用 75% 乙醇消毒皮肤，直径≥ 5 cm，待干。

3. 再次进行核对（操作中），排尽注射器内空气。

4. 穿刺：左手绷紧注射部位皮肤，右手以平执式持注射器，使针尖斜面向上与皮肤呈 5°～15° 角刺入皮内，使针尖全部刺入皮内以左手拇指固定针栓，

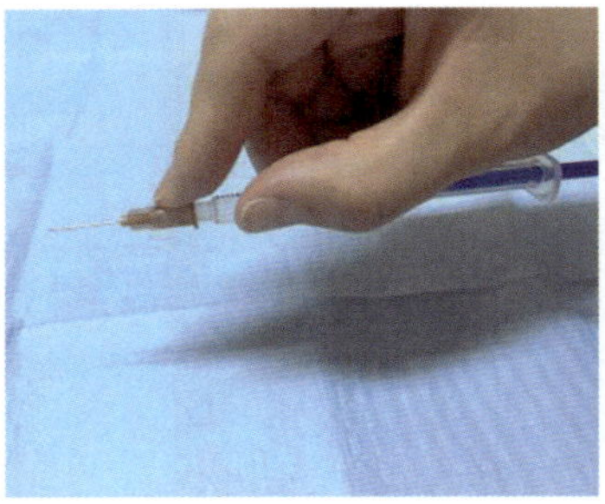

图 3-14　皮内注射术　持针

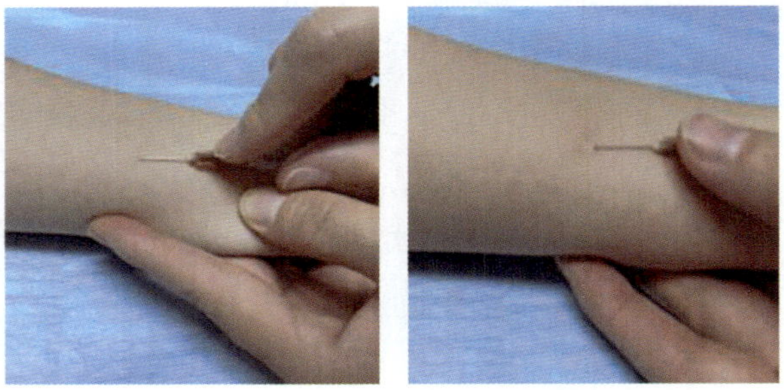

图 3-15　皮内注射术　穿刺

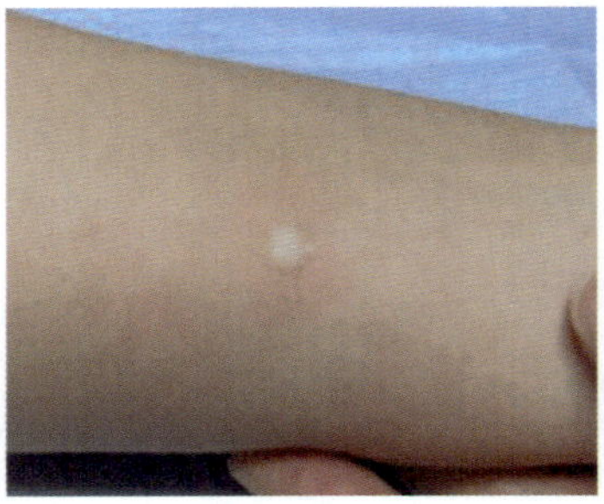

图 3-16　皮内注射术　皮丘

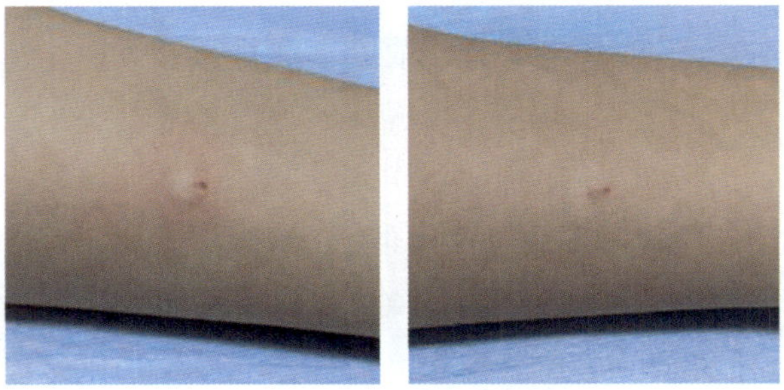

图 3-17　皮内注射术　阳性（左）阴性（右）

右手推注药液 0.02 ~ 0.03 ml 形成直径 3 mm 的皮丘，（局部隆起呈半球状，皮肤变白并显露毛孔）。

5. 拔针：操作完毕，迅速拔除针头，勿按压针眼处，再次核对（操作后），记录时间并签名。

6. 整理用物，协助患者取舒适卧位，告知患者注意事项。

7. 15 ~ 20 min 后由两名护士进行皮试结果判断，将结果告知患者及家属，感谢患者配合。

8. 对物品进行分类处理：将注射器（去掉针头）放入医疗垃圾桶内；针头放入利器盒；弯盘放在污染区待消毒；其他未污染物品放回原处。

9. 清洗双手，在执行单上记录皮试结果，签时间及全名；在护理记录单内记录皮内注射的日期、时间、药名、患者反应、结果；在电子病例上执行皮试结果。

★ 问题 2
患者在等待皮试结果判定期间有哪些注意事项？

★ 问题 3
如何进行皮试结果判定？

★ 问题 4
进行皮肤过敏试验时有哪些注意事项？

★ 问题 5
患者出现过敏性休克时如何抢救？

【问题与解答】

问题	解答
1. 为什么进行过敏试验时常选择前臂掌侧下段？	因该处皮肤较薄，易于注射，且此处皮色较浅，易于辨认局部反应
2. 患者在等待皮试结果判定期间有哪些注意事项？	1. 不要用手拭去药液、不要触摸、按压皮丘处，以免影响结果的判断 2. 不要离开病房，避免剧烈运动 3. 如果感到不适（如头晕、心悸、恶心、呼吸困难、局部痒感）随时用呼叫器通知医护人员
3. 如何进行皮试结果判定？	1. 15 ~ 20 min 后由两名护士共同进行结果判定： 阴性：皮丘无改变，周围不红肿，无红晕、无自觉症状 阳性：皮丘较之前注射形成的皮丘直径扩大≥ 3 mm 或伴有红晕和痒感，严重时可有头晕、心慌、恶心，甚至发生过敏性休克 2. 如有因素影响结果判读时，可进行阴性对照试验（生理盐水）或阳性对照试验（0.01 mg/ml 磷酸组胺），有助于排除假阳性反应及假阴性反应 3. 在另一侧前臂相同位置进行对照试验
4. 进行皮肤过敏试验时有哪些注意事项？	1. 皮试有诱发严重过敏反应甚至过敏性休克的可能，皮试时应常规准备有关抢救设备及药品，且相关人员应接受过严重过敏反应抢救的正规培训 2. 一些药物可抑制皮肤反应致假阴性，如病情允许，停用可能干扰皮试结果的药物（一代抗组胺药物停药 2 ~ 3 天，二代抗组胺药物停药 3 ~ 7 天，糖皮质激素停药至少 7 天，抗抑郁药抗精神病药停药至少 7 天），如无法停药，可用磷酸组胺作为阳性对照，明确是否为假阴性反应 3. 皮试最好在哮喘控制期进行，如必须进行需加强监测 4. 皮试液浓度过高、操作手法较重、注射量大和注入气泡均可导致假阳性反应 5. 皮肤反应性增高（如荨麻疹）的患者可出现假阳性反应，影响结果判读，应用生理盐水作为阴性对照 6. 婴幼儿、老年人可能出现假阴性结果 7. 皮试液应现配现用，如需保存应 4 ℃冷藏，且保存时间不应超过 24 h

续表

问题	解答
5. 患者出现过敏性休克时如何抢救？	1. 护士发现患者发生过敏性休克，应立即停药，静脉给药者更换输液瓶及输液器，监测生命体征 2. 通知医生，协助患者取平卧位，就地抢救 3. 遵医嘱立即皮下注射 0.1% 肾上腺素。14 岁及以上患者单次 0.3 ~ 0.5 ml 深部肌内注射，14 岁以下患者 0.01 ml/kg 深部肌内注射（单次最大剂量 0.3 ml），5 ~ 15 min 后效果不理想者可重复注射，注射最佳部位为大腿中部外侧 4. 保持气道通畅，吸氧，必要时行气管插管或气管切开、环甲膜穿刺 5. 建立静脉通道（两条或两条以上），应用升压药和补充液体（20 ml/kg）维持血压 6. 根据患者情况应用 β_2 受体激动剂、抗组胺药、糖皮质激素等药物缓解症状 7. 任一时间出现心跳呼吸骤停立即进行心肺复苏 8. 继续观察患者病情变化，记录生命体征、神志、尿量等，经救治脱离危险后，留院观察至少 12 h

常用药物皮试液配制

药物	皮试液配制方法	注入剂量
青霉素	青霉素 40 万 U+ 生理盐水 8 ml（5 万 U/ml） ↓ 0.1 ml 药液加生理盐水至 1 ml（5000 U/ml） ↓ 0.1 ml 药液加生理盐水至 1 ml（500 U/ml）	0.02 ~ 0.03 ml（10 ~ 15 U）
头孢菌素	头孢菌素 1.0 g+ 生理盐水 20 ml（50 mg/ml） ↓ 0.4 ml 药液加生理盐水至 1 ml（20 mg/ml） ↓ 0.1 ml 药液加生理盐水至 1 ml（2 mg/ml）	0.02 ~ 0.03 ml（40 ~ 60 μg）
破伤风抗毒素	破伤风抗毒素 1500 U/ml ↓ 0.1 ml 药液加生理盐水至 1 ml（150 U/ml）	0.1 ml（15 U）
链霉素	链霉素 100 万 U+ 生理盐水 3.5 ml 稀释为 4 ml（25 万 U/ml） ↓ 0.1 ml 药液加生理盐水至 1 ml（2.5 万 U/ml） ↓ 0.1 ml 药液加生理盐水至 1 ml（2500 U/ml）	0.1 ml（250 U）

皮内注射评分标准

项目	内容	分值	得分
操作前（40分）	仪表端庄、着装整洁、洗手、戴口罩	2	
	双人核对医嘱，确认患者床号、姓名、住院号，注射药物名称、浓度、剂量、用法、要求执行时间等	5	
	向患者解释皮下注射的操作的方法、注意事项和配合要点，取得患者合作；告知患者使用药物名称、主要作用和副作用	5	
	了解患者的病情、年龄、神志及精神、配合程度、既往史、家族史、用药史、过敏史、饮酒史等	3	
	评估患者穿刺局部皮肤情况，有无炎症、瘢痕、硬结等，避开血管及皮肤红晕处	3	
	评估病室环境整洁、舒适、安全，适合操作	2	
	物品准备： 1. 治疗车上层：皮肤消毒剂、无菌棉签、治疗盘 1 个、一次性无菌治疗巾 1 个、1 ml 注射器 2 支、20 ml 注射器 2 支、一次性注射针头（5 号）2 支、弯盘、配制皮试液的药物和溶液、速干手消毒剂、注射执行单和条码、PDA、笔、表 2. 治疗车下层：医疗垃圾桶、生活垃圾桶、锐器盒	5	
	药液准备： 1. 洗手，铺无菌盘，注明铺盘日期、时间，签全名 2. 双人核对医嘱：患者姓名、床号、住院号，药物名称、浓度、剂量、用法、时间、药品有效期。 3. 检查药液及生理盐水包装无破损、瓶口无松动、瓶身无裂隙、对光检查无沉淀、浑浊、变质、变色及絮状物 4. 检查无误后打开头孢唑林钠和生理盐水，药瓶和液体瓶口消毒 5. 检查并打开 20 ml 注射器，抽吸生理盐水 20 ml 溶解头孢唑林钠 1.0 g（每 1 ml 内含 50 mg 头孢唑林钠） 6. 检查并打开 1 ml 注射器，抽吸头孢唑林钠 0.4 ml 加盐水至 1 ml（浓度 20 mg/ml）混匀 7. 弃去 0.9 ml 剩 0.1 ml，再加生理盐水至 1 ml（浓度 2 mg/ml），混匀为皮试用液 8. 更换 5 号针头，将配制好的皮试液，粘贴标记（记录内容有药名、浓度、配置时间及签名），双人核对无误后放入无菌盘内 9. 生理盐水瓶上标注打开时间、用途、签全名	15	
操作中（50分）	携用物至患者床旁，使用 PDA 有效身份识别，将治疗车与床呈 60° 角固定。进行核对（操作前），核查“八对”内容。用 PDA 扫描患者腕带核对患者信息，扫描注射条码，检查 PDA 界面医嘱，核对无误	5	
	拉隔帘，选择注射部位（前臂掌侧下段），协助患者取舒适体位。再次询问患者既往史、过敏史、用药史、家族史、饮酒史	5	
	速干手消毒剂进行手卫生，以穿刺点为中心 75% 乙醇消毒穿刺部位皮肤，范围直径≥ 5 cm，自然待干	5	
	再次核对（操作中），核查“八对”内容	5	
	取下针套，调整针尖斜面向上，排净注射器内空气于弯盘内，左手绷紧皮肤，右手持注射器与皮肤呈 5° ~ 15° 角进针，使针尖全部刺入皮内	5	
	左手拇指固定针栓，右手推注药液 0.02 ~ 0.03 ml 形成 3 mm 左右的皮丘（局部隆起呈半球状，皮肤变白并显露毛孔）	5	

续表

项目	内容	分值	得分
操作中（50分）	注射完毕，快速拔针，勿按压	5	
	核对（操作后）患者床号、姓名，药物名称、浓度、剂量、给药时间、给药方法，执行单上记录时间、签全名	5	
	协助患者取舒适体位，整理床单位，告知患者注意事项（在此期间不要触摸、按压、搔抓皮丘处，以免影响结果的判断，不要离开病房，避免剧烈运动，如果感到不适，如头晕、心悸、恶心、呼吸困难、局部痒感等立即用呼叫器通知医护人员）	5	
	15～20 min后由双人进行皮试结果判断，将结果告知医生、患者及家属	5	
操作后（10分）	物品处理：物品分类处理一次性到位，无菌棉签、注射器（去针头）、一次性治疗巾放入医疗垃圾桶内，针头放入锐器盒内，弯盘放于治疗车下层待消毒，其他未污染物品清洁后归位	5	
	洗手。执行单上记录皮试结果、时间、签全名；记录皮内注射药物名称、日期、时间、结果及患者反应；电子病历中执行皮试结果	5	

医学人文关怀评分标准

项目		分值
操作前	是否衣帽整洁、做自我介绍	5 4 3 2 1
	与患者及家属谈话时语音是否清晰、称呼是否适当、语气是否得体，语言表述是否准确，肢体语言使用是否良好	5 4 3 2 1
	是否具备“急患者之所急、想患者之所想”的态度	5 4 3 2 1
	对患者及家属的疑虑是否解答到位	5 4 3 2 1
	是否表达出对患者及家属的尊重	5 4 3 2 1
	物品准备是否齐全	5 4 3 2 1
	操作前是否询问清楚患者既往史、用药史、家族史、过敏史、饮酒史等	5 4 3 2 1
操作中	是否正确核对，核对内容全面	10 8 6 4 0
	是否向患者解释清楚操作方法、目的，安抚患者，缓解患者紧张情绪	10 8 6 4 0
	选择进针部位，是否尊重患者需求，告知患者原因	10 8 6 4 0
	消毒前提示有凉的感觉，关注患者感受	10 8 6 4 0
	进针前是否提示“有轻微疼痛感”，提示患者放松	10 8 6 4 0
操作后	注射结束后，是否及时告知患者注意事项	5 4 3 2 1
	操作后是否严格查对，询问患者感受	5 4 3 2 1
	是否协助患者取舒适体位，整理好床单位	5 4 3 2 1
总分		

模块四　静脉输液

模块四
数字资源

知识目标

1. 掌握静脉输液的目的。
2. 正确选择静脉输液工具及明确操作中的注意事项。
3. 正确判断、鉴别输液过程中出现的输液故障及输液反应，及时处理。
4. 熟悉静脉输液操作流程，理论知识扎实。

能力目标

1. 能够正确评估患者病情、血管条件。
2. 根据医嘱进行静脉输液操作。
3. 输液前、中、后对患者做好健康宣教（对输液故障、输液反应及并发症预防措施的掌握运用）。
4. 能够熟练完成操作。
5. 操作过程中能够保护患者隐私、做好医学人文关怀。

健康评估正确全面，选择适合的输液工具、输液部位和穿刺方法；全程遵守无菌技术原则；准确进行身份识别；宣教内容简明且易被患者理解；操作熟练并能够正确预防、识别和处理输液故障、输液反应及并发症。

静脉输液（intravenous infusion）是指利用输液系统内压高于人体静脉压的原理，将一定量的无菌溶液和药液通过静脉注入血液循环的治疗方法。

【目的】

1. 补充水和电解质，预防和纠正水、电解质和酸碱平衡失调。常用于各种原因引起的脱水、酸碱平衡失调，如禁食、腹泻、剧烈呕吐、高热、糖尿病酮症酸中毒。

★ 问题 1
补液时应遵循哪些原则？

2. 补充血容量，维持血压。常用于治疗各种原因导致休克的患者。

3. 输注药物，达到治疗疾病的目的。常用于各种需经静脉输入药物的治疗。

4. 补充营养物质，促进组织修复，维持正氮平衡。常用于慢性消耗性疾病、胃肠道吸收障碍及不能经口进食（如昏迷、口腔疾病）的患者。

依据患者治疗方案、输液种类、血管条件选择合适的血管通路装置满足治疗需求。

【常用血管通路装置（vascular access device，VAD）】

1. 外周血管通路装置

（1）一次性静脉输液钢针。

（2）外周静脉短导管。

（3）外周静脉长导管。

★ 问题 2
血管通路装置如何选择？

成人静脉输液时首选手背静脉网（适用于短期治疗，小于24小时），不宜选择下肢静脉进行输液。

静脉留置针尽量选择前臂血管，以延长留置时间，减少并发症的发生。

头皮静脉常用于小儿的静脉输液，但不作为首选。

在急诊环境或无法使用其他静脉进行置管的紧急情况下，可考虑使用颈外静脉，但要尽快拔除。

CVC首选锁骨下静脉。

PICC首选贵要静脉。

识别输液故障，给予正确处理。

要熟知输液反应的预防措施，识别输液反应，及时给予处理。

合理选择血管通路，安排输液顺序，注意药物间的配伍禁忌。

注意保护血管，由远心端向近心端有计划地使用血管。

（4）中线导管。

2. 中心血管通路装置

（1）中心静脉导管（central venous catheter，CVC）

（2）经外周静脉穿刺的中心静脉导管（peripherally inserted central venous catheter，PICC）。

（3）输液港。

【常用输液部位】

1. 浅静脉

（1）上肢浅静脉：手背静脉网、头静脉、贵要静脉、肘正中静脉。

（2）下肢浅静脉：足背静脉网、大隐静脉、小隐静脉。

（3）头颈部静脉：颞浅静脉、额静脉、耳后静脉、枕静脉、颈外静脉。

2. 深静脉：锁骨下静脉、颈内静脉、股静脉、肱静脉。

【输液故障】

1. 液体输入不畅。

2. 茂菲氏滴管内液面过高。

3. 茂菲氏滴管内液面过低。

4. 茂菲氏滴管内液面自行下降。

【输液反应】

1. 发热反应。

2. 循环负荷过重。

3. 药物外渗/渗出。

4. 静脉炎。

5. 空气栓塞。

6. 神经损伤。

【操作前准备】

1. 操作者准备

（1）了解患者病情、年龄、一般情况、肢体活动度、配合程度（是否需要穿刺部位保护）、过敏史、治疗方案、用药频次、输注药物的性质、浓度、速度和剂量。

（2）评估患者预穿刺部位皮肤、血管情况，有无瘢痕、炎症、硬结，观察静脉充盈度及管壁弹性（如需要可使用可视化设备）。

（3）着装整齐，七步洗手法洗手，佩戴帽子、口罩。

年龄＜2个月的婴儿选择消毒剂时慎用2%葡萄糖酸氯己定乙醇溶液。

准备用物时检查物品规格型号适用、包装无破损、在有效期内，所有物品完好备用。

2. 物品准备（图4-1）

（1）治疗车。

（2）皮肤消毒剂：选择一种消毒剂，①2%葡萄糖酸氯己定乙醇溶液；②有效碘浓度不低于0.5%的聚维酮碘；③2%碘酊溶液；④75%乙醇。

（3）无菌棉签。

（4）速干手消毒剂。

（5）输液贴或胶布。

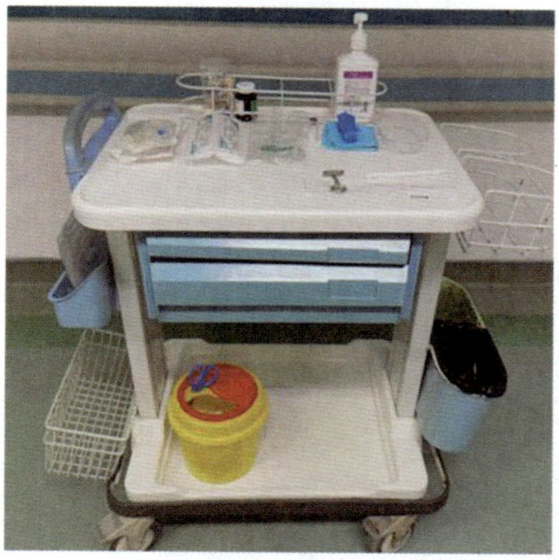

图 4-1 静脉输液技术 物品准备

（6）输液溶液及药物。

（7）一次性输液器 2 个、一次性头皮针 2 个、一次性注射器 2 个（静脉留置针输液另备静脉留置针 2 个、输液贴膜 2 个）。

（8）治疗巾、止血带、清洁手套一副。

（9）弯盘、医嘱执行单、输液瓶贴、笔、表。

（10）生活垃圾桶、医疗垃圾桶、锐器盒。

（11）必要时备夹板、绷带、棉垫、可视化设备。

3. 患者准备

（1）向患者解释静脉输液的操作方法、注意事项和配合要点，取得患者合作。

（2）告知患者使用药物的名称、主要作用和不良反应。

（3）请患者做好输液前的准备工作，协助患者排尿。

4. 环境准备

（1）环境整洁、舒适、安全。

（2）输液架完好备用。

5. 药液准备

（1）双人核对医嘱：患者姓名、床号，药物名称、浓度、剂量、用法、时间、有效期。

（2）检查药液包装无破损、瓶口无松动、瓶身无裂隙、对光检查无沉淀、浑浊、变质、变色及絮状物。

（3）打开瓶盖（如果是玻璃瓶液体，开启输液瓶铝盖中心部分，常规消毒瓶塞 2 遍，消毒范围至铝盖下端瓶颈部），按无菌技术原则加入药物，贴上瓶口贴，将输液贴倒贴在输液瓶上，签写加药时间和姓名，双人核对液体和药瓶无误。

【操作步骤（一次性静脉输液钢针输液技术）】

1. 携用物至患者床旁，有效身份识别，将治疗车与床呈 60° 角固定，进行核对（操作前），核查“八对”内容。用 PDA 扫描患者腕带核对患者信息，扫描输液条码，检查 PDA 界面医嘱，核对无误。

2. 用速干手消毒剂进行手卫生，常规消毒药液瓶塞 2 遍，消毒范围至下端

★ 人文关怀

在此过程中注意跟病人交流，使用合适的称呼，语言通俗易懂，安抚患者，尽量减少其紧张。交代并发症时不能过于教条，造成患者及家属恐惧。

严格执行“三查八对”制度。

三查：操作前、操作中、操作后。

八对：姓名、床号、药物名称、浓度、剂量、用法、时间、药品有效期。

配制药液遵循无菌技术原则。

粘贴输液贴时注意勿覆盖原有输液瓶上的标签信息。

至少采用两种方式进行身份识别，以“核对腕带信息”和“让患者或家属说出自己名字”反向查对的方式进行身份识别。

★ 人文关怀

使用合适的称呼，做自我介绍，进行操作前征得患者同意。

瓶颈部，待干，打开输液器，将输液管和排气管针头完全插入瓶塞，关闭调节器，将药液挂于输液架上。

液体流速不可过快，尤其是经过连接处时，以免产生气泡。

第一次排气不可将药液排出。

3. 排气　左手持调节器挪至输液管下 1/3 处→右手将茂菲氏滴管倒置→左手打开调节器→液体自行流入茂菲氏滴管内 1/3 至 1/2 时将茂菲氏滴管放下→换右手持调节器控制液体流速不要过快→左手持滤过器方向朝上，排出气体，第一次排气至头皮针 1/2 至 2/3 处时，关闭调节器（图 4-2）。

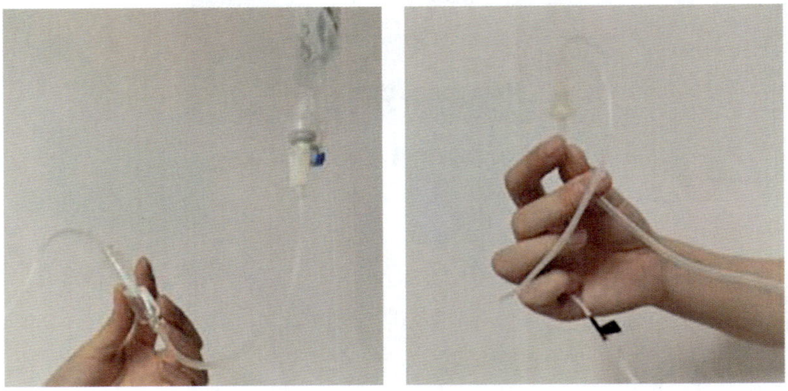

图 4-2　静脉输液技术　排气

4. 妥善放置输液管末端（可挂于输液器茂菲氏滴管分叉处或输液架上）。

5. 协助患者取舒适体位，戴清洁手套，穿刺肢体下铺治疗巾，穿刺点上方 6～8 cm 处扎止血带，再次评估血管。以穿刺点为中心顺时针消毒穿刺部位皮肤，范围直径≥ 5 cm，自然待干，松开止血带，备好输液贴。

★ **人文关怀**

告知患者：现在开始消毒，可能有消毒剂凉感，不要紧张。

★ **问题 3**

消毒过程中出现遗漏区域如何处理？

6. 扎止血带，以穿刺点为中心逆时针消毒穿刺部位皮肤，范围直径≥ 5 cm，但小于第一次消毒范围，自然待干（图 4-3）。

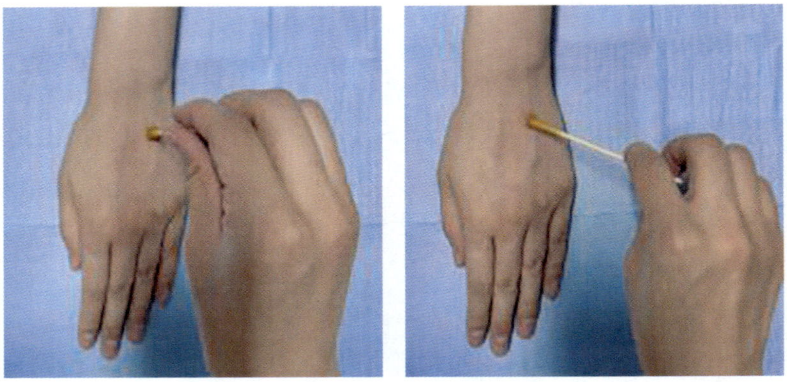

图 4-3　静脉输液技术　消毒

★ **人文关怀**

告知患者：现在开始穿刺，稍微有些疼痛，可应用放松、深呼吸、转移注意力等方式缓解疼痛，必要时可使用局部麻醉剂减轻疼痛。

7. 再次核对（操作中），核查“八对”内容。

8. 穿刺　取下针套，排净头皮针内空气于弯盘内，再次确认输液管内无气泡，左手绷紧皮肤，右手持针进行穿刺（与皮肤呈 15°～30° 角），见回血后放低角度再往血管进针少许，使针尖斜面全部进入血管内，右手固定针柄，左手松开止血带，打开调节器（图 4-4）。

9. 固定　第一条输液贴固定针柄，第二条带棉块的输液贴固定针眼，第三条输液贴平行固定S形盘曲的头皮针软管（图4-5）。

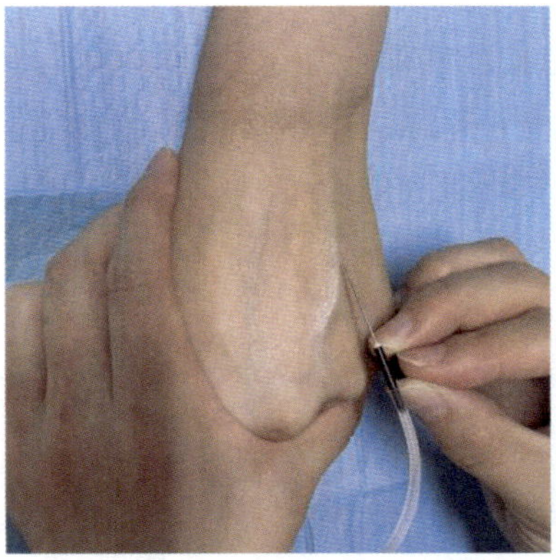

图4-4　静脉输液技术　穿刺

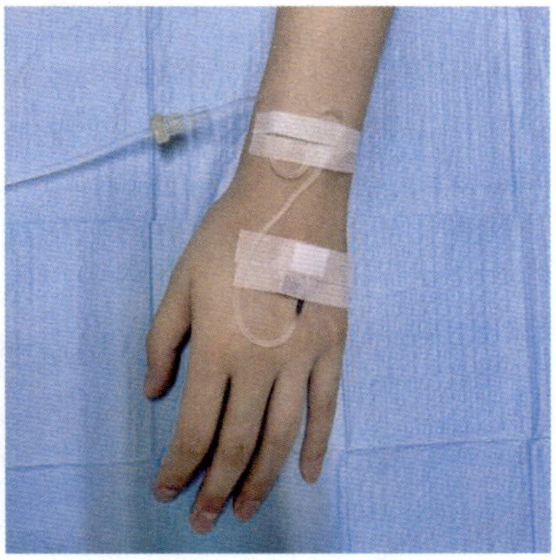

图4-5　静脉输液技术　固定

10. 调节滴速　一手持表与茂菲氏滴管在同一水平线上，另一手持调节器调节滴速。一般成人40～60滴/分，儿童及老人20～40滴/分。

11. 核对（操作后）床号、姓名、药物名称、浓度、剂量、给药时间、给药方法，执行单上注明给药时间、签全名。

12. 协助患者取舒适体位，整理床单位，将呼叫器置于患者伸手可及处。

13. 物品处理　物品分类处理一次性到位，消毒棉签、注射器（去针头）、止血带、一次性治疗巾放入医疗垃圾桶内，针头放入锐器盒内，弯盘放于治疗车下层待消毒。

14. 摘手套，洗手。在护理记录单记录患者输入药物名称、剂量、用法及患者反应。

15. 输液过程中定期巡视。观察液体滴速是否正常，有无输液反应的表现，穿刺部位有无红、肿、热、痛、渗出等，询问患者有无不适，及时处理发生的输液问题。

16. 更换液体。关闭调节器，进行核对，PDA扫码执行，确认无误后，常规消毒下一袋配好药液的插针口2遍，将输液针及排气针拔下插入下一袋配好药液的插针口，检查输液装置内无气泡，打开调节器调节滴速。

17. 停止输液，拔针。确认输液完毕，关闭调节器，取下输液贴，带棉块的输液贴轻压在穿刺处上方，快速拔针，按压至不出血为止；整理用物和床单位。

【操作步骤（外周静脉留置针输液技术）】

步骤1至3同一次性静脉输液钢针输液技术。

4. 连接留置针与输液器，排气，必要时连接无针接头或其他附加装置。

5. 协助患者取舒适体位，戴清洁手套，穿刺肢体下铺治疗巾，穿刺点上方扎止血带，再次评估血管。以穿刺点为中心顺时针消毒穿刺部位皮肤，范围直径≥8 cm，自然待干，松开止血带，备好贴膜。

6. 扎止血带，以穿刺点为中心逆时针消毒穿刺部位皮肤，范围直径

第二次排气时注意不要浪费药液，不要药液逆流破坏无菌。

注意操作过程中遵循无菌技术原则，不要跨越无菌区。

固定时输液贴避开穿刺点上方，以免迎影响局部输液情况的观察。

必要时应用夹板固定输液肢体。

★ **问题4**

调节滴速时有哪些注意事项？

★ **问题5**

如何计算输液速度与时间？

★ **人文关怀**

表扬患者配合很好，过程顺利，谢谢配合。告知患者输液时注意不要自行调节滴速，我会巡视病房，若未巡视到时有液体滴完或输液部位疼痛等不适可按呼叫器寻求帮助。

注意药物间配伍禁忌。

★ **人文关怀**

更换药液时向患者解释输入药物的作用、副作用及注意事项。

拔针时注意先拔针后按压，以免损伤血管，减轻疼痛。按压时顺着血管方向按压。

★ **人文关怀**

告知患者输液治疗结束，感谢患者及家属配合。

≥ 8 cm，但小于第一次消毒范围，自然待干。

7. 再次核对（操作中），核查“八对”内容。

8. 穿刺　取下针套，左右 180° 松动针芯后复位，排净空气于弯盘内，再次确认输液装置内无气泡，左手绷紧皮肤，右手持针进行穿刺（与皮肤呈 15° ~ 30°），见回血后再进针少许，右手固定针芯，左手缓慢送入套管至距根部 1 ~ 2 mm 固定套管，右手撤出针芯弃至利器盒内，打开止血带，松调节器（图 4-6）。

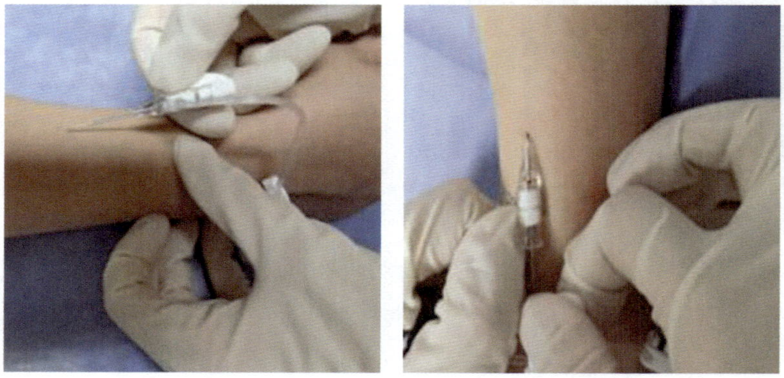

图 4-6　外周静脉留置针输液技术　穿刺

9. 固定　无张力固定透明贴膜，“U”型固定延长管使延长管与血管平行，肝素帽高于导管尖端。采用高举平台法固定，贴膜上注明穿刺日期、时间及穿刺者姓名（图 4-7）。

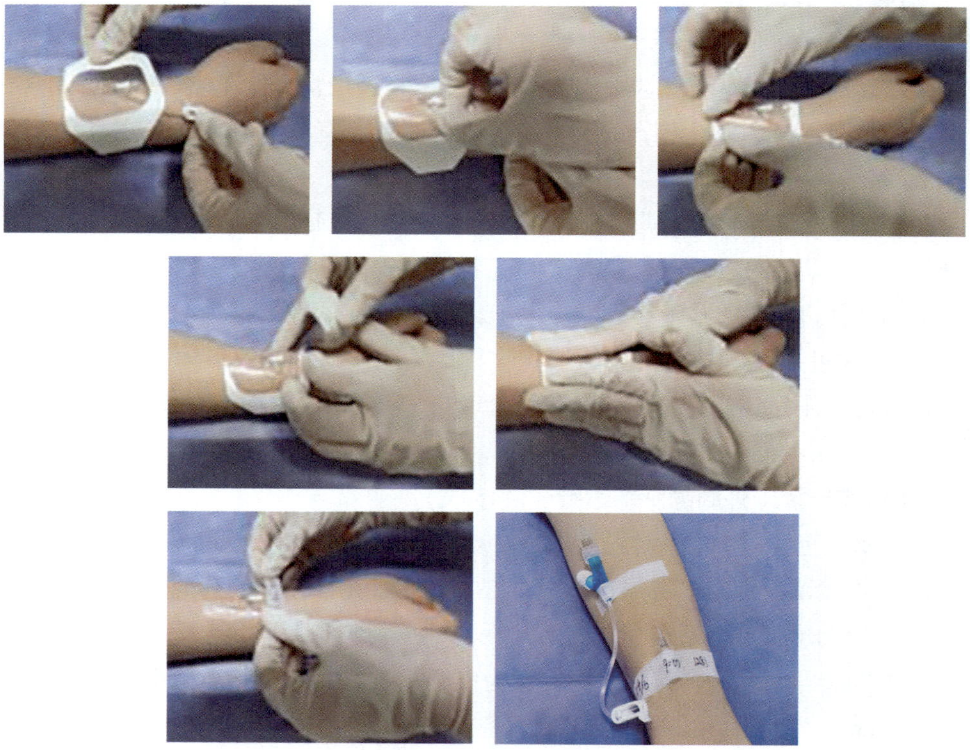

图 4-7　外周静脉留置针输液技术　固定

10. 调节滴速 一只手持表与茂菲氏滴管在同一水平线上，另一只手持调节器调节滴速。一般成人 40 ~ 60 滴 / 分，儿童及老人 20 ~ 40 滴 / 分。

11. 核对（操作后）患者床号、姓名，药物名称、浓度、剂量，给药时间，给药方法，执行单上注明给药时间，签全名。

12. 协助患者取舒适体位，整理床单位，将呼叫器置于患者伸手可及处。

13. 物品处理。物品分类处理一次性到位，消毒棉签、注射器（去针头）、止血带、一次性治疗巾放入感染性垃圾桶内，针头放入利器盒内，弯盘放于治疗车下层待消毒。

14. 摘手套，洗手。在护理记录单记录患者输入药物名称、剂量、用法及患者反应。

15. 输液过程中定期巡视。观察液体滴速是否正常，有无输液反应的表现，穿刺部位有无红、肿、热、痛、渗出等，询问患者有无不适，及时处理发生的输液问题。

16. 输液结束，拔除输液器，消毒肝素帽或无菌接头，连接生理盐水注射器，进行脉冲式冲管，正压封管，夹闭小夹子。

17. 拔针 0° 或 180° 角撕除贴膜，穿刺点上方覆盖棉球，右手轻柔拔针，棉球延静脉走向按压穿刺点至不出血为止（至少 30 s），固定棉球。

冲管液量至少为导管及其附加装置容积2倍。

封管液量应为导管及附加装置容积 1.2 倍。

外周静脉留置针应 72 ~ 96 h 更换。

【问题与解答】

问题	解答
1. 补液时应遵循哪些原则？	1. 先晶后胶、先盐后糖、先快后慢、宁少勿多 2. 补钾四不宜 ①不宜过早：见尿补钾。②不宜过浓：浓度不超过 0.3%。③不宜过快：成人 30 ~ 40 滴 / 分。④不宜过多：成人≤ 5 g/d，小儿≤ 0.1 ~ 0.3 g/（kg·d）
2. 血管通路装置如何选择？	1. 满足治疗需求的前提下选择管径最细、管腔数量最少、创伤最小的血管通路装置 2. 一次性静脉输液钢针宜用于短期（< 24 h）或单次给药，避免输入 pH 值小于 5 或大于 9 的液体和药物，以及渗透压大于 900 mOsm/L 的液体 3. 外周静脉留置针宜用于短期（< 4 天）静脉输液治疗，不宜用于腐蚀性药物等持续性静脉输注 4. 中心导管可用于需要 5 ~ 14 天的静脉输液治疗，不宜用于腐蚀性药物等持续性静脉输注 5. CVC 可用于任何性质的药物输注、血流动力学的监测，不应用于高压注射泵注射造影剂（耐高压导管除外） 6. PICC 宜用于中长期静脉治疗，可用于任何性质的药物输注，不应用于高压注射泵注射造影剂和血流动力学监测（耐高压导管除外） 7. 输液港可用于任何性质的药物输注，不应使用高压注射泵注射造影剂（耐高压导管除外）
3. 消毒过程中出现遗漏区域如何处理？	消毒过程中一旦出现遗漏区域，棉签不得回擦（相当于由外向内），违反无菌原则。可以用新棉签蘸取消毒剂，再由中心向外周环形消毒 1 遍，消毒后一定要自然待干
4. 调节滴速时有哪些注意事项？	1. 成人 40 ~ 60 滴 / 分，儿童 20 ~ 40 滴 / 分 2. 对心、肺、肾功能不良者，年老体弱、婴幼儿及输注刺激性较强的药物、含钾药物、高渗性药物时应减慢滴速 3. 对严重脱水、血容量不足患者，输液速度可适当加快 4. 输注特殊药物时遵医嘱调节滴速

续表

问题	解答
5. 如何计算输液速度与时间?	点滴系数为每毫升溶液的滴数（滴 / 分），目前常用输液器的点滴系数一般为 15 滴 / 分、20 滴 / 分两种，以包装袋上标识为准。计算公式如下： $输液时间（h）=\frac{液体总量（ml）\times 点滴系数}{每分钟滴数 \times 60（min）}$ $每分钟滴数=\frac{液体总量（ml）\times 点滴系数}{输液时间（min）}$

【常见输液故障及其原因和处理措施】

输液故障	原因	预防及处理措施
液体输入不畅	1. 针头滑出血管外液体外渗 / 渗出，表现为输液处红肿、胀痛 2. 针尖斜面贴血管壁 3. 静脉痉挛多因寒冷或患者过度紧张导致 4. 压力过低 5. 针头阻塞	1. 更换针头、重新穿刺 2. 旋转针柄或调整肢体位置 3. 局部热敷、保暖 4. 升高输液瓶位置 5. 更换针头，重新穿刺，严禁强行挤压，以免造成血栓
茂菲氏滴管液面过高	常因多次直接挤压茂菲氏滴管导致	1. 将液体袋倾斜，使袋内空气进入输液器内，直至露出液面 2. 关闭调节器，挤压茂菲氏滴管，使液体进入输液袋内，放松后输液袋内气体进入茂菲氏滴管，茂菲氏滴管内液面下降后继续输液
茂菲氏滴管液面过低	常因更换液体不及时导致	关闭调节器，挤压茂菲氏滴管，直至液面升高至适当水平，打开调节器，继续输液
茂菲氏滴管液面自行下降	1. 常因输液装置漏气导致 2. 完全密闭输液时，未关闭输液管排气孔	1. 检查输液装置连接是否紧密，是否有漏气、裂隙，更换输液器 2. 关闭排气孔

【并发症产生原因及处理】

并发症	原因及表现	预防及处理措施
发热反应	原因：由于用物清洁灭菌不彻底、操作中未遵守无菌原则、输入药液制剂不纯等原因引起 表现：输液后数分钟至 1 小时患者出现寒战、发热的症状；轻者体温升高至 38 ℃，停止输液后数小时体温恢复正常；重者表现为寒战、高热，体温可达 40 ℃以上，并有头痛、恶心脉速等症状	预防：认真检查药液及用物质量、包装，严格遵守无菌技术原则 措施：①反应轻者减慢输液速度或停止输液，观察体温变化 ②反应重者立即停止输液，通知医生，遵医嘱给予抗过敏药物或激素，给予对症处理，观察患者生命体征变化 ③保留剩余药液和输液器具，及时送检，查找原因

续表

并发症	原因及表现	预防及处理措施
循环负荷过重	原因：多因输液量过多、速度过快导致循环血量剧增、心脏负荷过重，或者因患者本身高龄、心肺功能不全等因素引起 表现：呼吸困难、胸闷、咳嗽、咳粉红色泡沫样痰，听诊肺部湿啰音	预防：①正确评估患者年龄、心肺功能、既往疾病史、治疗方案，输液过程中及时巡视，观察患者情况 ②对于老年人、婴幼儿、心肺功能不良患者，输液速度不可过快，总液量不可过多 措施：①停止输液，通知医生 ②给予患者取端坐卧位，双腿下垂，进行四肢轮扎，以阻断静脉血流而不影响动脉供血，每 5 ~ 10 min 轮流放松，减少静脉回流，减轻心脏负荷 ③给予高流量（6 ~ 8 L/min）吸氧，湿化瓶内盛 20% ~ 30% 乙醇溶液湿化，降低肺泡表面张力，改善肺部气体交换，缓解缺氧状态
药物外渗 / 渗出（渗出指在静脉输液过程中非腐蚀性药液进入静脉管腔以外的周围组织。外渗是指在静脉输液过程中腐蚀性药液进入静脉管腔以外的周围组织）	原因：①关节部位穿刺或固定不良导致针尖或导管滑出血管外 ②患者静脉痉挛或老年人、糖尿病、长期输液等自身原因致血管弹性差、血管硬化 ③输入高渗溶液、腐蚀性、刺激性药物 表现：局部皮肤发白、肿胀、疼痛，液体输注不畅，严重者可致组织坏死	预防：①评估患者血管条件、药液性质，持续性输注腐蚀性药物时选择中心静脉输注 ②正确选择穿刺部位，避开关节部位，妥善固定 ③输液过程中加强巡视，观察局部反应，检查液路是否通畅 措施：①立即停止输液，重新穿刺 ②遵医嘱局部封闭，封闭范围大于渗漏区域 ③根据药物性质不同分别给予硫酸镁湿敷、冷敷或热敷（如蒽环类外渗给予冷敷、长春碱类外渗给予热敷） ④观察评估外渗部位皮温、感觉、关节活动、肢端血运等
静脉炎（静脉炎依据病因分为化学性静脉炎、机械性静脉炎、感染性静脉炎）	原因：①输入浓度过高、渗透压过高、刺激性强及腐蚀性药液 ②导管的规格、长度选择不当，留置时间过长 ③未严格执行无菌操作，消毒剂未充分待干 表现：穿刺部位发红，伴或不伴疼痛，局部肿胀，沿穿刺静脉走向出现红、肿、热、痛或条索状改变	预防：①有计划更换输液部位，保护静脉 ②评估穿刺部位及静脉条件选择较细较短的导管，腐蚀性药物持续性输注不宜选择外周静脉 ③静脉导管按要求及时更换，留置时间不宜过长（外周静脉留置针应 72 ~ 96 h 更换） ④操作中消毒剂充分待干，严格执行无菌技术原则 ⑤及时巡视，观察穿刺部位，及时识别静脉炎征象 措施：①必要时停止此部位输液，外周静脉导管立即拔除 ②患肢抬高、制动、避免受压 ③局部应用 95% 乙醇或 50% 硫酸镁溶液湿敷 ④理疗及中药外敷（如意金黄散） ⑤如合并感染可遵医嘱给予抗生素治疗
空气栓塞	原因：①输液导管内空气未排尽；导管连接不严 ②更换液体不及时或更换液体后未检查输液管路内是否有气泡，输液结束后未及时拔针 ③加压输液时无人守护 ④拔除中心静脉导管时穿刺点封闭不严 表现：患者突然出现胸痛、呼吸困难、发绀、濒死感	预防：①输液前认真检查输液装置质量 ②输液中及时更换液体，输液后及时拔针 ③加压输液时专人看护 ④拔除深静脉导管或中心静脉导管后及时封闭穿刺点 措施：①立即阻止空气继续进入静脉内 ②取头低足高左侧卧位，给予高流量吸氧，纠正缺氧状态 ③有条件者可通过中心静脉导管抽出空气，严密观察病情变化

续表

并发症	原因及表现	预防及处理措施
神经损伤	原因：①患者本身静脉、动脉、神经解剖位置的特异性 ②一些常见的穿刺部位有造成潜在的穿刺部位神经损伤的风险（如桡腕部头静脉、腕关节掌侧面、锁骨下静脉、颈静脉部位） 表现：在静脉穿刺或导管留置期间，患者感觉异常疼痛或不适	预防：①评估患者凝血功能，避免形成血肿压迫致神经损伤 ②穿刺时降低角度，避免反复穿刺和皮下探查 ③避免使用手腕上方的头静脉 措施：①患者主诉感觉异常，如放射性痛、烧灼感、刺痛或麻木立即停止穿刺，拔除导管 ②通知医生，严重的神经损伤需外科治疗

静脉留置针输液技术评分标准

项目	内容	分值	得分
操作前（35分）	仪表端庄、着装整洁	2	
	确认医嘱，打印医嘱执行单和输液条码：双人核对患者床号、姓名、住院号、年龄，输注药物名称、性质、剂量、滴速、疗程，要求执行时间等	5	
	了解患者的病情、年龄、神志及精神、肢体活动度、配合程度（是否需要做穿刺部位保护）、过敏史、治疗方案及疗程、药物过敏史等	5	
	评估患者穿刺部位血管及皮肤情况，有无瘢痕、炎症、硬结，观察静脉充盈度及管壁弹性。（如需要可使用可视化设备）	5	
	病室环境整洁、舒适、安全，适合操作	3	
	携输液架至床旁或调整好输液架位置	2	
	向患者解释静脉输液的操作方法、注意事项和配合要点，取得患者合作；告知患者使用药物名称、主要作用和副作用	5	
	协助患者做好输液前的准备工作，协助患者排尿	3	
	护士准备：用七步洗手法洗手，戴口罩	5	
操作中（50分）	物品准备： ①治疗车上层：皮肤消毒剂、无菌棉签、速干手消毒剂、输液贴、输液溶液及药物、一次性输液器2个、一次性头皮针2个、一次性注射器2个（20 ml）、一次性治疗巾、止血带、清洁手套一副、瓶口贴、液体及药物、弯盘、执行单及输液瓶贴、笔、表。②治疗车下层：生活垃圾桶、医疗垃圾桶、锐器盒；必要时备夹板、绷带、棉垫、可视化设备	3	
	药液准备： ①双人核对医嘱：患者姓名、床号，药物名称、浓度、剂量、用法、时间、有效期。 ②检查药液包装无破损、瓶口无松动、瓶身无裂隙、对光检查无沉淀、浑浊、变质、变色及絮状物。 ③打开瓶盖（如果是玻璃瓶液体，开启输液瓶铝盖中心部分，常规消毒瓶塞2遍，消毒范围至铝盖下端瓶颈部），按无菌技术原则加入药物，贴上瓶口贴，将输液贴倒贴在输液瓶上，签写加药时间和姓名，双人核对液体和药瓶无误	5	

续表

项目	内容	分值	得分
操作中（50分）	携用物至患者床旁，协助患者取舒适体位，有效身份识别，将治疗车与床呈60°固定，进行核对（操作前），核查“八对”内容。用PDA扫描患者腕带核对患者信息，扫描输液条码，检查PDA界面医嘱，核对无误	2	
	用速干手消毒剂进行手卫生，常规消毒药液瓶塞2遍，消毒范围至下端瓶颈部，待干，打开输液器，将输液管和排气管针头完全插入瓶塞，关闭调节器，将药液挂于输液架上	3	
	排气：左手持调节器挪至输液管下1/3处→右手将茂菲氏滴管倒置→左手打开调节器→液体自行流入茂菲氏滴管内1/3至1/2时将茂菲氏滴管放下→换右手持调节器控制液体流速，使其不要过快→左手持滤过器方向朝上，排出气体，第一次排气至头皮针1/2至2/3处时，关闭调节器。连接留置针与输液器，排气，必要时连接无针接头或其他附加装置	5	
	协助患者取舒适体位，戴清洁手套，穿刺肢体下铺治疗巾，穿刺点上方扎止血带，再次评估血管	2	
	以穿刺点为中心顺时针消毒穿刺部位皮肤，范围直径≥8 cm，自然待干，松开止血带，备好贴膜	5	
	扎止血带，以穿刺点为中心逆时针消毒穿刺部位皮肤，范围直径≥8 cm，但小于第一次消毒范围，自然待干	3	
	再次核对（操作中），核查“八对”内容	2	
	穿刺：取下针套，左右180°松动针芯后复位，排净空气于弯盘内，再次确认输液装置内无气泡，左手绷紧皮肤，右手持针进行穿刺（与皮肤呈15°～30°），见回血后再进针少许，右手固定针芯，左手缓慢送入套管至距根部1～2 mm固定套管，右手撤出针芯弃至利器盒内，打开止血带，松调节器	5	
	固定：无张力固定透明贴膜，“U”型固定延长管使延长管与血管平行，肝素帽高于导管尖端。采用高举平台法固定，贴膜上注明穿刺日期、时间及穿刺者姓名	4	
	调节滴速：一只手持表与茂菲氏滴管在同一水平线上，另一只手持调节器调节滴速。一般成人40～60滴/分，儿童及老人20～40滴/分	2	
	核对（操作后）床号、姓名、药物名称、浓度、剂量、给药时间、给药方法，执行单上注明给药时间、签全名	2	
	协助患者取舒适体位，整理床单位，将呼叫器置于患者伸手可及处	2	
操作后（15分）	物品处理：物品分类处理一次性到位，消毒棉签、注射器（去针头）、止血带、一次性治疗巾放入医疗垃圾桶内，针头放入锐器盒内，弯盘放于治疗车下层待消毒	2	
	摘手套，洗手。在护理记录单记录患者输入药物名称、剂量、用法及患者反应	2	
	输液过程中定期巡视：观察液体滴速是否正常，有无输液反应的表现，穿刺部位有无红、肿、热、痛、渗出等，询问患者有无不适，及时处理发生的输液问题	2	
	输液结束，拔除输液器，消毒肝素帽或无菌接头，连接生理盐水注射器，进行脉冲式冲管，正压封管，夹闭小夹子	3	
	拔针：0°或180°角撕除贴膜，穿刺点上方覆盖棉球，右手轻柔拔针，棉球沿静脉走向按压穿刺点至不出血为止（至少30 s），固定棉球	3	

续表

项目	内容	分值	得分
操作后（15 分）	整理用物：对物品进行分类处理，做到一次性到位［棉签、纱布、输液器、止血带、注射器（去掉针头）等物品放入感染性垃圾桶内；针头放入锐器盒］；弯盘放在污染区待消毒；其他未污染物品放回原处；擦拭治疗车并归位	2	
	洗手，记录（特殊治疗在护理记录中记录）	1	
总分		100	

医学人文关怀评分标准

项目		分值
操作前	操作者是否衣帽整洁、做自我介绍	5 4 3 2 1
	与患者及家属谈话时语音是否清晰，称呼是否适当，语气是否得体，语言是否准确，肢体语言使用是否良好	5 4 3 2 1
	是否具备“急患者之所急、想患者之所想”的态度	5 4 3 2 1
	对患者及家属的疑虑是否解答到位	5 4 3 2 1
	是否表达出对患者及家属的尊重	5 4 3 2 1
	操作前是否提示患者感觉不适或异常，需停止穿刺时，如何示意	5 4 3 2 1
	物品准备是否齐全	5 4 3 2 1
	是否注意保护患者隐私，协助患者排尿等	5 4 3 2 1
操作中	是否正确核对，核对内容全面	5 4 3 2 1
	是否向患者解释清楚操作方法、目的，安抚患者，缓解患者紧张情绪	5 4 3 2 1
	是否与患者共同选择穿刺部位，尊重患者需求	5 4 3 2 1
	消毒前是否提示有凉的感觉，关注患者感受	5 4 3 2 1
	穿刺前是否提示“有轻微疼痛感”，提示患者放松	5 4 3 2 1
	穿刺时是否关注患者感受	5 4 3 2 1
	是否妥善固定	5 4 3 2 1
操作后	穿刺结束后，是否及时告知患者	5 4 3 2 1
	操作后严格查对，是否询问患者感受	5 4 3 2 1
	是否协助患者取舒适体位，整理好床单位	5 4 3 2 1
	告知患者输液过程中注意事项及置管后注意事项	5 4 3 2 1
	操作后记录中是否记录输液药物、时间、患者反应	5 4 3 2 1
总分		

模块五　动脉穿刺（血气分析）

模块五
数字资源

知识目标

动脉穿刺技术主要用于采集动脉血样，进行血气分析。此外，动脉穿刺还可以达到介入治疗、血压监测等医疗目的。

应具备根据患者临床情况、适应证、禁忌证判断患者是否需要进行动脉穿刺，血气分析检查的能力。

能力目标

1. 能够熟练地进行动脉穿刺获取血样，送检血气分析。
2. 能判断动脉穿刺的适应证、禁忌证及防治并发症。

【目的】

动脉穿刺采集动脉血样进而送检血气分析。

【适应证】

1. 呼吸困难及呼吸衰竭的诊断。
2. 评估氧分压、二氧化碳分压及酸碱平衡状态。
3. 病情监测，调整治疗。

【禁忌证】

1. 感染部位禁止穿刺，需更换其他穿刺点。
2. 对于出血倾向者，需要谨慎对待。

【并发症】

对于常见并发症，应有充分的预防意识，并体现在操作过程中。

1. 出血和血肿。
2. 血栓形成。
3. 动脉闭塞。
4. 感染。

【操作前准备】

1. 物品准备

（1）治疗车上层备品

1）0.5% 聚维酮碘，消毒棉签、消毒棉球若干，胶布 1 卷，无菌橡皮塞 1 个。

2）2 ml 注射器（备用 1 支），2 ml 肝素 1 支，或动脉血气针 1 支。

3）小垫枕 1 个、冰盒 1 个。

（2）治疗车下层：医疗及生活垃圾桶、锐器桶。

2. 术者准备

（1）戴好帽子、口罩，清洗双手。

（2）核对患者身份、病情基本情况（吸氧浓度及血红蛋白浓度等）确定患者符合适应证，排除禁忌证。

（3）自我介绍后向患者解释动脉穿刺的目的、操作过程及可能的并发症，需要安静休息 10 ~ 20 min 后进行穿刺。告知患者穿刺时，肢体不动，如有不适及时告知术者。

（4）根据采血部位（桡动脉）调整患者体位，充分暴露桡动脉。

（5）做 Allen 试验评估侧支循环情况。术者双手压迫患者的尺、桡动脉，嘱患者反复握拳和放松 5 ~ 7 次直至手掌变白。松开对尺动脉的压迫，若手掌在 10 s 内颜色恢复正常为阳性。若 10 ~ 15 s 无法恢复正常颜色为阴性，提示桡动脉和尺动脉之间侧支循环不良，不宜穿刺。否则一旦发生桡动脉闭塞，将出现手掌缺血的严重情况，需要更换穿刺部位（肱动脉、股动脉等）。

侵入式操作，培养学生无菌观念，戴好帽子、口罩，进行手部清洁。

强调核对患者的身份、临床情况，记录必要的临床数据。

桡动脉穿刺点的选择要准确。

掌握并理解 Allen 试验的原理，需嘱咐患者配合动作。强调松开尺动脉，模拟桡动脉阻断后，尺动脉供血的侧支代偿能力，避免操作错误。

【操作步骤】

1. 嘱患者坐位或平卧，摆正体位以充分暴露穿刺部位：前臂外展，掌心向上，手稍背伸（腕下放小垫）。

2. 腕横纹上 1 ~ 2 cm，触摸动脉搏动明显处为穿刺点。

3. 用注射器抽吸肝素液冲洗，然后将肝素液都排出，避免气泡。

4. 以穿刺点为圆心，用 0.5% 聚维酮碘消毒，消毒范围直径 5 cm 以上。术者消毒左手示指、中指和环指（需要接触患者已消毒皮肤的手指都需要消毒）。

肝素液排出要完全，避免留存。

消毒一定要规范，是避免感染的有效方法。污染的医疗器械必须更换。

5. 穿刺点约 1 cm 外轻压（以左手示指和中指），固定桡动脉。右手执肝素化注射器，与动脉走向呈约 45° 角逆血流方向穿刺。见血液顶入注射器时，固定注射器，采集动脉血标本 2 ml（血气分析所需样本量）。拔出穿刺针，以消毒棉球在拔出注射器后按压穿刺部位。若有气泡，则将其排除，轻转注射器使血液充分与肝素混合，动脉血如果接触到空气，动脉血气值会发生变化，需将针头密闭，与空气隔绝，因此针头迅速插入橡皮塞密封。采集的动脉血液标本要冷藏，可以抑制血细胞的代谢，减少对检查结果的影响，因此将注射器固定在冰盒上（或放入冰桶中），尽快送检（10 min 内）。申请单上填写患者的吸入氧浓度和血红蛋白浓度。拔针后需按压穿刺点：穿刺点用消毒棉球按压 5 ~ 10 min，直至完全止血。需要注意是否存在并发症（穿刺部位出血、血栓形成，手掌缺血、感染）并给予积极处置。

★ 问题 1

穿刺过程中，为什么不能抽拉活塞？

★ 强调

避免先按压后拔针的操作，应采用先拔针再迅速按压的方法，能减少疼痛以及对血管壁的损伤。

★ 问题 2

如何避免常见并发症？

6. 向患者交代穿刺点 3 天内保持干燥及其他注意事项。

7. 处理好注射器等医用垃圾。

重视操作后对患者的医嘱交代。

【问题与解答】

问题	解答
1. 穿刺过程中，为什么不能抽拉活塞?	采集动脉血抽拉活塞，无法准确判断样本是动脉血还是静脉血
2. 如何避免常见并发症?	按压是预防出血的有效手段，需要根据实际情况评估按压时间。避免反复穿刺及过度按压可以预防血栓形成，必要时请血管外科处置。桡动脉穿刺前必须要进行 Allen 试验，避免手掌缺血的风险。无菌观念和严格规范的消毒可以有效预防感染

动脉穿刺（血气分析）评分标准

项目	操作要点	分值	得分
准备（10 分）	术者准备：穿工作服，戴口罩、帽子，洗手	1	
	核对患者床号、姓名、腕带，患者是否吸氧，吸氧浓度及血红蛋白浓度等	2	
	自我介绍后向患者解释动脉穿刺的目的、操作过程及可能的并发症，知情同意并签字，测血压、脉搏、呼吸正常，术前行凝血功能检查，评估穿刺部位皮肤情况，向患者告知需要安静休息 10 ~ 20 min 后进行穿刺。其间肢体不动，如有不适及时告知术者	4	
	用物准备：① 0.5% 聚维酮碘，消毒棉签、消毒棉球若干，胶布 1 卷，无菌橡皮塞 1 个 ② 2 ml 注射器（备用 1 支），2 ml 肝素 1 支 ③小垫枕 1 个、冰盒 1 个。医疗及生活垃圾桶、锐器桶	3	
操作过程（70 分）	体位：嘱患者坐位或平卧，摆正体位以充分暴露穿刺部位：前臂外展，掌心向上，手稍背伸（腕下放小垫）	5	
	穿刺点选择：桡动脉穿刺点：腕横纹上 1 ~ 2 cm，触摸动脉搏动明显处为穿刺点 术者消毒左手示指、中指和环指（需要接触患者已消毒皮肤的手指）	5	
	用注射器抽吸肝素液冲洗后，然后将肝素液都排出，避免气泡		
	消毒顺序：以穿刺点为圆心，由内向外；消毒范围：直径 5 cm 以上	5	
	消毒 3 次，消毒不留空隙，每次范围小于前一次	5	
	穿刺点约 1 cm 外轻压（以左手示指和中指），固定桡动脉	5	
	右手执肝素化注射器，与动脉走向呈约 45° 角逆血流方向穿刺	5	
	见血液顶入注射器时，固定注射器，采集动脉血标本 2 ml（血气分析所需样本量），避免抽拉活塞	5	
	避免出血，以消毒棉球在拔出注射器后按压穿刺部位 穿刺点用消毒棉球按压 5 ~ 10 min，直至完全止血	5	
	若有气泡，则将其排除（需有观察动作）	3	
	轻转注射器使血液充分与肝素混合	3	
	针头迅速插入橡皮塞密封	3	
	将注射器固定在冰盒上（或放入冰桶中），尽快送检（10 min 内）	5	
	申请单上填写患者的吸入氧浓度和血红蛋白浓度	5	

续表

项目	操作要点	分值	得分
操作过程（70分）	需要注意穿刺部位出血、血栓形成、手掌缺血、感染等情况	5	
	向患者交代穿刺点3天内保持干燥及其他注意事项	3	
	处理好注射器等医疗垃圾	3	
注意事项（20分）	避免反复穿刺	5	
	Allen 试验	5	
	按压充分	5	
	无菌原则如违反每次扣5分，最多扣10分	5	
总分		100	

医学人文关怀评分标准

项目		分值	得分
操作前	是否衣帽整洁、自我介绍	10 8 6 4 2	
	与受检者及家属谈话时语音是否清晰、语气是否得体，语言表述是否准确，肢体语言使用是否良好，对患者及家属的疑虑是否解答到位	10 8 6 4 2	
	操作前是否提示受检者感觉不适或异常，需停止时如何示意医生	10 8 6 4 2	
	是否注意保护受检者隐私，请出无关人员等	10 8 6 4 2	
操作中	是否待物品准备齐全后再嘱受检者暴露检查部位	10 8 6 4 2	
	查体前是否说明目的	10 8 6 4 2	
	是否嘱受检者放松，做深呼吸动作	10 8 6 4 2	
	是否随时观察受检者感受，不能勉强进行	10 8 6 4 2	
操作后	操作结束后，是否及时告知受检者	10 8 6 4 2	
	术后是否询问患者自我感受，帮助受检者穿好衣物	10 8 6 4 2	
总分		100	

模块六　经外周静脉穿刺的中心静脉导管术

模块六
数字资源

知识目标

掌握 PICC 的适应证、禁忌证以及并发症的预防及处理，理论知识扎实。

能力目标

熟悉 PICC 的标准操作流程、注意事项，在操作中做到医学人文关怀。

经外周静脉穿刺的中心静脉导管术（peripherally inserted central catheter，PICC）是经外周静脉穿刺置管，导管尖端位于上腔静脉下 1/3 处或上腔静脉和右心房连接处的中心静脉导管，见图 6-1。

【适应证】

1. 预期超过 3 个月的不定期化疗。
2. 持续性输液治疗。
3. 长期的间歇性输液治疗。

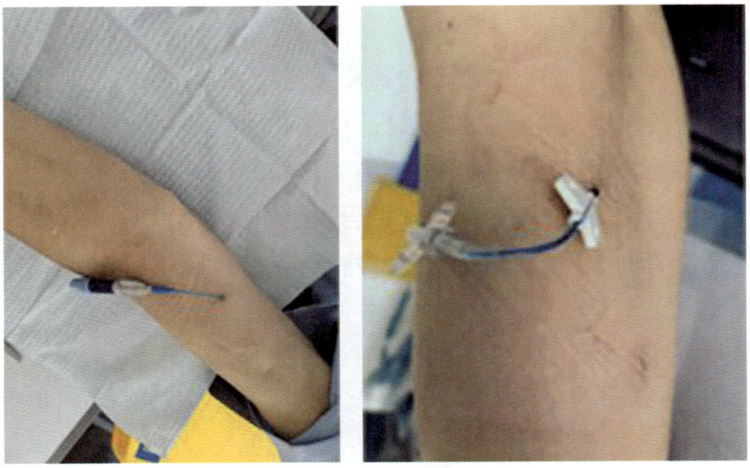

图 6-1　PICC

4. 外周静脉穿刺失败或既往穿刺困难。

5. 时间≥ 7 天的中长期输液。

【禁忌证】

1. 缺乏外周静脉通道（无适合的穿刺血管）。

2. 穿刺管部位有感染或损伤。

3. 预插管部位不能完成穿刺或固定。

4. 乳癌根治术、腋下淋巴结清扫术后患侧肢体。

5. 确诊或疑似对导管材质过敏。

6. 置管部位或全身皮肤感染。

7. 感染性心内膜炎。

8. 确诊或疑似导管相关血流感染、菌血症或脓毒血症。

9. 上腔静脉压迫综合征。

【相关知识】

1. 置管方法

（1）传统置管技术：使用 14 ~ 18 G 套管针穿刺，适用于肉眼可视或可触及的柔软、粗直、有弹性、充盈的静脉置管。

（2）塞丁格置管技术：使用 20 ~ 22 G 小号穿刺针或套管针穿刺静脉，此种穿刺方法的优点是穿刺易成功，对血管损伤小。

（3）超声引导下塞丁格置管技术：适用于肥胖、水肿、外周静脉条件差等使用粗针穿刺困难患者。可以提高穿刺成功率，降低导管相关性并发症。

2. 导管类型

（1）根据导管材质分为医用硅胶导管和聚氨酯导管。近年来开始应用的新型耐高压导管（power PICC）就是一种聚氨酯材质的导管。

（2）根据导管前端开口类型分为前端开口式导管和三向瓣膜式导管。

（3）根据导管具有的通道数量分为单腔、双腔和三腔 PICC 导管。

（4）导管的型号有：1.9 F、3.0 F、4.0 F、5.0 F、6.0 F 导管。

【操作前准备】

以外周静脉穿刺的中心静脉导管传统置管技术（三向瓣膜式）置管为例。

1. 核对并评估

1）评估患者年龄、病情、药物过敏史、治疗方案、药物性质等。

2）排除置管禁忌证，评估穿刺局部皮肤和血管条件；评估肘关节下的静脉走向、弹性、次选的备用血管，是否有起搏器的存在。

3）评估患者的年龄、意识状态、配合程度、自理能力、心理状态等。

4）评估患者的病情及治疗计划、检验报告，选择穿刺时机、导管类型及规格。

5）避开肘窝、感染、瘢痕、疼痛、骨折等部位穿刺。

2. 环境准备　清洁、无异味，温度及光线适宜，穿刺前操作间紫外线照射消毒 60 min。

3. 患者准备

1）向患者及家属介绍置管目的、操作方法、注意事项及可能出现的并发症，取得患者及家属的配合，指导患者清洗预穿刺侧上肢、腋下及颈部皮肤，戴圆帽和口罩。

2）签署 PICC 置管知情同意书。

4. 物品准备

1）PICC 套件（图 6-2）：三向瓣膜式 PICC 导管、延长管、减压套筒、思乐扣、带置管鞘的穿刺针。

2）PICC 穿刺包（图 6-3）：无菌测量尺 1 个，无菌无粉手套 2 副，无菌三联盒 1 个（内盛大棉球 6 个），无菌镊子 1 把，50 cm × 70 cm 无菌防渗透治疗巾 1 块，70 cm × 70 cm 无菌治疗巾 1 块，无菌止血带 1 根，无菌手术衣 1 件，100 cm × 155 cm 治疗巾 1 块，80 cm × 90 cm 孔巾 1 块，弯盘 1 个，无齿镊 1 把，无菌剪刀 1 把，10 cm × 12 cm 无菌透明敷贴 1 张，无菌纱布 3 块，胶布 3 条。

3）其他物品：清洁止血带 1 根，清洁测量尺 1 根，合格的皮肤消毒剂，500 ml 无菌生理盐水，肝素生理盐水，10 ml 或 20 ml 注射器 2 支，无针接头或肝素帽，胶布，记号笔，手消毒液，PICC 维护手册，无菌棉签，必要时备血管可视化设备和局部麻醉剂。

准备物品齐全，检查物品有效期以及完好性。

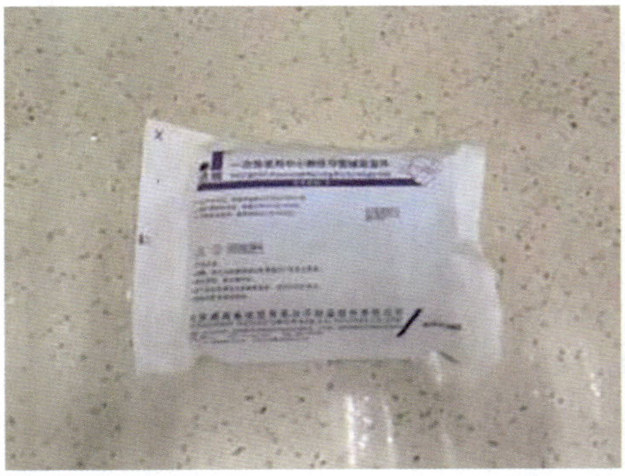

图 6-2　PICC 套件

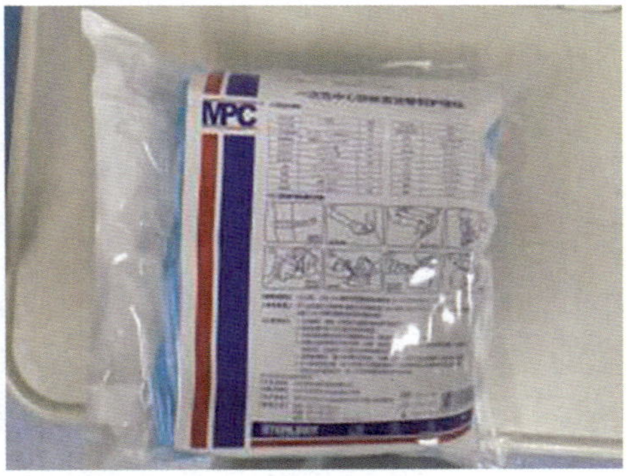

图 6-3　PICC 穿刺包

5. 操作者准备　七步洗手法洗手，戴口罩、帽子，口罩要遮住口鼻，鼻夹夹紧；帽子要遮住头发。

【操作步骤】

1. 携用物至患者床旁，查对。

2. 协助患者平卧，上臂外展与躯干呈 90° 角。

3. 选择合适的静脉。

（1）在预穿刺部位以上系止血带。

（2）评估患者的静脉情况，首选贵要静脉为穿刺血管。

（3）用记号笔在穿刺点做标记，松开止血带，局部涂麻醉剂。

4. 测量定位

（1）测量双侧臂围：在肘横纹以上 10 cm 处测量并记录。

★ 问题 1

PICC 置管时穿刺部位和血管的选择要点是什么？

一般测量长度头静脉要长于贵要静脉，左臂应长于右臂。

（2）预测导管置入长度：从预穿刺点沿静脉走向到右胸锁关节再向下至第3肋间。

（3）在PICC穿刺记录单上记录臂围数值。

5. 穿刺前建立无菌区

（1）七步洗手法洗手，戴口罩、帽子。

（2）打开PICC穿刺包，戴无菌无粉手套，用物按顺序摆放。

（3）助手将消毒液分别倒入无菌三联盒的无菌槽内。

（4）铺防渗透治疗巾于患者穿刺侧臂下。

6. 消毒

（1）方法：75%乙醇及2%葡萄糖酸氯己定醇溶液棉球分别消毒穿刺侧手臂皮肤3遍（第一遍顺时针，第二遍逆时针，第三遍顺时针）。

（2）范围：以穿刺点为中心消毒皮肤，直径≥20 cm，两侧至臂缘。

7. 建立无菌区

（1）铺70 cm×70 cm无菌治疗巾，建立最大化无菌屏障。

（2）操作者脱手套，手消毒液洗手，穿手术衣，戴无菌无粉手套，铺100 cm×155 cm治疗巾覆盖患者全身，铺孔巾，充分暴露预穿刺部位。

（3）助手将注射器、无针接头或肝素帽、打开外包装的导管以无菌方式投入无菌区。

（4）助手协助用生理盐水冲洗手套，并用无菌纱布擦干。用20 ml注射器抽取生理盐水预冲导管并检查导管的完整性，预冲穿刺针、减压套筒、延长管，导管充分浸泡于生理盐水中。

8. 穿刺

（1）助手系止血带，嘱患者握拳，使静脉充盈。

（2）去除穿刺针保护套，转动针芯，以20°~30°角穿刺，见回血后降低角度进针0.5 cm，送进插管鞘，确保插管鞘进入静脉，助手松止血带，嘱患者松拳。

（3）左手中指固定插管鞘，示指轻压插管鞘前端处静脉，右手撤出针芯。

（4）插管鞘下方垫无菌纱布，缓慢匀速经插管鞘送入导管，至肩部时，嘱患者头部转向静脉穿刺侧，下颌偏向肩部，尽量向下压，以防止导管误入颈内静脉。

（5）插管至预定长度后，退出插管鞘，用无菌纱布按压穿刺点。

（6）撤出支撑导丝与插管鞘时，动作要轻柔、缓慢、匀速，以免损坏导管；按预测长度修剪导管，体外保留导管5 cm，导管末端的1 cm须剪掉，垂直修剪导管，避免剪出斜面和毛茬。

（7）用生理盐水棉球擦洗外露导管，并套上减压套筒，导管套在连接器的金属柄上，连接器的倒钩与减压套筒的沟槽连接在一起，并锁定，锁定后轻轻用力牵拉导管与连接器，确保导管在体外安装牢固。

（8）装有生理盐水的注射器连接延长管抽回血至延长管的透明部分后冲管，连接预排气的无针接头，生理盐水脉冲式冲管，正压封管。

> 打开PICC穿刺包时，注意防止包内零件弹出无菌区，避免刀、剪、针头与导管混放，以免损伤导管。

> 先75%乙醇脱脂，后氯己定消毒。若患者禁用氯己定，则选择聚维酮碘、2%碘酊、75%乙醇进行皮肤消毒。

> 生理盐水冲洗手套时指尖自然垂下，保证充分冲洗，无菌纱布从指尖自下而上，不得来回擦拭。
>
> 预冲导管时，注意用拇指与示指轻捏三向瓣膜阀，激活三向瓣膜阀。

> **★ 人文关怀**
>
> 穿刺前告知患者马上就要穿刺了，不要紧张，穿刺中和患者交流。

> **★ 注意事项**
>
> ①如果一次穿刺未成功，穿刺针不得再穿入插管鞘，以免导致插管鞘断裂。
>
> ②送管如遇困难，表明静脉有阻塞、痉挛或导管位置有误，这时不可强行送管。
>
> ③如患者头部不能自主活动，助手协助按压患者的颈静脉，防止导管误入颈内静脉。
>
> ④禁止使用小于10 ml的注射器冲管。
>
> ⑤连接导管与连接器的金属柄时注意将导管推送到底，无皱褶，勿暴力推管。
>
> ⑥回血勿抽入注射器内。

（9）清洁穿刺点及周围皮肤（图 6-4），撤孔巾。

★ 问题 2
PICC 置管操作流程是什么？
★ 问题 3
如何进行 PICC 冲管和封管？

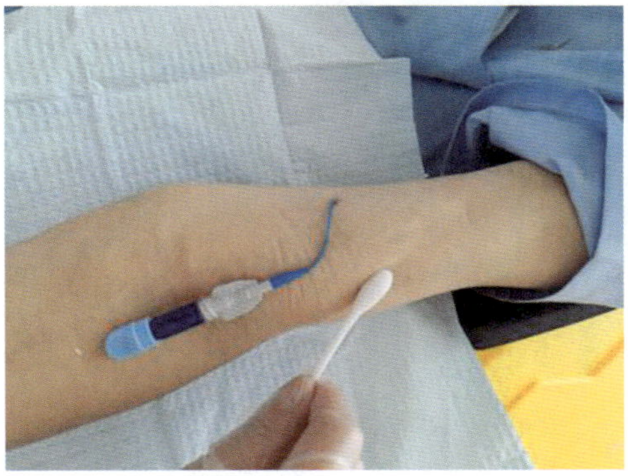

图 6-4　清洁穿刺点及周围皮肤

9. 固定导管

（1）以患者感觉舒适、日常活动时导管不受切折为宜。

（2）检查导管刻度，涂皮肤保护膜，安装思乐扣，将导管摆放在适当位置（调整外露导管形状），穿刺点置纱布，以穿刺点为中心无张力粘贴透明敷贴（图 6-5），敷贴完全覆盖导管蓝色部分、思乐扣翼形部分，穿刺点局部加压包扎。

涂保护膜，避免重复涂抹，充分待干。保证导管固定方式不影响对穿刺部位的监测，不影响血液循环和治疗；选择合适的导管保护方法和固定装置。

（3）胶布固定导管（图 6-6）：第 1 根交叉固定连接器，第 2 根固定无针接头，第 3 根贴在透明敷贴的上缘。禁止在导管上贴胶布，否则会破坏导管的强度和导管完整性。并注明置管时间及操作者姓名。

（4）弹力绷带加压包扎。

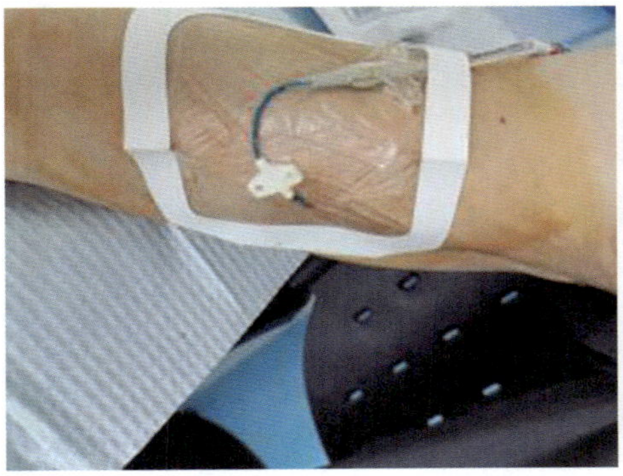

图 6-5　粘贴透明敷贴

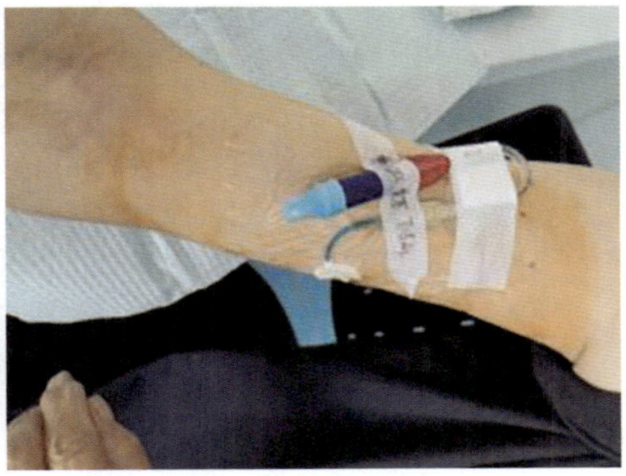

图 6-6　胶布固定导管

【操作后】

1. 协助患者取舒适体位，嘱咐患者按压穿刺点约 15 min。

2. 协助患者进行 X 线检查，以确定导管尖端位置，确认导管尖端位置到达上腔静脉后使用。

避免导管尖端留置在上腔静脉远端位置。

3. 处理用物，脱手术衣、手套，七步法洗手，脱帽子、口罩。

4. 记录穿刺静脉、穿刺日期、导管刻度、导管尖端位置和双侧上臂臂围。

5. 告知患者置管后注意事项（图 6-7）。

6. 记录 PICC 维护手册各项内容。

★ 问题 4
如何进行 PICC 置管的维护？

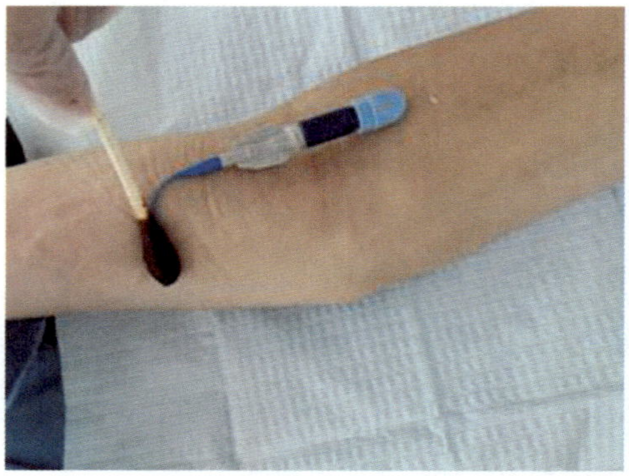

图 6-7　置管后维护

【问题与解答】

问题	解答
1. PICC置管时穿刺部位和血管的选择要点是什么？	PICC置管穿刺时在肘下两横指处进针最佳，避免在瘢痕、硬结、皮肤感染及静脉瓣处穿刺 PICC置管时首选贵要静脉，贵要静脉管径粗，解剖结构直，位置较深；次选肘正中静脉；末选头静脉，头静脉表浅，暴露良好，管径细，有分支，静脉瓣相对较多
2. PICC置管操作流程是什么？	根据病情需要开具置管医嘱单；评估及选择血管情况；向患者及家属解释置管的目的、方法、注意事项及配合要点；签署知情同意书；操作室紫外线照射消毒；准备物品；置管；拍X线片确定导管尖端位置；告知患者置管后注意事项；整理用物，垃圾分类
3. 如何进行PICC冲管和封管？	①冲管方法：冲管液常为生理盐水，采用脉冲式冲洗方法，使冲管液在导管内形成小漩涡流，有利于把导管内的残留药物冲洗干净 ②冲管频率：治疗期间每日冲管，间歇期每周冲管一次 ③封管方法：用10～100 U稀释肝素生理盐水封管。输注与肝素不相容药物或液体前后均应用生理盐水冲洗，再用肝素生理盐水封管
4. 如何进行PICC置管的维护？	①操作者仪表端庄、衣帽整洁，洗手，戴帽子、口罩 ②准备用物：75%乙醇、无菌棉签、10 ml注射器2个、无针接头/肝素帽1个、PICC导管换药包1个、一次性治疗巾1块、生理盐水10 ml 2支、肝素钠500 U 1支、无菌手套1副、皮尺、记录笔和PICC维护手册、手消毒液、锐器盒、生活垃圾桶、医疗垃圾桶 ③室内光线温度适宜，协助患者取舒适体位 ④观察穿刺部位有无红肿、疼痛、活动障碍；穿刺点有无渗血、渗液；导管有无移位、打折、断裂 ⑤用免洗手消毒液消手，戴无菌手套。无菌方式打开无针接头/肝素帽外包装，用10 ml注射器抽吸生理盐水10 ml放在外包装内备用，用另一个10 ml注射器配制5 ml肝素生理盐水（50 U）放在外包装内备用 ⑥撤除无针接头/肝素帽上的敷料，用75%乙醇棉签用力擦拭鲁尔接头横断面15次、鲁尔接头外侧面15次、鲁尔接头下面皮肤5次，用备好生理盐水10 ml的注射器连接无针接头并排气，再接鲁尔接头并旋紧，以脉冲方式冲洗导管，保留无针接头，撤出注射器，再用备好的肝素生理盐水正压封管 ⑦先撕除贴膜上的固定胶条再以0°角度方式撕除贴膜，固定导管自下而上去除敷料，注意切勿将导管引出体外 ⑧再次洗手，打开换药包，铺无菌巾于患者置管侧上肢下面，戴无菌手套，75%乙醇棉签消毒3遍（避开穿刺点1 cm），取下白色蝶翼正反面用聚维酮碘消毒；以穿刺点为中心用聚维酮碘棉签消毒3遍（至少待干2 min）；距穿刺点约0.5 cm处安装蝶翼，

续表

问题	解答
	将体外导管摆放呈U或C形；用透明贴膜全部覆盖，穿刺点位于贴膜中心位置。脱手套，取用免缝胶带交叉固定鲁尔接头部位，再用1条免缝胶带横向固定，无针接头用小方纱巾包裹并固定牢固，在专用胶带上用记号笔记录换膜日期、时间及姓名 ⑨整理用物，协助患者取舒适体位，物品分类处置

【并发症产生原因及处理】

并发症	原因及表现	预防及处理措施
静脉炎	①机械性静脉炎：因选择导管相对过粗、过硬；送管速度过快；关节部位置管，术侧手臂过度活动；穿刺时损伤血管 ②化学性静脉炎：因滑石粉或未干的消毒液被带入血管所致 ③细菌性静脉炎：穿刺点污染、导管接头污染。表现为穿刺点上方红肿、发热、胀痛、触痛、硬化，沿静脉走向出现条索状硬结，甚至穿刺点有脓性分泌物	①将患肢抬高、制动，避免受压，必要时应停止在患肢静脉输液 ②应用紫外线治疗仪局部治疗，用硫酸镁湿热敷或贴如意金黄膏（避开贴膜处）。也可以应用水胶体敷料、液体敷料、多磺酸黏多糖等 ③密切观察局部和全身情况的变化并记录
导管相关性静脉血栓形成	①血液高凝状态，如癌症、糖尿病、终末期肾衰竭、怀孕或口服避孕药、手术及卧床患者 ②血管内膜损伤，如导管材质过硬、管径相对过粗等。主要表现为置管肢体疼痛、酸麻、肿胀、皮肤变色、水肿，肩颈部不适，沿静脉走行可扪及条索状物，有压痛	①抬高患肢并制动 ②对症处理并做好记录 ③观察置管侧肢体、肩部、颈部及胸部的肿胀、疼痛、皮肤温度及颜色、出血倾向及功能活动情况
导管相关性血流感染	①原因：导管接头污染，穿刺点污染，输入药液污染，血行扩散，导管的纤维包裹鞘或形成的血栓是良好的细菌培养基 ②表现：提示导管相关性血流感染的临床表现有发热（＞38 ℃）、寒战、低血压性休克、呼吸衰竭、腹部疼痛、恶心、呕吐、突发意识不清等。冲洗导管后立即发生发热或寒战。常规抗生素较难控制感染。一旦拔除导管，症状显著改善。除血管导管外没有其他明确的感染源。实验室微生物学检查显示：外周静脉血培养细菌或真菌阳性或者从导管段和外周血培养出相同种类、相同药敏结果的致病菌	怀疑导管相关血流感染，应同时（＜5 min）采集外周血和导管血做血培养，准确记录采集时间、抽血的部位。通过比较导管血、外周血的阳性报警时间，若外周血阳性报警时间 - 导管血培养阳性报警时间≥2 h时，怀疑导管相关血流感染。实验室微生物学检查：外周静脉血培养细菌或真菌阳性；或者从导管端和外周血培养出相同种类、相同药敏结果的致病菌，可确诊导管相关血流感染
导管阻塞	导管堵塞是指血管内置导管部分或完全堵塞，致使液体或药液的输注受阻。分为血栓性血管堵塞和非血栓性血管堵塞	如果导管不通畅，不可暴力推注，以免将形成的血栓推入血液中造成堵塞 ①发生导管堵塞时，首先检查是否存在导管打折等机械性堵管的发生 ②确认导管尖端位置是否正确 ③导管完全堵塞的处理：使用溶栓药物，行空针直接法或三通负压法依靠负压缓慢吸入溶栓药液；如血液回流堵管，使用药物尿激酶溶栓，尿激酶10万U+生理盐水20 ml备用

续表

并发症	原因及表现	预防及处理措施
导管破损或断裂	导管破损或断裂是指各种因素引起的 PICC 导管完整性受损，出现导管部分破裂或完全断裂状态	①如为体内导管断裂，应立即在留置导管侧肢体的最高部位使用止血带或压脉带，止血带松紧适宜，以能阻止静脉回流同时不影响动脉血供为宜，并随时检查肢体远端动脉搏动 ②限制患者活动，将患者置于头高足低位 ③立即拍摄胸部 X 线片，确定导管体内位置 ④导管栓塞治疗措施 a. 静脉切开取出 b. 在放射介入法下进行血管内异物抓捕取管 ⑤体外导管部分断裂、损坏可视情况予以修复或拔除，同时防止空气栓塞
导管脱出、移位	因导管置入过浅或过深、护理操作不当、导管固定不牢、胸腔压力过大等导致导管脱出、移位，可出现液体流通不畅，无法抽到回血，在冲、封管时置管侧耳胀、耳鸣，输液时置管侧上肢及局部疼痛、肿胀，背部疼痛以及体外导管长度改变等	①拍摄 X 线片判断导管尖端位置 ②用生理盐水冲管，利用重力作用使导管复位；不能使导管复位者，也可适当拔出部分导管，以使导管尖端位置基本正常 ③必要时可请血管外科医师会诊，协助复位 ④根据情况更换导管

PICC 置管操作评分标准

项目	总分	操作要点	分值	得分
操作前	20	操作者准备：衣帽整洁，仪表端庄，态度和蔼，言语温和 洗手，戴帽子、口罩	3	
		环境准备：整洁安静，无异味；紫外线消毒病室 1 h	3	
		患者准备：理解置管的目的、配合要点，取舒适体位	4	
		用物准备 ① PICC 套件：三向瓣膜式 PICC 导管、延长管、减压套筒、思乐扣、带置管鞘的穿刺针 ② PICC 穿刺包：无菌测量尺 1 个、无菌无粉手套 2 副、无菌三联盒 1 个（内盛大棉球 6 个）、无菌镊子 1 把、50 cm × 70 cm 无菌防渗透治疗巾 1 块、70 cm × 70 cm 无菌治疗巾 1 块、无菌止血带 1 根、无菌手术衣 1 件、100 cm × 155 cm 治疗巾 1 块、80 cm × 90 cm 孔巾 1 块、弯盘 1 个、无齿镊 1 个、无菌剪刀 1 把、10 cm × 12 cm 无菌透明敷贴 1 张、无菌纱布 3 块、胶布 3 条 ③其他物品：清洁止血带 1 根、清洁测量尺 1 根、合格的皮肤消毒剂、500 ml 无菌生理盐水、肝素生理盐水，10 ml 或 20 ml 注射器 2 支、无针接头或肝素帽、胶布、记号笔、手消毒液、PICC 维护手册、无菌棉签，必要时备血管可视化设备和局部麻醉剂	10	

续表

项目	总分	操作要点	分值	得分
操作中	64	携用物至患者床旁，查对	3	
		协助患者平卧，上臂外展与躯干呈 90° 角	3	
		选择合适的静脉 ①在预穿刺部位以上系止血带 ②评估患者的静脉情况，首选贵要静脉为穿刺血管 ③用记号笔在穿刺点做标记，松开止血带，局部涂麻醉剂	3	
		测量定位 ①测量双侧臂围：肘横纹以上 10 cm 处测量并记录 ②预测导管置入长度：从预穿刺点沿静脉走向到右胸锁关节再向下至第 3 肋间 ③在 PICC 穿刺记录单上记录臂围数值	3	
	64	穿刺前建立无菌区 ①铺 70 cm × 70 cm 治疗巾，建立最大化无菌屏障 ②操作者脱手套，手消毒液洗手，穿手术衣，戴无菌无粉手套，铺 100 cm × 155 cm 治疗巾覆盖患者全身，铺孔巾，充分暴露预穿刺部位 ③助手将注射器、无针接头或肝素帽、打开外包装的 PICC 导管以无菌方式投入无菌区 ④助手协助用生理盐水冲洗手套，并用无菌纱布擦干。用 20 ml 注射器抽取生理盐水预冲导管并检查导管的完整性，预冲穿刺针、减压套筒、延长管，导管充分浸泡于生理盐水中	10	
		穿刺		
		①助手系止血带，嘱患者握拳，使静脉充盈	2	
		②去除穿刺针保护套，转动针芯，以 20° ~ 30° 角穿刺，见回血后降低角度 0.5 cm，送进插管鞘，确保插管鞘进入静脉，助手松止血带，嘱患者松拳	5	
		③左手中指固定插管鞘，示指轻压插管鞘前端处静脉，右手撤出针芯	2	
		④插管鞘下方垫无菌纱布，缓慢匀速经插管鞘送入 PICC 导管，至肩部时，嘱患者头部转向静脉穿刺侧，下颌偏向肩部，尽量向下压，以防止导管误入颈内静脉	5	
		⑤插管至预定长度后，退出插管鞘，用无菌纱布按压穿刺点	2	
		⑥撤出支撑导丝与插管鞘时，动作要轻柔、缓慢、匀速，以免损坏导管，按预测长度修剪导管，体外保留导管 5 cm，导管末端的 1 cm 须剪掉，垂直修剪导管，避免剪出斜面和毛茬	4	
		⑦用生理盐水棉球擦洗外露导管，并套上减压套筒，导管套在连接器的金属柄上，连接器的倒钩与减压套筒的沟槽连接在一起，并锁定，锁定后轻轻用力牵拉导管与连接器，确保导管在体外安装牢固	4	
		⑧装有生理盐水的注射器连接延长管抽回血至延长管的透明部分后冲管，连接预排气的无针接头，生理盐水脉冲式冲管，正压封管	5	
		⑨清洁穿刺点及周围皮肤，撤孔巾	3	
		固定导管 ①以患者感觉舒适、日常活动时导管不切折为宜 ②检查导管刻度，涂皮肤保护膜，安装思乐扣，将导管摆放在适当位置（调整外露导管形状），穿刺点置纱布，以穿刺点为中心无张力粘贴透明敷贴，敷贴完全覆盖导管蓝色部分、思乐扣翼形部分，穿刺点局部加压包扎 ③胶布固定导管	10	

续表

项目	总分	操作要点	分值	得分
操作后	16	协助患者取舒适体位，嘱咐患者按压穿刺点约 15 min	2	
		协助患者进行 X 线检查，以确定导管尖端位置，X 线检查确认导管尖端位置到达上腔静脉后使用	5	
		处理用物，脱手术衣、手套，七步法洗手，脱帽子、口罩	2	
		记录穿刺静脉、穿刺日期、导管刻度、导管尖端位置和双侧上臂臂围	5	
		告知置管后注意事项	1	
		记录 PICC 维护手册各项内容	1	
总分			100	

医学人文关怀评分标准

项目		分值
操作前	是否衣帽整洁、仪表端庄、自我介绍	5 4 3 2 1
	与患者及家属谈话时是否语音清晰、语言表述准确，言语温和、简单易懂	5 4 3 2 1
	是否具备“急患者之所急、想患者之所想”的态度	5 4 3 2 1
	对患者及家属的疑虑是否解答到位	5 4 3 2 1
	是否签署 PICC 置管知情同意书	5 4 3 2 1
	是否表达出对患者及家属的尊重	5 4 3 2 1
	操作前是否提示患者感觉不适或异常，需停止穿刺时，如何示意操作者	5 4 3 2 1
	物品准备是否齐全，是否检查有效期及完好性	5 4 3 2 1
	置管操作间是否做好消毒	5 4 3 2 1
操作中	是否保护患者隐私	5 4 3 2 1
	是否告知患者操作时间略长是因为操作前准备时间略长	5 4 3 2 1
	消毒前是否告知患者勿动	5 4 3 2 1
	是否再次告知患者配合要点，给予心理护理，消除紧张情绪	5 4 3 2 1
	穿刺前是否提示“不要移动身体等”避免出现意外	5 4 3 2 1
	穿刺过程中是否和患者交流，并对其配合给予鼓励和表扬	5 4 3 2 1
操作后	穿刺结束后，是否及时告知患者	5 4 3 2 1
	穿刺后是否询问患者自我感受	5 4 3 2 1
	是否协助患者整理用物、协助其卧床休息	5 4 3 2 1
	是否协助患者拍摄胸部 X 线片，确定导管尖端位置	5 4 3 2 1
	置管后是否告知患者不宜做肩关节大幅度运动，避免置管手臂做提重物动作，局部出血较多立即告知医务人员，介绍预防机械性静脉炎的方法等注意事项	5 4 3 2 1
总分		

模块七　胃管置入

模块七
数字资源

知识目标

掌握胃管置入的目的、适应证、禁忌证以及出现并发症的处理，理论知识扎实。

能力目标

1. 能熟练操作胃管置入。
2. 在操作中注重医学人文关怀。

胃管置入是将胃管由患者鼻腔或者口腔插入，配合患者的吞咽动作，进入到食管、胃内的方法。主要用于①胃内灌食及给药；②胃肠减压，胃内容物的抽吸或者清洗。胃肠减压术是指将胃管插入胃内后末端连接负压引流装置，利用负压吸引原理，将胃肠道内积聚的气体和液体吸出，以降低胃肠道内的压力，改善胃肠壁局部血液循环，促进胃排空。胃肠减压术有利于使炎症局限，促进伤口愈合及恢复胃肠功能。

【目的】

1. 解除或者缓解肠梗阻所致的症状。
2. 进行胃肠道手术的术前准备，以减少胃肠胀气。
3. 术后吸出胃肠内气体和胃内容物，减轻腹胀，减小缝线张力，促进伤口愈合，改善胃肠壁血液循环，促进消化功能的恢复。
4. 通过对胃肠减压吸出物的判断，可以观察病情变化，以协助诊断。

【适应证】

1. 急性胃扩张患者。
2. 急腹症有明显胀气者或较大的腹部手术前患者等。
3. 昏迷患者或不能经口进食者，如口腔疾病、口腔和咽部手术后的患者。
4. 不能张口的患者，如破伤风患者。
5. 早产儿和病情危重的患者及拒绝进食的患者。

【禁忌证】

1. 鼻咽部有癌肿或急性炎症的患者。
2. 食管静脉曲张、上消化道出血、心力衰竭和重度高血压患者。

插管前了解患者有无上消化道出血史、严重的食管静脉曲张、食管梗阻、鼻腔出血，以防发生损伤。

3. 吞食腐蚀性药物的患者。

【操作前准备】

★ 问题1
胃管置入为什么要戴手套?

1. 核对并评估　核对患者姓名、床号、住院号、年龄，医嘱内容；了解患者病情、插管经历、意识状态、自理能力、配合程度等；评估患者鼻腔是否通畅，有无炎症及鼻中隔偏曲、息肉等；了解既往手术史等。

检查物品的有效期和完好性，检查无菌鼻饲包的灭菌日期。

胃肠道手术需置管时间短者，可选橡胶胃管；危重及昏迷患者等需留置时间较长者，可选用硅胶胃管。

如果一次性胃管包内无液状石蜡棉球，需要单独准备液状石蜡润滑油；检查所有物品的有效期及质量，根据患者的年龄、病情及鼻腔等情况选择合适的胃管。

2. 物品准备

（1）治疗车上层

1）无菌鼻饲包（治疗碗、镊子、止血钳、纱布、弯盘、液状石蜡棉球）。

2）一次性胃管包（液状石蜡、一次性手套）。

3）其他：50 ml 注射器、一次性治疗巾、一次性压舌板、棉签、3M 胶带、听诊器、手电筒、胃管标识贴、无菌手套 1 副、温开水适量、手消毒液。

4）洗胃时准备洗胃管、量杯、盛水桶、电动吸引器；胃肠减压准备负压吸引器。

（2）治疗车下层：锐器收集器、生活垃圾桶、医疗垃圾桶（图 7-1）。

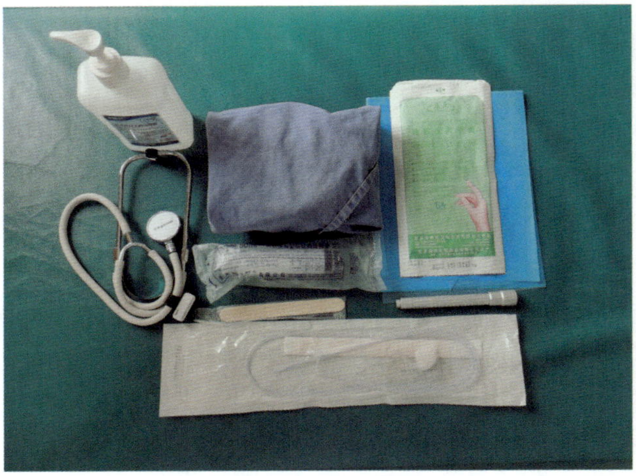

图 7-1　物品准备

言语温和，简单易懂，解释到位。

3. 患者准备

（1）向患者解释胃管置入的目的、注意事项、配合要点。

（2）签署知情同意书。

4. 环境准备　环境清洁、无异味，光线、温度适宜。

5. 操作者准备　仪表端庄，衣帽整洁，洗手，戴口罩。

【操作步骤】

协助患者取舒适体位。

1. 体位　清醒者取半坐位或坐位；无法坐起者取右侧卧位；昏迷患者取去枕平卧位，头向后仰；中毒患者取左侧卧位或仰卧位，注意避免误吸。

2. 保护床单位　将治疗巾围于患者颌下，在治疗巾上标注剑突位置。

★ 问题2
胃管置入是清洁操作还是无菌操作?

3. 插管部位准备

（1）观察左右两侧鼻腔是否通畅，如存在鼻部疾病，应选择健侧鼻孔插管，选择通畅一侧，用棉签清洁鼻腔。

（2）经口插管洗胃时，有活动义齿应取下。

4. 打开鼻饲包，戴外科无菌手套。

5. 测量胃管留置长度并标记 插入长度一般为前额发际至胸骨剑突处的距离，或由鼻尖经耳垂至胸骨剑突处的距离，一般成人插入长度为 55 ~ 60 cm（图 7-2）。

插入过长，胃管在胃内盘曲，过短则不能接触胃内液体，均会影响减压效果。

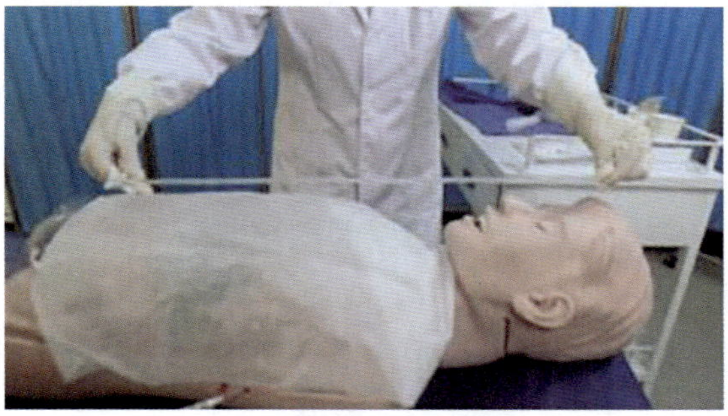

图 7-2 测量预留胃管长度

6. 插管

（1）用液状石蜡润滑胃管前端。

（2）开始插管：左手持纱布托住胃管，右手持止血钳或镊子（可戴外科无菌手套）夹持胃管前端，经选定侧鼻孔轻轻插入，先稍向上而后平行再向后下缓慢轻轻插入，当胃管达咽喉部（14 ~ 16 cm）时，告知患者做吞咽动作，伴随吞咽动作逐步插入胃管（图 7-3）。

插管前更换外科无菌手套，可代替镊子或止血钳；插胃管时，先上而后平行再向后下缓慢轻轻插入；插管过程中给予患者鼓励和表扬。

★ 问题 3

插管时清醒患者嘱其做吞咽动作的目的是什么？

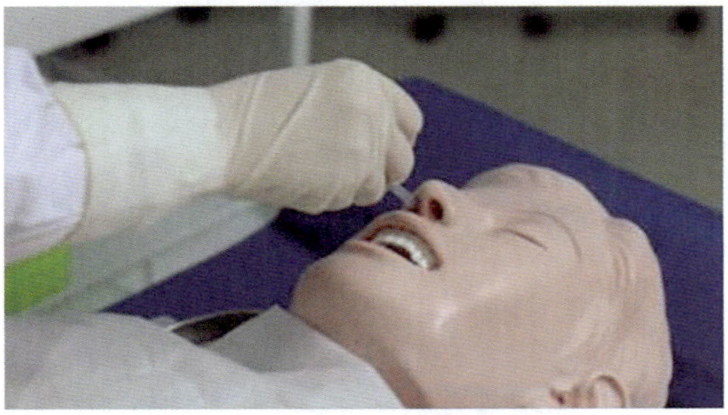

图 7-3 插入胃管

（3）经口胃管插入法与经鼻插入法类似，自患者口腔轻轻插入。

（4）对昏迷患者，当插入胃管达咽喉部时（14 ~ 16 cm），用左手将患者头部托起，使下颌靠近胸骨柄，以增大咽喉部通道的弧度，使胃管可顺利进入食管，缓慢插入胃管至预定长度。

（5）插入胃管过程中，如果患者出现呛咳、呼吸困难、发绀等，表明胃管误入气管，应立即拔出胃管，待患者休息片刻后重插。

7. 判断胃管是否在胃内

（1）将胃管插入预定长度后，可用无菌注射器接于胃管末端回抽，若能抽出胃液，表明胃管已置入胃内（图 7-4）。

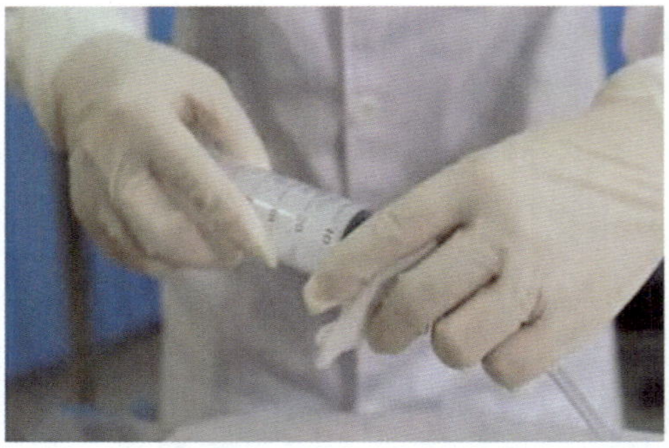

图 7-4　检查胃管是否在胃内

（2）将导管末端放于盛有生理盐水的治疗碗中，观察有无气泡逸出，如无气泡逸出，表示胃管未误入气管。

（3）用无菌注射器注入 10 ~ 20 ml 空气于胃管内，将听诊器置于患者腹部，听到气过水声时，表明胃管已置于胃内。

维持原卧位 20 ~ 30 min 有助于防止呕吐。

8. 固定　确定胃管在胃内后，将胃管用胶布在鼻翼及颊部采用高举平台法固定（图 7-5）。

9. 如需行胃肠减压，胃管末端连接负压吸引装置，将负压吸引器放于低于头部的位置（图 7-6，图 7-7）。

10. 操作后处理　协助患者清洁鼻腔、口腔，嘱患者维持原卧位 20 ~ 30 min。

11. 整理用物，用物按要求分类处置，洗手，并记录。

★ 问题 4

一旦胃管脱出怎么处理？

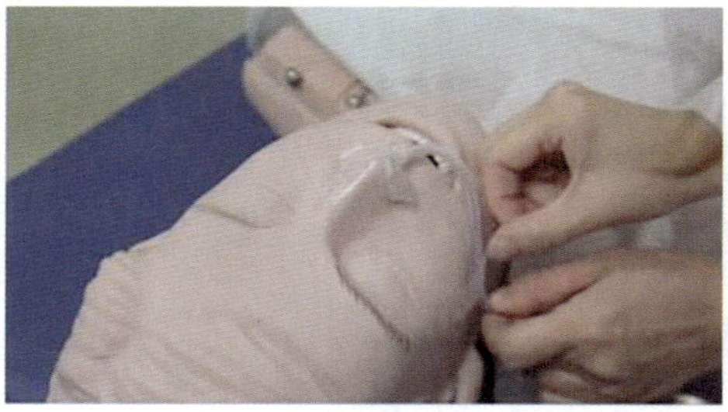

图 7-5　高举平台法固定胃管

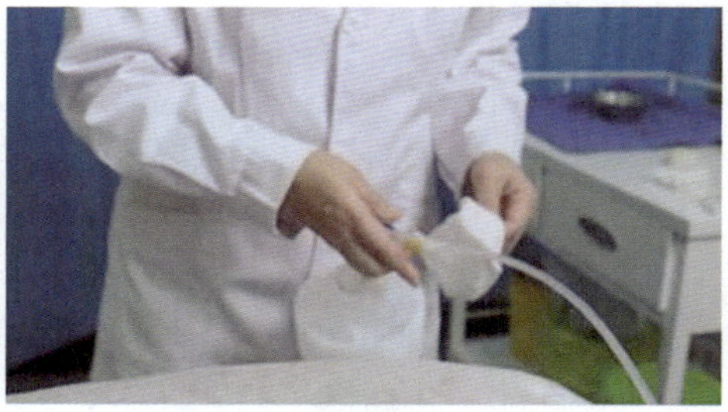

图 7-6　连接胃肠减压器

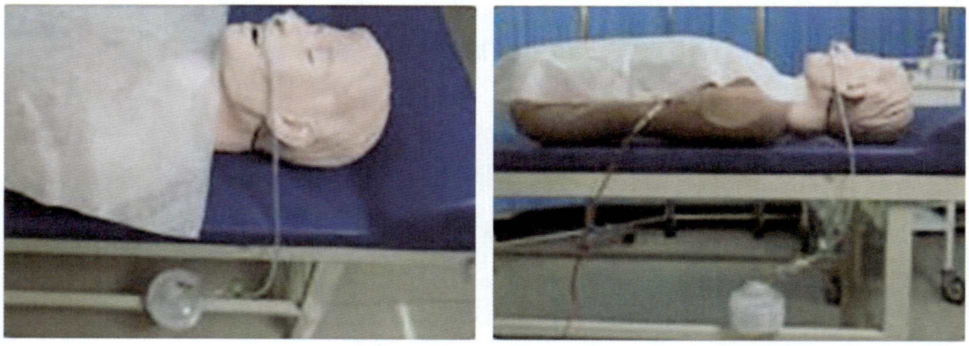

图 7-7　负压吸引器放置

【拔管】

当病情好转，不需要留置胃管时，应及时拔出，以减轻患者的不适。

1. 协助患者取舒适平卧位。

2. 戴一次性手套，将弯盘置于患者颌下，将吸引装置与减压管分离，夹闭减压管，将胃管末端反折，轻轻揭去固定的胶布。

3. 用纱布包裹近鼻腔处的胃管，嘱患者深呼吸，在患者吸气结束后屏气或呼气时拔管，边拔边用纱布擦胃管，到咽喉处快速拔出，将胃管盘绕在纱布中。

4. 胃管拔出后，将胃管放置于弯盘内。

5. 清洁患者口鼻、颊部，擦除胶布痕迹，协助患者漱口，取舒适体位。

6. 按要求进行垃圾分类，洗手。

拔管时，夹紧胃管末端，以免拔管时管内液体反流。

【注意事项】

1. 插管时动作应轻柔，避免损伤食管黏膜，尤其通过食管 3 个狭窄部位（环状软骨水平处、平气管分叉处、食管通过膈肌处）时。

2. 插管过程中患者出现呛咳、呼吸困难、发绀等提示误入气管，应立即拔出，休息片刻重新插入；如果插入不畅，切忌硬性插入，应检查胃管是否盘在口中，可将胃管拔出少许后再插入。

3. 注意保持胃管通畅，记录每日引流胃液的量和性质。长期鼻饲者，应每日进行口腔护理，定期更换胃管。

4. 用于鼻饲营养时，每次鼻饲前均需验证胃管位置正确，可用 50 ml 注射器连接胃管，先抽吸见有胃液抽出，注入少量温开水，再缓慢注入营养液或药物，鼻饲后用温开水冲洗胃管。鼻饲后 30 min 内不能翻身。

5. 用于胃肠减压时，将胃管远端接负压吸引装置。

6. 用于洗胃时，可接洗胃管或电动吸引器，洗胃时应反复灌洗，直至洗出液澄清无味为止。在洗胃过程中，如患者出现腹痛，流出血性灌洗液或出现休克症状时，应停止灌洗，及时进行止血及抗休克处理。

7. 如果胶布松动，应及时更换，防止胃管脱落。

8. 留置胃管期间应当加强患者的口腔护理。

【胃管置入相关知识】

胃管按材质通常分为橡胶胃管和硅胶胃管两种。

1. 橡胶胃管　耐用性和抗腐蚀性相对较差，使用寿命相对较短，质地较硬，对鼻咽部刺激性较大，一般胃肠道手术需留置胃管时间较短者，可选橡胶胃管。

2. 硅胶胃管　质地软，对鼻咽部刺激性小，危重及昏迷患者等需留置时间较长者，可选用硅胶胃管。

【问题与解答】

问题	解答
1. 胃管置入为什么要戴手套？	胃管置入前戴手套是为了保护医护人员和患者，减少感染和疾病传播
2. 胃管置入是清洁操作还是无菌操作？	胃管置入是一项清洁操作，在胃管置入前须严格遵守无菌操作原则，以降低感染的风险
3. 插管时清醒患者嘱其做吞咽动作的目的是什么？	吞咽动作可以帮助胃管迅速进入食管，避免误入气管，减轻患者不适

续表

问题	解答
4. 一旦胃管脱出怎么处理?	胃管要妥善固定，防止移位或脱出，特别是外科手术后胃肠减压，胃管一般置于胃肠吻合口的远端，一旦脱出，切勿再次插管，因插管时可能损伤吻合口而引发吻合口瘘

【并发症产生原因及处理】

并发症	原因及表现	预防及处理措施
1. 误入气管	患者因病情导致吞咽功能障碍、意识障碍，或在操作过程中不配合，导致胃管误入气管。表现：剧烈呛咳、呼吸困难、发绀等症状	操作前应积极争取患者合作，操作中注意观察患者反应，昏迷患者可用多种方法验证胃管位置
2. 胃食管反流及误吸	胃管留置时间过长可导致食管下段括约肌松弛，引起胃食管反流，同时，由于昏迷和颅脑损伤的患者多为仰卧位，不能吞咽唾液分泌物，易将反流的胃内容物误吸入呼吸道，引起肺部感染	对于胃食管反流者，可抬高床头，应用抑酸及促进胃动力药物。长期卧床患者，应积极排痰，发生吸入性肺炎者，可使用抗生素治疗
3. 鼻腔出血	插管时如一侧插管阻力过大，可考虑更换至对侧鼻腔，避免强行插入。插管动作粗暴或留置胃管时间过长可引起鼻腔出血，插管时应充分润滑胃管，动作轻柔	出血症状轻时可局部应用收缩血管药物，必要时可请耳鼻咽喉科协助处理。定期观察患者鼻腔情况，如有黏膜糜烂及时处理
4. 恶心、呕吐	鼻腔及咽喉部神经分支对刺激较敏感，置入胃管时患者常可出现流泪、恶心、呕吐及咳嗽等症状	给予1%丁卡因喷雾麻醉3～5 min后置管；在胃管拔除过程中速度过快、动作过猛也可引起反射性呕吐
5. 食管糜烂	长期留置胃管时，胃食管反流、胃管与食管黏膜的机械性摩擦等原因可导致食管黏膜损伤，甚至出现溃疡出血	可给予抑酸治疗，出现溃疡出血时应及时拔除胃管

胃管置入操作评分标准

项目	操作要点	分值	得分
准备（10分）	操作者准备 （1）仪表端庄，衣帽整洁，洗手，戴帽子、口罩 （2）了解患者病情、置管目的，观察鼻腔通气是否顺畅 （3）掌握胃管置入操作相关知识、并发症的诊断与处理	3	
	患者准备 （1）核对并评估：核对患者姓名、床号、住院号、年龄、医嘱内容等；了解患者病情、插管经历、意识状态、自理能力、配合程度等；评估患者鼻腔是否通畅，有无炎症及鼻中隔弯曲、息肉、既往手术史等；查看有无操作禁忌证 （2）向患者解释置入胃管的目的、操作过程中可能的风险 （3）告知患者需要配合的事项 （4）签署知情同意书	4	

续表

项目	操作要点	分值	得分
准备（10分）	物品准备 治疗车上层：（1）无菌鼻饲包（治疗碗、镊子、止血钳、纱布、弯盘、液状石蜡棉球） （2）一次性胃管包（液状石蜡、一次性手套） （3）其他　50 ml 注射器、一次性治疗巾、一次性压舌板、棉签、3M 胶带、听诊器、手电筒、胃管标识贴、无菌手套一副、温开水适量、手消毒液 （4）洗胃时准备洗胃管、量杯、盛水桶、电动吸引器，胃肠减压准备负压吸引器 治疗车下层：生活垃圾桶、医疗垃圾桶	3	
操作过程（80分）	体位：清醒者取半坐位或坐位；无法坐起者取右侧卧位；昏迷患者取去枕平卧位，头向后仰；中毒患者取左侧卧位或仰卧位，注意避免误吸	5	
	铺治疗巾于颌下，清洁鼻腔，确定剑突位置，并做好标志	5	
	打开鼻饲包，放置弯盘，戴手套	5	
	测量胃管预置入长度，润滑胃管前端	5	
	插胃管：左手持纱布托住胃管，右手持止血钳或镊子（可戴外科无菌手套）夹持胃管前端，经选定侧鼻孔轻轻插入。当胃管达咽喉部（14～16 cm）时，告知患者做吞咽动作，伴随吞咽动作逐步插入胃管（口述昏迷患者插胃管注意事项）	15	
	胃管置入过程中鼓励患者，使患者配合，插管顺利	5	
	确定胃管是否在胃内（只做一项，其余两项口述） （1）将胃管插入预定长度后，可用无菌注射器接于胃管末端回抽，若能抽出胃液，表明胃管已置入胃内 （2）将导管末端放于盛有生理盐水的治疗碗中，观察有无气泡逸出，如无气泡逸出，表示胃管未误入气管 （3）用无菌注射器注入 10～20 ml 空气于胃管内，将听诊器置于患者腹部，听到气过水音时，表明胃管已置于胃内	15	
	妥善固定　胃管用胶布固定于鼻翼及颊部（高举平台法）	5	
	操作完成后检查胃管有无弯曲、打折，贴留置胃管标识贴	5	
	整理用物，协助患者取舒适体位	5	
	操作完成后协助患者整理用物，摆放舒适体位，告知注意事项	5	
	用物分类处置，洗手，记录	5	
注意事项（10分）	插管过程中患者出现呛咳、呼吸困难、发绀等提示误入气管，应立即拔出，休息片刻重新插入；如果插入不畅，切忌硬性插入，应检查胃管是否盘在口中，可将胃管拔出少许后再插入	5	
	插管时动作应轻柔，避免损伤食管黏膜，尤其通过食管 3 个狭窄部位时，操作时强调是“咽”而不是“插”	5	
总分		100	

医学人文关怀评分标准

项目		分值
操作前	是否仪表端庄、衣帽整洁、自我介绍	5 4 3 2 1
	与患者及家属谈话时是否语音清晰、语言表述准确	5 4 3 2 1
	是否具备“急患者之所急、想患者之所想”的态度	5 4 3 2 1
	对患者及家属的疑虑是否解答到位	5 4 3 2 1
	是否签署知情同意书	5 4 3 2 1
	是否表达出对患者及家属的尊重	5 4 3 2 1
	操作前是否提示患者感觉不适或异常，需停止插管时，如何示意操作者	5 4 3 2 1
	物品准备是否齐全	5 4 3 2 1
	是否注意保护患者隐私，劝离无关人员等	5 4 3 2 1
操作中	评估患者情况是否仔细	5 4 3 2 1
	是否做好患者心理护理，解释到位	5 4 3 2 1
	是否协助患者取舒适体位	5 4 3 2 1
	是否充分润滑胃管前端	5 4 3 2 1
	插管时动作是否轻柔	5 4 3 2 1
	插管过程中是否观察患者的反应	5 4 3 2 1
操作后	插管结束后，是否及时告知患者	5 4 3 2 1
	插管后是否询问患者自我感受	5 4 3 2 1
	是否协助患者取舒适体位，整理用物	5 4 3 2 1
	是否告知患者胃管留置期间注意事项	5 4 3 2 1
	是否认真倾听患者主诉，密切观察病情变化	5 4 3 2 1
总分		

模块八　导尿术

模块八
数字资源

知识目标

能准确判断患者异常排尿的情况，掌握导尿术的适应证、禁忌证、并发症。

能力目标

1. 能正确流畅实施导尿术。
2. 能体现人文关怀，操作中尊重、关爱患者，保护患者隐私，确保患者安全舒适。
3. 能正确处理导尿术并发症。

导尿术（urethral catheterization）是指在严格无菌操作下，用导尿管经尿道插入膀胱引流尿液的方法。

留置导尿术（retention catheterization）是在导尿后，将导尿管保留在膀胱内引流尿液的方法。

【一次性导尿目的】

1. 治疗　解除尿潴留；为膀胱肿瘤患者进行膀胱化疗。
2. 诊断　留取未受污染的尿标本，进行尿液检查（尿常规、细菌培养等）；测量膀胱容量、压力及残余尿量；进行尿道或膀胱造影检查等。

【留置导尿目的】

1. 为危重患者监测尿量，以密切观察病情变化。
2. 为盆腔手术排空膀胱，避免术中误伤。
3. 恢复尿道损伤患者的尿道连续性。尿道、膀胱手术后留置导尿管，用于引流和冲洗，减小手术切口的张力，促进切口的愈合。
4. 为尿失禁或会阴部有伤口的患者引流尿液，保持会阴部清洁干燥。
5. 为尿失禁患者进行膀胱功能训练。

【适应证】

1. 尿潴留、尿失禁。
2. 留取未受污染的尿标本。
3. 监测危重患者尿量。

操作熟练并能够熟练规范处理操作过程中发生的意外情况。

导尿术是侵入性操作，如在操作过程导尿物品被污染或违反无菌操作原则，会导致患者发生医源性泌尿系统感染，因此导尿时，必须严格遵守无菌技术原则及操作规程。

尿潴留（urinary retention）是指尿液大量存留在膀胱内，而不能自主排出。尿潴留时，膀胱容量可增至3000～4000 ml，膀胱高度膨隆，可至脐部，患者主诉：下腹胀痛，排尿困难。查体可见：耻骨上膨隆，扪及囊样包块，叩诊呈实音，有压痛。

★ **问题1**

发生尿潴留时，导尿术是否为首选的治疗方法？

★ **人文关怀**

尿失禁会给患者造成心理压力，感觉丧失自尊，精神苦闷。医务人员应尊重和理解患者，给予安慰和鼓励，帮助其树立恢复健康的信心，积极配合治疗。

4. 腹部及盆腔手术前准备。
5. 尿流动力学检查，测量膀胱容量、压力及残余尿量。
6. 尿道、膀胱造影检查。
7. 膀胱内灌注药物治疗。
8. 膀胱、尿道损伤或手术。

【禁忌证】

1. 尿道狭窄及先天性畸形无法留置导尿管。
2. 急性下尿路感染。
3. 相对禁忌证为女性月经期及严重的全身出血性疾病。

【并发症】

1. 尿路感染。
2. 导尿管阻塞。
3. 尿道损伤。
4. 气囊破裂致膀胱异物。
5. 拔管困难。
6. 虚脱或血尿。

【操作前准备】

1. 核对、评估和解释

（1）核对患者姓名、床号及腕带信息。

（2）评估患者病情、临床诊断及导尿目的；评估患者外阴部皮肤黏膜情况及洁净度；如为尿潴留患者，评估膀胱充盈度；了解患者的意识（清醒、嗜睡或昏迷）、生命体征、心理状态等；判断患者的合作理解程度。

（3）向患者及家属解释导尿术的目的、方法、配合要点和注意事项。

2. 患者准备

（1）患者和家属理解导尿的目的和意义，明白导尿过程中的配合要点及注意事项。

（2）嘱患者清洁外阴，做好导尿前的准备，若患者无自理能力，操作者应协助其进行外阴清洁。

3. 操作者准备　着装规范、整洁，洗手，戴好帽子和口罩。

4. 物品准备

（1）治疗车上层

1）一次性无菌导尿包（规格型号合适，在有效期内且密闭性完好），快速手消毒液（在有效期内），一次性垫巾，标识贴，根据需要准备浴巾。

2）一次性无菌导尿包：包括初步消毒用物和导尿用物。

①初步消毒用物：消毒盘 1 个，消毒镊子 1 把，纱布 1 块，消毒棉球 1 袋，无菌手套 1 只。

②导尿用物：托盘 1 个，消毒盘 1 个，消毒镊子 1 把，插管镊子 1 把，导尿管 1 根，10 ml 注射器 1 支（含注射用水），消毒棉球 1 袋，润滑棉球 1 袋，集尿袋 1 个，标本瓶 1 个，纱布 1 块，孔巾 1 条，手套 1 副。

★ 人文关怀

用通俗易懂的语言与患者和家属沟通，建立相互信任的医患关系，及时发现患者心理问题，安慰患者，耐心解释，消除患者焦虑和紧张的情绪，取得配合。

根据导尿目的选择导尿管：

1. 单腔导尿管用于一次性导尿。

2. 双腔导尿管用于留置导尿。

3. 三腔导尿管用于膀胱冲洗或向膀胱内用药。

根据患者情况选择导尿管型号：

1. 成年女性一般选 F12～16 导尿管。

2. 成年男性一般选 F14～18 导尿管。

3. 小儿宜选用 F6～10 导尿管。

4. 重度血尿时，需要使用 F20～24 的三腔导尿管进行膀胱持续冲洗。

（2）治疗车下层 生活垃圾桶，医疗垃圾桶。

（3）其他 根据需要准备屏风和便器。

5. 环境准备

（1）病房安静整洁，光线充足，温、湿度适宜。

（2）关好门窗，用屏风或围帘遮挡患者。

（3）请病室内无关人员回避。

★ 人文关怀

做好环境准备，为患者创造安静舒适的诊疗环境，为患者保暖，保护隐私。

【操作步骤】

1. 核对 携用物至患者床旁，再次核对患者姓名、床号及腕带信息，告知患者接下来要进行导尿术操作，取得其配合。

严格执行查对制度，向患者做好解释、沟通工作。

2. 体位

（1）操作者站在患者右侧，松开床尾盖被，协助患者脱去对侧裤腿，盖在近侧腿部，对侧腿用盖被遮盖保暖。协助患者取屈膝仰卧位，两腿略外展，暴露外阴（图 8-1）。

★ 人文关怀

减少暴露区域，防止患者着凉。如患者因病情不能配合，可协助其维持适当姿势完成导尿操作。

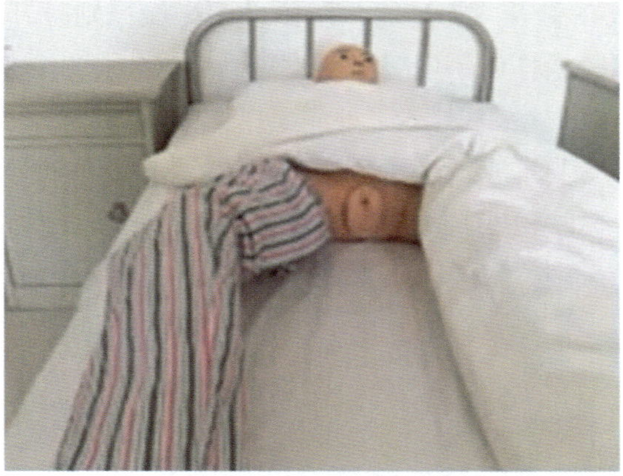

图 8-1 导尿术患者体位

（2）患者臀下垫一次性垫巾。

（3）消毒双手。

3. 根据男、女患者尿道解剖特点，完成消毒、导尿。

导尿时为避免泌尿系统感染和尿道黏膜损伤，操作者应掌握女性和男性尿道的解剖特点。女性尿道长 3 ~ 5 cm，特点是短、直、粗，女性尿道外口靠近阴道口和肛门，易发生尿路感染。成年男性尿道长 18 ~ 20 cm，有耻骨下弯和耻骨前弯两个生理弯曲，耻骨前弯可随阴茎位置不同而发生变化，如将阴茎上提与腹壁呈 60° 角，耻骨前弯即可消失，有助于插管。男性尿道还有尿道外口、尿道膜部和尿道内口 3 个狭窄，插管时应动作轻柔，勿用力过大而导致尿道黏膜损伤。

（1）女患者导尿术

1）初步外阴消毒：在治疗车上打开一次性无菌导尿包，取出初步消毒用物，放于患者两腿之间。操作者左手戴无菌手套，打开消毒棉球袋，将消毒棉球倒入消毒盘内远离外阴一侧。右手持镊子夹取消毒棉球，由上向下依次消毒

★ 人文关怀

告知患者要进行外阴消毒，让患者有心理准，如有任何不适，请及时沟通。

初步外阴消毒顺序：由外向内，由上向下。

消毒过程中，嘱患者勿动肢体，避免污染消毒区域。

消毒尿道口时，应动作轻柔且停留片刻，使消毒液与尿道口黏膜充分接触，达到消毒目的。

阴阜、对侧大阴唇、近侧大阴唇，左手持纱布分开大阴唇，暴露小阴唇和尿道口，消毒对侧小阴唇、近侧小阴唇，消毒尿道口至肛门。用过的棉球，放于消毒盘内靠近外阴一侧，每一个棉球只能用一次。消毒完毕，脱下手套放入消毒盘内，将初步外阴消毒用物移至治疗车下层（图 7-2）。

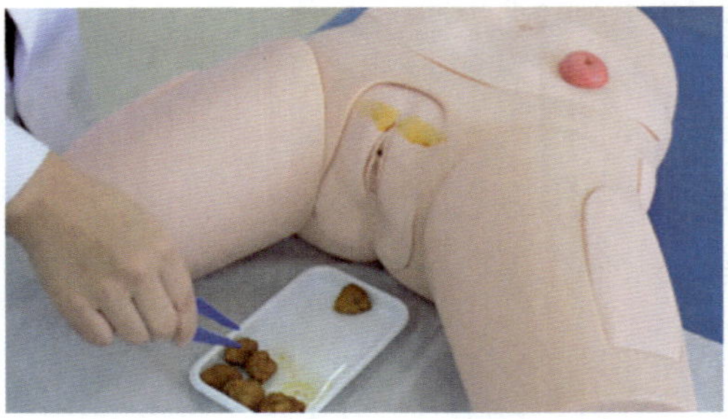

图 8-2　初步外阴消毒

2）消毒双手，打开导尿包

①将导尿包放在患者两腿之间，按照无菌操作原则打开（打开导尿包时，为避免跨越无菌区，操作者手应接触治疗巾外侧，先打开对侧，再打开操作者一侧）。

②按无菌操作原则，戴无菌手套，铺孔巾。孔巾开口处对准患者外，阴处铺好后，应显露会阴部并遮盖肛门，并与导尿包内侧形成连续的无菌区（图 8-3）。

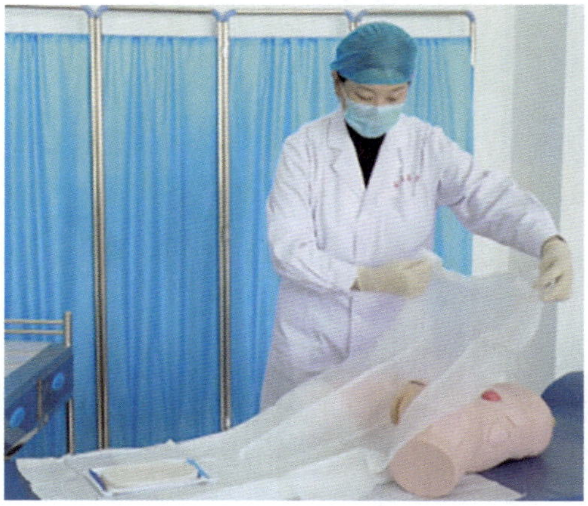

图 8-3　铺孔巾

铺孔巾避免跨越无菌区

★ 人文关怀

告知患者要进行再次外阴消毒，让患者有心理准备。

再次消毒顺序：内→外→内，由上向下，最后一个棉球，只消毒尿道口，需在尿道口停留片刻，使消毒液的消毒效果得到充分发挥。

③准备再次外阴消毒用物，包括：消毒盘、消毒棉球、消毒镊子，将棉球倒入消毒盘内远离外阴一侧（图 8-4）。

④准备导尿用物。取出导尿管并向气囊注水（图 8-5），检查是否渗漏，抽空气囊，根据需要连接导尿管与集尿袋，润滑导尿管前段，将导尿管与集尿袋放于托盘内。

⑤再次外阴消毒。操作者左手持纱布分开并固定大阴唇，暴露小阴唇和尿道口，右手持消毒镊子，夹取消毒棉球依次消毒尿道口、对侧小阴唇、近侧小阴唇，最后一个消毒棉球在尿道口加强消毒，每个棉球只能用一次。

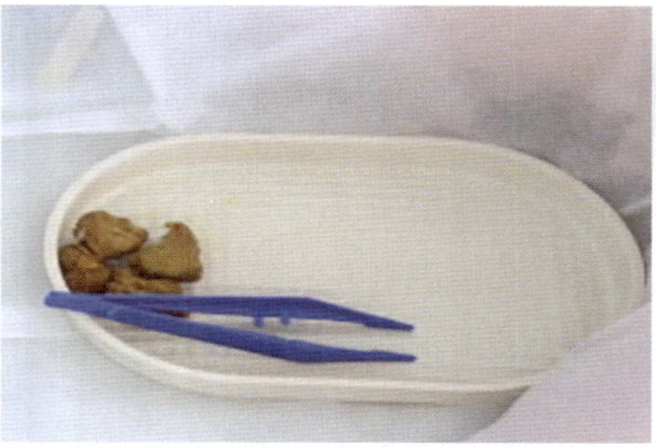

图 8-4　再次外阴消毒用物

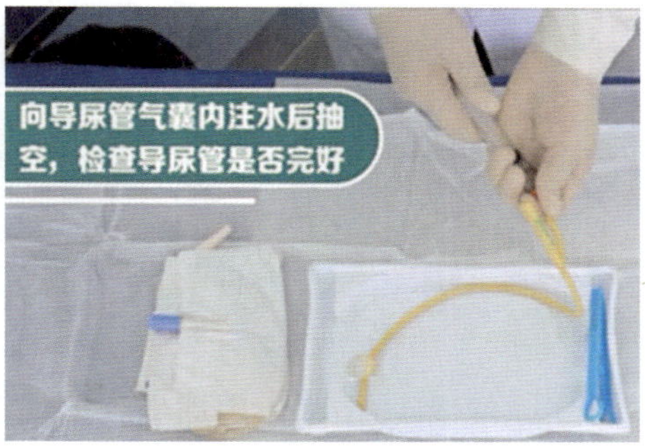

图 8-5　向气囊注水

3）根据女性患者导尿目的完成导尿。

①一次性导尿：再次外阴消毒后，左手持纱布保持分开大阴唇，暴露尿道口，右手持插管镊子，夹住导尿管前端对准尿道口，轻轻插入尿道至有尿液流出，再插入 5 ~ 7 cm，将尿液引流到集尿袋内。如需做尿培养，弃去前段尿，用无菌标本瓶接取中段尿 5 ml，盖好瓶盖，稳妥放置，操作结束后尿标本贴标签及时送检。对于膀胱高度膨胀且极度虚弱的患者，第一次放尿不得超过 1000 ml，否则易发生虚脱和血尿。导尿完毕，轻轻拔出导尿管，撤下孔巾，擦净外阴。

②留置导尿：再次外阴消毒后，左手持纱布保持分开大阴唇，暴露尿道口，右手持插管镊子，夹住导尿管对准尿道口，轻轻插入尿道至有尿液流出，再插入 5 ~ 7 cm，确保气囊进入膀胱，插入约导尿管总长度的 50%，将尿液引流到集尿袋内。左手下移固定导尿管，用注射器向气囊内注入液体（导尿管上标注的气囊容积），轻拉导尿管有阻力感，即证明导尿管固定于膀胱内。撤去孔巾，擦净外阴，集尿袋用安全别针妥善固定于床旁低于膀胱的位置（图 8-6）。填写导尿管留置时间的标识贴，粘贴于导尿管上，在集尿袋上注明操作日期和时间。

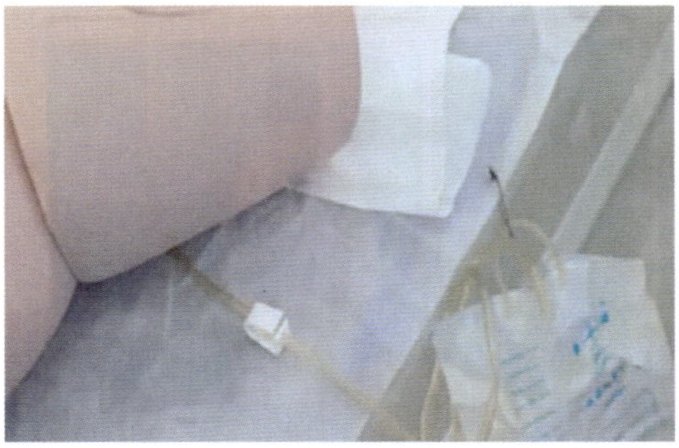

图 8-6　集尿袋固定

（2）男患者导尿术

1）初步外阴消毒

①在治疗车上打开导尿包，取出初步外阴消毒用物，放于患者两腿之间。操作者左手戴无菌手套，右手持镊子夹取消毒棉球，依次消毒阴阜、阴茎及阴

★ 人文关怀

告知患者要进行插管操作了，嘱患者缓慢深呼吸放松，深呼吸可使患者尿道括约肌松弛，便于导尿管插入。

插管时要找准尿道口的位置，避免误插入阴道。插管时要动作轻柔，避免损伤尿道黏膜。

★ 问题 2

老年女性尿道口回缩，插导尿管时应注意什么？

★ 问题 3

为女性患者插管时，如果导尿管误入阴道，应该如何处理？

★ 问题 4

为什么对于膀胱高度膨胀且极度虚弱的患者，首次放尿量过多会发生虚脱、血尿？

集尿袋固定的位置应低于膀胱高度，避免尿液反流造成泌尿系统感染。

★ 人文关怀

告知患者要进行外阴消毒，让患者有心理准，如有任何不适，请及时沟通。

从阴茎根部向尿道口消毒，包皮和冠状沟容易藏纳污垢，应仔细消毒，避免感染。

囊，左手用无菌纱布裹住阴茎，将包皮后推暴露尿道口，自尿道口向外、向后旋转擦拭尿道口、龟头及冠状沟，每个棉球只能用一次。脱下手套放入消毒盘内，将初步外阴消毒用物移至治疗车下层。

2）消毒双手，打开导尿包

①将导尿包放在患者两腿之间，按照无菌操作原则打开。

②按无菌操作原则，戴无菌手套，铺孔巾，孔巾铺好后，应显露会阴部并遮盖肛门，并与治疗巾内侧形成连续的无菌区。

③准备再次外阴消毒用物，包括：消毒盘、消毒棉球、消毒镊子，将消毒棉球倒入消毒盘内远离外阴一侧。

④准备导尿用物。取出导尿管并向气囊注水，检查是否渗漏，抽空气囊，润滑导尿管，根据需要连接导尿管与集尿袋。

★ 人文关怀

告知患者要进行再次外阴消毒，让患者有心理准备。

⑤再次外阴消毒。左手用无菌纱布包裹阴茎，将包皮后推暴露尿道口，右手持消毒镊子夹取消毒棉球，依次消毒尿道口、龟头及冠状沟。每个棉球只能用一次，避免消毒过的区域被污染。

3）根据男性患者导尿目的完成导尿。

阴茎与腹壁呈 60°角，可使耻骨前弯变直，有助于顺利插管。

男性尿道较长且有 3 个狭窄部位，插管时略有阻力。感觉有阻力时，可稍停片刻，嘱患者张口缓慢深呼吸，再缓慢插入导管。插管过程应动作轻柔，切勿用力操作，避免损伤尿道黏膜。

①一次性导尿：再次外阴消毒后，左手保持用无菌纱布包裹固定阴茎并提起，使阴茎与腹壁呈 60°，嘱患者缓慢深呼吸，同时右手用插管镊子夹住导尿管前端，对准尿道口，轻轻插入尿道至导尿管 Y 形分叉处，将尿液引流到集尿袋内（图 8-7）。如需做尿培养，弃去前段尿，用无菌标本瓶接取中段尿 5 ml，盖好瓶盖，稳妥放置，操作结束后尿标本贴标签及时送检。导尿完毕，轻轻拔出导尿管，撤下孔巾，擦净外阴，将包皮复位，避免发生龟头水肿。

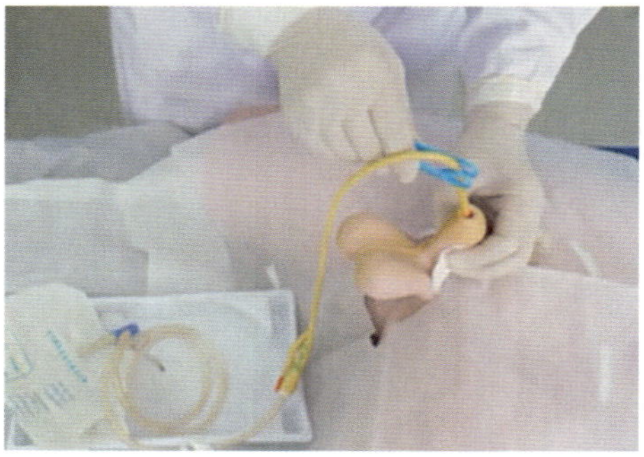

图 8-7　男患者插导尿管

★ 问题 5

与导尿相关的尿路感染方式是什么？

②留置导尿：再次外阴消毒后，左手保持用无菌纱布包裹固定阴茎，提起阴茎使其与腹壁呈 60°，嘱患者缓慢深呼吸，右手持插管镊子，夹住导尿管对准尿道口，轻轻插入尿道至导尿管 Y 形分叉处，将尿液引流到集尿袋内。左手下移固定导尿管，用注射器向气囊内注入液体，（导尿管上标注的气囊容积），轻拉导尿管有阻力感，即证明导尿管固定于膀胱内。夹闭导尿管，撤去孔巾，擦净外阴，将包皮复位，避免发生龟头水肿，集尿袋用安全别针妥善固定于床旁低于膀胱的位置。填写导尿管安置时间的标识签，粘贴于导尿管上，在集尿袋上注明操作日期和时间。

4. 操作后处理

（1）撤去导尿用物和一次性垫巾，脱掉手套。

（2）协助患者穿好衣物，取舒适体位，整理好床单位。

（3）洗手，记录导尿操作的时间、导出的尿量、患者的病情及操作后反应。

5. 留置导尿拔管 操作者应每日评估留置导尿管的必要性，控制留置导尿管的时间，不需要时应尽早拔管，尽量缩短留置导尿管的时间。拔管时，操作者用注射器将导尿管气囊内液体完全抽吸干净，夹闭导尿管，嘱患者深呼吸，轻轻拔出导尿管。

导尿用物做好医疗废弃物分类处理。

★ 人文关怀

告知患者导尿管放置完毕，询问其是否有不适反应，耐心解答患者提出的问题。向患者交代注意事项，如：避免过度牵拉导尿管，防止导尿管打折、脱出。询问患者需求，酌情开窗通风，拉开围帘或撤去屏风。

【注意事项】

1. 操作者要遵守职业规范和树立责任意识，认真执行查对制度。

2. 导尿术是侵入性操作，容易引起医源性感染，在操作过程中要严格执行无菌技术操作原则。

3. 导尿过程中会因操作不当，让患者感到不适或造成膀胱和尿道黏膜损伤。操作者应熟知男、女患者尿道的解剖特点，规范进行导尿操作，在操作中做到尊重、关心和体谅患者。

4. 对留置导尿患者的操作与指导

（1）尿道口清洁：留置导尿期间每日 1～2 次对尿道口进行消毒。女性患者用消毒棉球擦拭尿道口及外阴，男性患者用消毒棉球擦拭尿道口、龟头及包皮。

（2）使导尿管与集尿袋保持密闭引流环境，集尿袋的高度应始终低于膀胱，保证导尿管引流通畅，避免扭曲和过度牵拉。

（3）在病情允许的情况下，留置导尿的患者应摄入足够的水分和进行适当的活动，保证每天尿量在 2000 ml 以上（包括口服和静脉输液），起到冲洗尿道的作用，减少尿道感染并预防尿结石形成。

（4）对于留置导尿的患者操作者应及时观察并排空集尿袋内尿液，并记录尿量。通常每周更换集尿袋 1～2 次。

（5）根据导尿管的材质决定导尿管的更换频率。

（6）对长期留置导尿管的患者，应训练膀胱反射功能，指导其进行盆底肌收缩运动，促进膀胱功能恢复。

不同材质导尿管的特点：

1. 乳胶导尿管，常会引起患者不适，易引发尿道炎症或结痂（因乳胶与尿液长期接触可能发生材质老化），常用于短期留置导尿（数天至 1 周）。

2. 100% 硅胶制作导尿管，对组织刺激小，舒适性好，不易过敏、结痂，可用于预期留置导尿管超过 2 周的患者。

3. 水凝胶涂层导尿管，柔软且具有高度生物相容性，可减少摩擦和尿道刺激，适合中长期（2～4 周）留置导尿的患者。

【问题与解答】

问题	解答
1. 发生尿潴留时，导尿术是否为首选的治疗方法？	导尿术是侵入性操作，有医源性感染和膀胱、尿道黏膜损伤的风险。因此，如果患者发生了尿潴留，在患者病情允许的情况下，应该先选择以下方式给予处理： 1. 为患者提供隐蔽的排尿环境，如关闭门窗，屏风遮挡，无关人员回避 2. 协助卧床患者取有利于排尿的体位 3. 利用条件反射诱导排尿，如听流水声，或用温水冲洗会阴 4. 进行局部热敷、按摩，使肌肉放松，促进排尿 5. 加强与患者沟通，及时发现其心理问题，安慰患者，解除顾虑，缓解其焦虑、紧张的情绪

盆底肌收缩运动具体方法：患者取立位、坐位或卧位，做排尿（排便）动作，让患者先慢慢收紧盆底肌肉，再慢慢放松，每次 10 s 左右，连续 10 次，每日进行数次，以不觉疲累为宜。

续表

问题	解答
2. 老年女性尿道口回缩，插导尿管时应注意什么？	老年女性由于会阴肌肉松弛，导致尿道口回缩，看不清楚尿道口，此时可以把两个手指插入阴道探查前壁，协助寻找尿道口，只有正确辨认尿道口后才可插入导管，以免误入阴道
3. 为女性患者插管时，如果导尿管误入阴道，应该如何处理？	为女性患者插导尿管时，如果导尿管误入阴道，应更换新的无菌导尿管重新插入
4. 为什么对于膀胱高度膨胀且极度虚弱的患者，首次放尿量过多会发生虚脱、血尿？	对于膀胱高度膨胀且极度虚弱的患者，大量放尿可使腹腔内压力急剧下降，血液大量滞留在腹腔内，导致血压下降而虚脱；膀胱内压突然降低，可导致膀胱黏膜急剧充血、出血，发生血尿
5. 与导尿相关的尿路感染方式是什么？	主要为逆行性的尿路感染，即病原菌从下尿道逆行向上引发的感染

【并发症产生原因及处理】

并发症	原因及表现	预防及处理措施
1. 尿路感染	1. 患者的年龄、性别、基础疾病、免疫力和其他健康状况 2. 导尿管置入方法、留置时间、留置期间护理质量和抗菌药物的临床使用等	预防： 1. 置管前严格按照留置导尿的适应证，认真检查一次性导尿包的无菌性 2. 置管过程中严格遵守无菌操作原则 3. 留置尿管期间保持尿液引流通畅，集尿袋高度始终低于膀胱 4. 留置导尿期间做好尿道口护理，按要求定期更换导尿管和集尿袋 5. 留置导尿期间，在病情允许的情况下，鼓励患者多喝水，以达到自然冲洗尿路的目的 治疗： 若患者已出现尿路感染，应及时更换导尿管，并留取尿液，进行微生物病原学检查，必要时给予抗生素治疗
2. 导尿管阻塞	导尿管被血块或尿结晶沉渣阻塞，导致引流不畅	密切观察尿液引流情况，必要时请泌尿外科会诊
3. 尿道损伤	1. 选择导尿管的型号过大 2. 导尿管突然被外力牵拉（如翻身） 3. 尿管气囊卡在膀胱与尿道交界处，气囊压迫导致膀胱壁或尿道黏膜损伤	1. 根据患者与病情选择合适型号的导尿管，并在插管过程中动作轻柔 2. 操作者应妥善固定导尿管，并告知患者在导尿管留置期间，避免用力牵拉导尿管
4. 气囊破裂致膀胱异物	1. 导尿管气囊内注入过多液体、压力过大 2. 导尿管自身问题导致	操作过程中认真检查导尿管气囊是否完好，严格按照导尿管上注明的气囊容积向气囊注入无菌液体
5. 拔管困难	导尿管气囊内的液体未完全抽出	按照导尿管上注明的气囊容积，将气囊内的液体完全抽吸干净，必要时进行超声检查
6. 虚脱或血尿	一次性大量放尿，可导致腹压突然下降，大量血液进入腹腔血管，导致血压下降，患者出现虚脱；膀胱突然压力减小，引起的膀胱通透性增加，黏膜充血、出血，发生血尿	对于极度虚弱，并且膀胱过度充盈的患者，应缓慢放尿，且一次性放尿不能超过 1000 ml

女患者导尿术评分标准

项目	操作要点	分值	得分
准备（17 分）	仪表规范，着装符合要求，七步洗手法，洗手，戴帽子、口罩	2	
	核对患者信息。询问、了解患者的身体状况、膀胱充盈度及局部皮肤情况。向患者解释导尿的目的、注意事项，取得患者的配合	5	
	用物准备：一次性无菌导尿包、快速手消毒液、一次性垫巾、标识贴。生活垃圾桶、医疗垃圾桶。根据需要准备屏风、便器	10	
操作过程（68 分）	携用物至患者床旁，再次核对患者信息，解释导尿目的，关闭门窗，屏风遮挡，请无关人员回避	2	
	松开患者床尾盖被，脱去对侧裤腿盖在近侧腿上，对侧腿用盖被遮盖保暖	2	
	协助患者取屈膝仰卧位，两腿略外展，暴露外阴	2	
	铺一次性垫巾于患者臀下，消毒双手	4	
	初步消毒外阴：在治疗车上打开导尿包的外包装，取出初步消毒用物，放于患者两腿之间，左手戴无菌手套，右手持镊子夹消毒棉球，依次消毒：阴阜→大阴唇→小阴唇→尿道口、肛门。由上向下，由外向内，每个棉球只用 1 次	10	
	初步外阴消毒完毕，脱下手套放入消毒盘内，将消毒用物移至治疗车下层	2	
	消毒双手，按无菌要求于患者的两腿之间打开导尿包	4	
	规范戴无菌手套，铺孔巾，使孔巾和导尿包内层形成连续无菌区	4	
	准备再次外阴消毒用物：消毒盘、消毒棉球袋、消毒镊子。打开消毒棉球袋，将消毒棉球放于消毒盘中	2	
	用注射器检查导尿管前端气囊是否漏气	2	
	连接导尿管与集尿袋，润滑导尿管前段，将导尿管与集尿袋放于托盘内	2	
	再次外阴消毒：左手用无菌纱布分开并固定小阴唇，右手用镊子夹棉球自上而下，依次消毒：尿道口→小阴唇→尿道口，每个棉球只能用一次，消毒后左手仍固定小阴唇不动	10	
	右手用插管镊子夹持导尿管，对准尿道口插入尿道，见尿液流出后再插入 5 ~ 7 cm（确保气囊进入膀胱，插入约导尿管总长度的 50%）	4	
	如为一次性导尿，对于膀胱高度膨胀且极度虚弱的患者，首次放尿量≤ 1000 ml。如需做尿培养，弃去前段尿，接取中段尿 5 ml。一次性导尿后拔除尿管，撤去孔巾。 如需留置导尿管，则向气囊内注入导尿管上标注的气囊容积后，轻拉导尿管有阻力感，撤去孔巾，用安全别针将集尿袋妥善地固定在床旁低于膀胱的高度	10	
	留置导尿需填写标识签，并粘贴于导尿管上，在集尿袋上注明日期、时间	2	
	撤去导尿用物和一次性垫巾，脱掉手套。医疗垃圾分类处理	2	
	协助患者穿好衣物，取舒适体位，整理床单位。向患者交代注意事项（如防止导尿管牵拉、打折、脱出，足够的水分摄入）	2	
	消毒双手，记录导尿操作的时间、导出的尿量、患者的病情及操作后反应。及时送检标本	2	
注意事项（15 分）	操作规范、熟练	5	
	无菌观念强，全程无污染	5	
	人文关怀	5	
总分		100	

男患者导尿术评分标准

项目	内 容	分值	得分
操作前准备（17分）	仪表规范，着装要求，按七步洗手法洗手，戴帽子、口罩	2	
	核对患者信息。询问、了解患者的身体状况、膀胱充盈度及局部皮肤情况。向患者解释导尿的目的、注意事项，取得患者的配合	5	
	用物准备：一次性无菌导尿包、快速手消毒液、一次性垫巾、标识贴、生活垃圾桶、医疗垃圾桶。根据需要准备屏风、便器	10	
操作过程（68分）	携用物至患者床旁，再次核对患者信息，解释导尿目的，关闭门窗，屏风遮挡，请无关人员回避	2	
	松开患者床尾盖被，脱去对侧裤腿盖在近侧腿上，对侧腿用盖被遮盖保暖	2	
	协助患者取屈膝仰卧位，两腿略外展，暴露外阴	2	
	铺一次性垫巾于患者臀下，消毒双手	4	
	初步消毒外阴：在治疗车上打开导尿包，将外包布置于床尾。取出初步外阴消毒用物，放于患者两腿之间，左手戴无菌手套，右手持镊子夹消毒棉球，依次消毒：阴阜、阴茎及阴囊，左手用无菌纱布裹住阴茎，将包皮后推暴露尿道口，自尿道口向外向后旋转擦拭尿道口、龟头及冠状沟，每个棉球只能用一次	10	
	初步外阴消毒完毕，脱下手套放入消毒盘内，将消毒用物移至床尾外包装处	2	
	消毒双手，按无菌要求于患者的两腿之间打开导尿包	4	
	规范戴无菌手套，铺孔巾，使孔巾和导尿包内层形成连续无菌区	4	
	准备再次外阴消毒用物：消毒盘、消毒棉球袋、消毒镊子。打开消毒棉球袋，将消毒棉球放于消毒盘中	2	
	用注射器检查导尿管前端气囊是否漏气	2	
	连接导尿管与集尿袋，润滑导尿管前段，将导尿管与集尿袋放于托盘内	2	
	再次外阴消毒：左手用纱布包裹阴茎，后推包皮暴露尿道口，右手持消毒镊子夹取消毒棉球依次消毒：尿道口、龟头及冠状沟。每个棉球只能用一次，消毒后左手用无菌纱布包裹，固定阴茎不动	10	
	提起阴茎使其与腹壁呈60°，右手用插管镊子夹持尿管，对准尿道口插入尿道至导尿管Y形处（确保气囊进入膀胱）	4	
	如为一次性导尿，对于膀胱高度膨胀且极度虚弱的患者，首次放尿量≤1000 ml。如需做尿培养，弃去前段尿，接取中段尿5 ml。一次性导尿后拔除尿管，撤去孔巾。 如需留置导尿管，则向气囊内注入导尿管上标注的气囊容积后，轻拉导尿管有阻力感，撤去孔巾，用安全别针将集尿袋妥善地固定在床旁低于膀胱的高度	10	
	留置导尿需填写标识签，并粘贴于导尿管上，在集尿袋上注明日期、时间	2	
	撤去导尿用物和一次性垫巾，脱掉手套。医疗垃圾分类处理	2	
	协助患者穿好衣物，取舒适体位，整理床单位。向患者交代注意事项（如防止导尿管牵拉、打折、脱出，足够的水分摄入）	2	
	消毒双手，记录导尿操作的时间、导出的尿量、患者的病情及操作后反应。及时送检标本	2	
注意事项（15分）	操作规范、熟练	5	
	无菌观念强，全程无污染	5	
	人文关怀	5	
总分		100	

医学人文关怀评价标准

项目		分值
操作前	是否着装规范、衣帽整洁、自我介绍	5 4 3 2 1
	与患者及家属谈话时语音是否清晰，语气是否得体，语言表述是否准确，肢体语言使用是否良好	5 4 3 2 1
	是否表达出对患者及家属的尊重	5 4 3 2 1
	对患者及家属的疑虑是否解答到位	5 4 3 2 1
	是否根据病情需要签署导尿知情同意书	5 4 3 2 1
	操作前是否提示患者，操作过程中如感觉不适或异常，需及时与操作者沟通	5 4 3 2 1
	是否对患者自行清洗外阴的能力进行评估，并根据情况给予帮助	5 4 3 2 1
	操作物品准备是否齐全	5 4 3 2 1
	是否注意为患者保暖，保护患者隐私，请无关人员回避等	5 4 3 2 1
操作中	是否协助患者摆放操作体位	5 4 3 2 1
	初次外阴消毒前是否提前告知患者做好准备	5 4 3 2 1
	消毒后是否告知患者尽量不要活动肢体，避免消毒区域被污染	5 4 3 2 1
	再次外阴消毒前是否提前告知患者做好准备	5 4 3 2 1
	插管前是否提前告知患者，提示患者做缓慢深呼吸	5 4 3 2 1
	插管时是否询问患者感受	5 4 3 2 1
操作后	插管后，是否及时告知患者	5 4 3 2 1
	插管后是否询问患者自我感受	5 4 3 2 1
	是否妥善固定集尿袋，并告知患者留置导尿期间的注意事项，如导尿管避免用力牵拉，保持引流通畅，集尿袋内尿液及时排出，集尿袋高度要始终低于膀胱	5 4 3 2 1
	是否协助患者穿好衣物，帮助取舒适卧位	5 4 3 2 1
	是否进行留置导尿术后指导：病情允许的情况下，鼓励患者每日摄入 2000 ml 以上水分。指导患者进行膀胱反射训练和盆底肌收缩运动	5 4 3 2 1
总分		

模块九　穿脱隔离衣

模块九
数字资源

知识目标

1. 掌握穿脱隔离衣的目的和意义。
2. 掌握穿脱隔离衣的方法和注意事项。
3. 了解隔离的概念、种类和适用范围以及隔离区的划分。

能够在规定时间内完成穿脱隔离衣和规范的手臂消毒。

能够熟练处理突发事件（如隔离衣被溅湿）。

能力目标

1. 能够正确穿脱隔离衣并进行手臂消毒，在操作过程中能够注意个人防护和环境防护。
2. 能够掌握穿脱隔离衣的要点，并指导他人正确穿脱隔离衣。
3. 尊重患者、关心患者，能够和患者（或家属）进行有效的沟通。

隔离衣是用于保护医务人员免受血液、体液和其他感染性物质污染，或用于保护患者避免交叉感染的防护用品。

【目的】

保护医护人员和患者，避免混合感染或交叉感染。

【适应证】

1. 医护人员防护　接触传染性疾病患者时，以及患者血液、体液、分泌物或排泄物可能喷溅时。

2. 患者防护　用于实施保护性隔离（如大面积烧伤、骨髓移植、白血病和免疫缺陷等）患者的诊疗、护理时。

【禁忌证】

无明确禁忌。

【操作前准备】

★ 人文关怀

与患者或家属进行有效沟通，消除患者顾虑，以防出现恐惧或自卑心理，使其遵守隔离原则，取得配合。

1. 操作者准备

（1）评估患者病情：了解病史、确定患者符合适应证及治疗情况。确定患者意识状态及心理状态。

（2）知情同意：向患者或家属详细说明穿隔离衣的目的及意义，得到患者同意。

（3）穿工作服、戴好帽子和口罩，修剪指甲，取下手部及腕部饰物，卷袖过肘（冬季卷过前臂中部即可）。清洗双手。

2. 物品准备

隔离衣、衣架（衣钩）、衣夹、手臂消毒用物、医用外科口罩、医用帽和医疗垃圾桶。

3. 环境准备 室内清洁、干净、宽敞。

【操作步骤】

1. 穿隔离衣

（1）取衣 手持衣领，从衣夹上取下隔离衣。内侧面（即清洁面）朝向自己。

（2）暴露袖口 将衣领两端朝外，向衣领中间呈 S 形折叠（图 9-1），对齐肩缝，暴露肩袖内口。

（3）穿衣袖 一只手持衣领向上拉，另一只手伸入衣袖内，并向上抖，使手露出来；依法穿好另一只衣袖。两手同时向上抖，使衣袖尽可能超过前臂中段（图 9-2）。

1. 确保隔离衣大小合适，能够全部遮盖工作服，而且没有破损。

2. 明确隔离衣内侧面（即清洁面）和外侧面（即污染面）。

确保衣袖外侧面未触及面部、衣领及工作帽等。

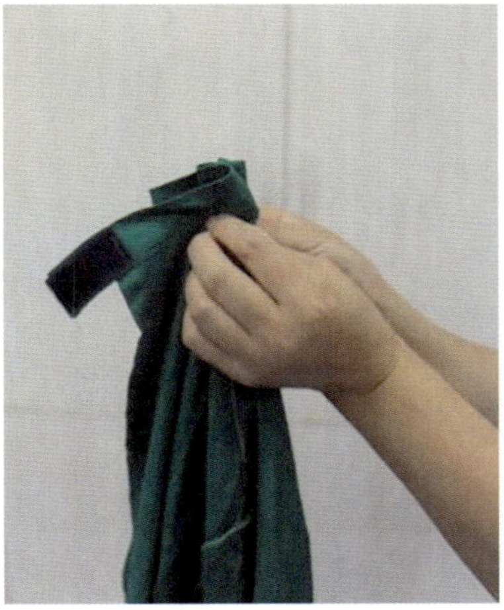

图 9-1 衣领 S 形折叠

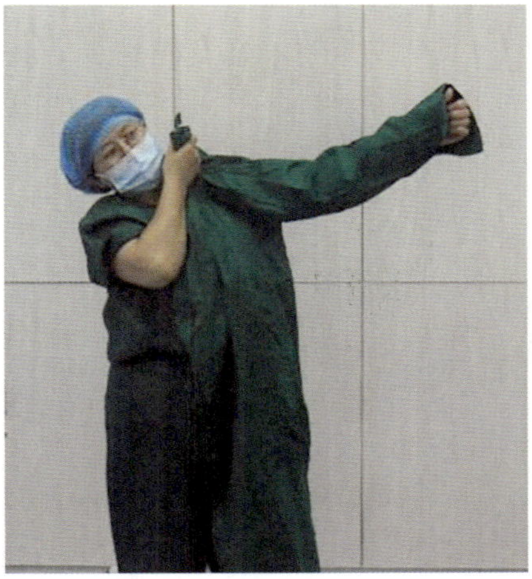

图 9-2 穿衣袖

（4）系领扣 两手从衣领中间顺着边缘向后系好领带（扣）。

（5）系袖扣（图 9-3）（紧口袖无需此步）。

（6）系腰带

1）找边缘：解开腰带活结，在腰下约 5 cm 处，拉住隔离衣一侧腋中线，渐向前拉，直至看到边缘捏住，同法捏住另一边缘（图 9-4）。

2）折边缘：双手在身后把边缘对齐，向后方拉伸，向一侧折叠（图 9-5）。

3）打活结：一只手按住折叠部，另一只手将腰带拉至背后并压住折叠处，换手取另一侧腰带，两侧腰带在背后交叉（图 9-6），回到前面打一活结。

2. 脱隔离衣

1）解腰带：解开腰带，在前面打一活结。

2）解袖口：解开袖口，将部分衣袖塞入工作服下，暴露双手及前臂（图 9-7）。如隔离衣袖口是紧口的，直接向上拉即可。

此时双手已被污染。

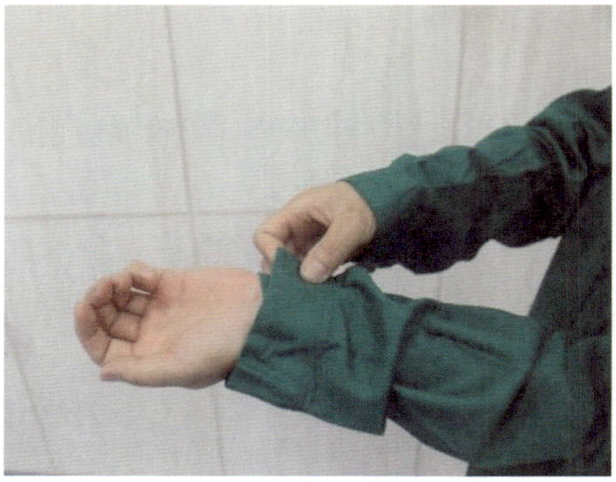

图 9-3　系袖口

1. 确保手未触及隔离衣内侧面（清洁面）发。

2. 确保用力适度，勿拉开粘贴式领口。

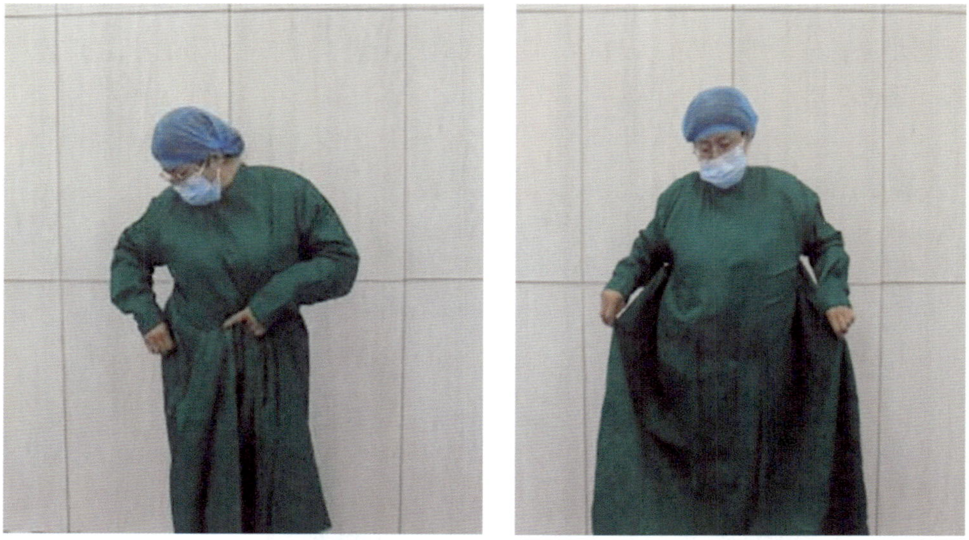

图 9-4　找边缘

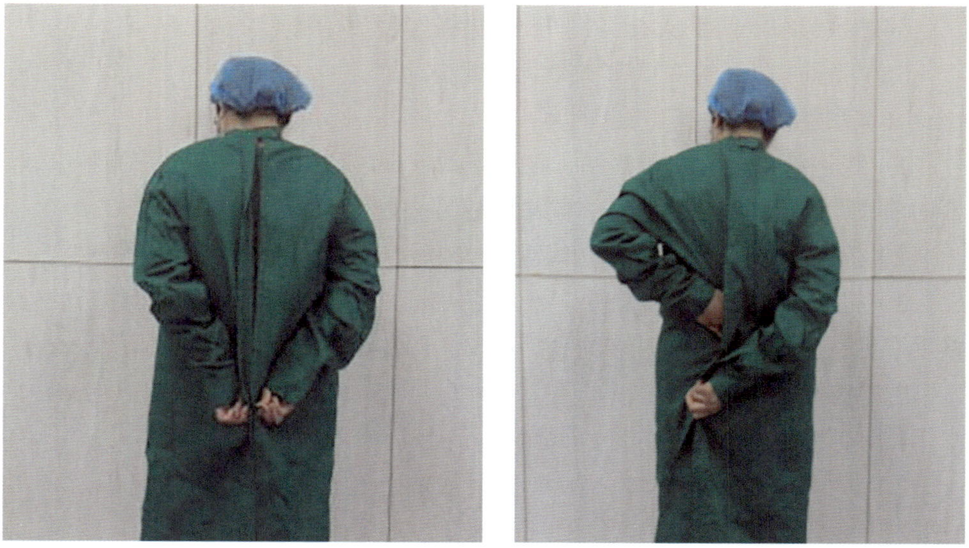

图 9-5　折边缘

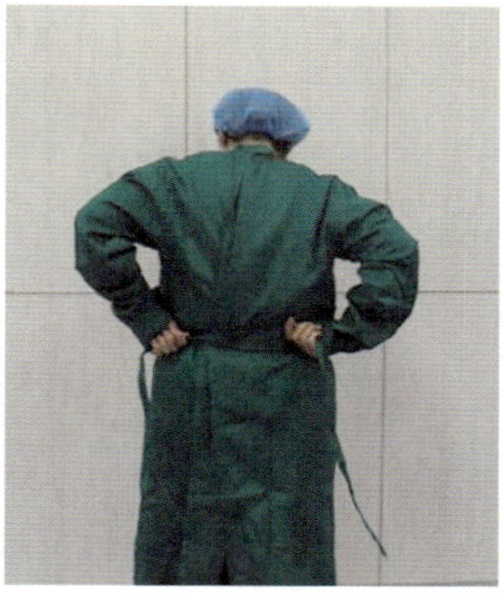

图 9-6　腰带交叉

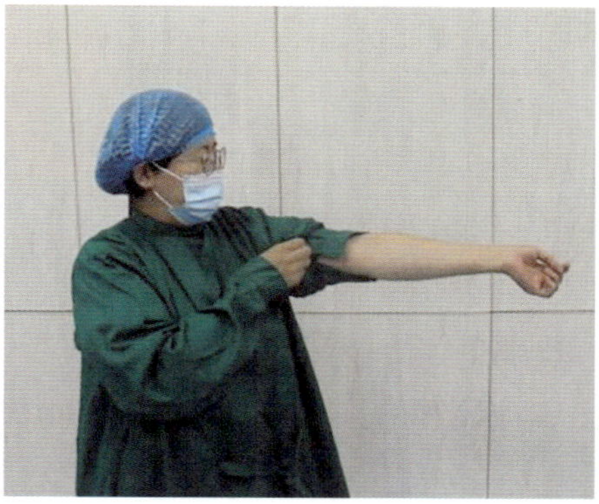

图 9-7　塞衣袖

确保折叠处没有松散，避免腰带脱垂。

3）消毒双手及前臂

①方法一：刷洗法。

消毒剂：肥皂水或含氯消毒剂。

消毒步骤：浸泡刷洗、清水或流水冲洗、毛巾擦干。

消毒顺序：前臂、腕部、手背、手掌、手指（包括指蹼）、指尖。

消毒时间：每侧用时 30 s，流动水或清水冲洗，重复 1 次，总用时 2 min。

冲洗：肘高手低位，水自指尖流下。

擦干：从近心端到远心端。如果只用一块毛巾，擦另一侧手臂时毛巾要翻面。

②方法二：消毒液涂擦法。

消毒剂：速干型手消毒剂。

方法：七步洗手法。

消毒时间：每步用时不少于 15 s。

4）解领扣（带）

5）脱衣袖：一手捏住另一侧衣袖内侧面（即清洁面），拉下衣袖过手；用衣袖遮盖住的手捏住另一侧衣袖外侧面（即污染面）将衣袖拉下。两只手在隔离衣内侧面（即清洁面），对齐肩缝，将一侧隔离衣翻转盖在另一侧上，双手协助退出（图 9-8）。

6）挂衣钩：对折衣领，按规定悬挂好隔离衣。

遵循“清洁对清洁，污染对污染”的原则。

1. 确保两侧肩线对齐，两侧腋中线对齐。

2. 若挂在半污染区，隔离衣的清洁面（即内侧面）向外；若挂在污染区，则污染面（即外侧面）朝外。不再穿的隔离衣脱下后，清洁面（即内侧面）向外，卷好投入污染袋中。

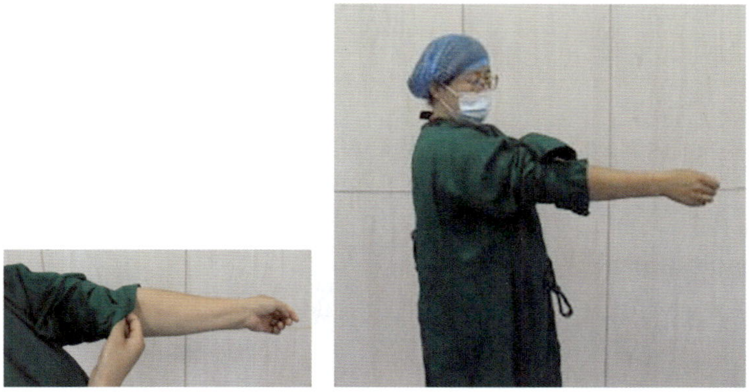

图 9-8　脱衣袖

穿脱隔离衣评分标准

项目	内容	分值	得分
操作前评估 （10分）	了解患者对所患疾病是否有防治意识	3	
	了解患者的病情、意识及活动能力	3	
	了解患者对穿隔离衣的心理状态	4	
操作前准备 （10分）	穿工作服，修剪指甲	2	
	戴医用帽子：需掩盖所有头发；戴口罩：口罩紧密贴合面部，掩盖口鼻，鼻夹塑形	2	
	取下手指和手腕上的饰物，卷袖过肘（冬季卷过前臂中部即可）	2	
	洗手	2	
	物品准备：隔离衣、衣架（衣钩）、衣夹、手臂消毒用物、医疗废物桶	2	
操作步骤 （70分）	穿隔离衣		
	手持衣领，从衣夹上取下隔离衣，内侧面朝向自己	4	
	将衣领两端朝外，向衣领中间呈S形折叠，对齐肩缝，暴露肩袖内口	4	
	一只手持衣领向上拉，另一只手伸入衣袖内，并向上抖，使手露出来	4	
	换手持衣领，依法穿好另一只衣袖	4	
	双手同时向上举并抖动，使衣袖尽可能超过前臂中段	3	
	双手从衣领中间顺着边缘向后系好领带（扣），勿触及面部、颈部及口罩等其他部位	4	
	系袖口（紧口袖无需此步）	4	
	在腰带下约5 cm处，拉住隔离衣一侧腋中线，渐向前拉，直到看到边缘捏住，同法捏住另一边缘	4	
	双手在身后把边缘对齐，向后方拉伸，向一侧折叠	4	
	一只手按住折叠部，另一只手将腰带拉至背后并压住折叠处，换手取另一侧腰带，两侧腰带在背后交叉，回到前面打一活结	4	
	口述：在规定区域内活动，戴无菌手套后进行操作	4	
	脱隔离衣		
	解开腰带，在前面打一个活结	4	
	解开袖口，将部分衣袖塞入工作服下，暴露双手及前臂。如隔离衣袖口是紧口的，直接向上拉即可	4	
	口述：消毒双手（刷洗法）	4	
	口述：若用速干型手消毒剂（七步洗手法）	3	
	解领口	4	
	一手捏住另一侧衣袖内侧，拉下衣袖过手；用衣袖遮盖住的手捏住另一侧衣袖外侧面（即污染面）将衣袖拉下。两只手在隔离衣内侧面（即清洁面），对齐肩缝，将一侧隔离衣翻转盖在另一侧上，双手协助退出	4	
	对折衣领，按规定悬挂好隔离衣	4	
整体要求 （10分）	隔离观念强，操作规范、熟练，能够在规定时间内完成	5	
	整理物品	5	
总分		100	

模块十　穿脱防护服

模块十
数字资源

知识目标

1. 能够了解常用个人防护装备的种类及选取原则，明确在什么情况下穿防护服（适应证的掌握）。

2. 掌握穿脱防护服的基本操作流程和注意事项。

能力目标

科学、规范、熟练地使用个人防护装备。

个人防护装备的选取应遵循分级防护 PPE 选取原则。

影响个人防护装备选择的因素：①疾病传播途径；②疾病的严重程度；③预期暴露类型；④适宜性、耐用性、舒适性。

穿脱防护服是防止病原体从患者及携带者传染给他人的一项防护隔离技术。

【目的】

1. 保护医务工作者

2. 保护患者

【适应证】

1. 接触甲类及乙类按甲类管理的传染病患者时。

2. 接触传播途径不明的新发传染病患者时。

3. 为高致病性、高病死率的传染病患者进行诊疗护理操作时。

空气传播包括飞沫传播、飞沫核传播和经尘埃传播。

★ 问题 1

诊疗接触传播的传染性疾病患者时可以穿防护服吗？

【禁忌证】

无。

【操作前准备】

1. 工作场所设置　设立污染区、缓冲间、潜在污染区、缓冲间、清洁区。设置两通道。

2. 物品的准备

（1）个人防护装备：一次性防护帽、N95 医用防护口罩、相应型号的防护服、一次性隔离衣、一次性外科手套、防水靴套、一次性鞋套、护目镜、防护面屏等（图 10-1）。

（2）用具：免洗手部消毒液、面巾纸、污物桶、护目镜浸泡桶、镜子等。

3. 操作者准备　修剪指甲，去除饰品，整理头发以便于操作，换内层工作服和鞋子。

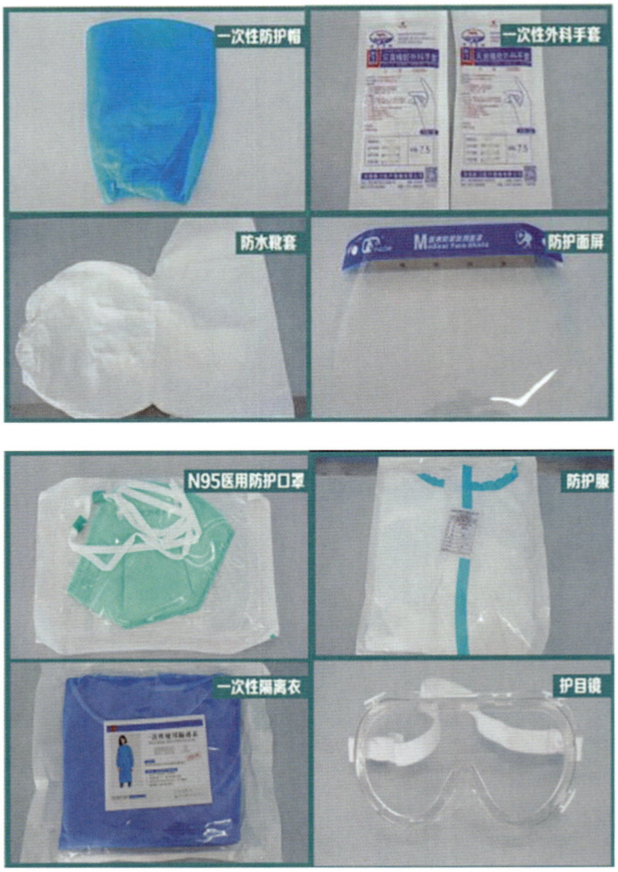

图 10-1　个人防护装备

> 暴露级别高的人员还需加配电动送风过滤式呼吸器。

> ★ 问题 2
> 不同岗位的临床工作中个人防护装备怎么选取？

【操作步骤】

1. 穿防护装备（清洁区）

（1）七步洗手法洗手后戴一次性防护帽、N95 口罩。帽子要盖住所有头发；检查调整口罩带后一手托口罩，扣住口鼻，另一手系带，佩戴后要沿鼻翼两侧按紧鼻夹，并进行气密性检查（图 10-2）。

> 戴 N95 口罩之前，要检查口罩带的牢固性，调整长度后进行佩戴。

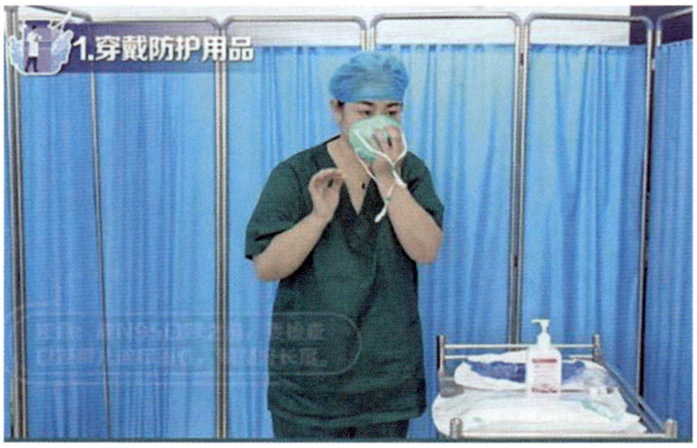

图 10-2　戴 N95 口罩

气密性检查：双手按住口罩两侧，进行呼气、吸气操作，如口罩有凹凸变化，说明其气密性良好（图 10-3）。

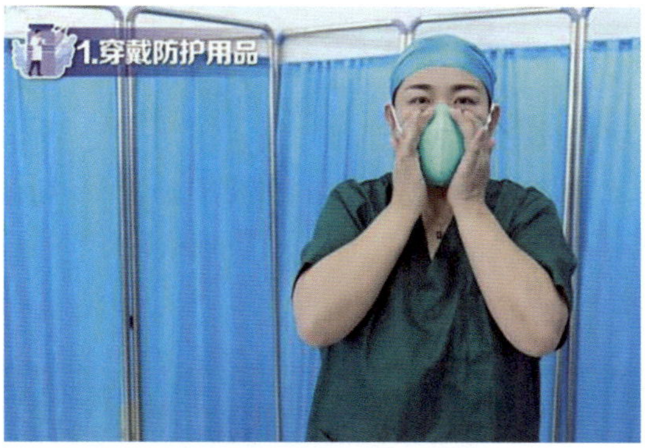

图 10-3　检查口罩气密性

将防护服帽子、衣袖、裤腿抓在手中，穿时避免触地。防护服完全遮盖内层工作服、工作帽。

手套与防护服的重叠部分要大一些，便于脱时的操作。

（2）穿防护服：检查生产日期、完整性及大小后，打开并提起防护服，拉开拉链，脱鞋先穿裤腿后伸衣袖，戴帽子后拉上拉锁，撕掉衣襟胶条保护纸，将衣襟胶条粘贴严密。

（3）戴内层乳胶手套：佩戴前检查手套的大小及是否破损，佩戴后要使手套完全覆盖防护服袖口，佩戴方法不限。

（4）穿外层一次性隔离衣：穿戴严密。

（5）戴外层乳胶手套：方法同戴内层乳胶手套，佩戴后要使手套完全覆盖隔离衣袖口。

（6）穿防水靴套：靴套完全覆盖防护服的裤腿至小腿，使防护严密。

（7）穿一次性鞋套。

（8）戴护目镜、防护面屏：护目镜要压住防护服的边缘，保证严密性。

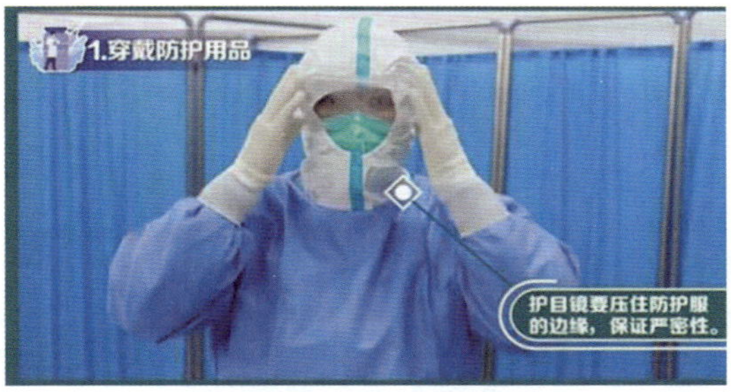

图 10-4　戴护目镜

检查防护服穿的严密性，操作者做抬手、抬腿、下蹲、弯腰等动作。

（9）进行严密性及伸展性检测，可对镜自检，必要时可设监督员协助检查。检查无误后方可进行工作。

★ 问题 3

在工作中，防护服破损或污染了，有暴露的风险，怎么办？

工作完成后，按以下程序进行操作。

2. 脱防护服

污染区（进入缓冲间）

（1）清除身上大块儿可见污物。

（2）隔避污纸取消毒液，按七步洗手法消毒双手。

（3）脱外层鞋套：轻柔脱下一次性鞋套，放入医疗废物桶内。

（4）隔避污纸取消毒液，用七步洗手法进行手卫生。

脱卸的顺序：先脱重污染 PPE，后脱轻污染 PPE。

此区域是与工作的污染区相对分开的，也属于污染区。

（5）脱外层隔离衣，连脱外层乳胶手套：脱隔离衣动作要轻柔，避免产生气溶胶，形成暴露。

（6）用七步洗手法进行手卫生。

护目镜浸泡的含氯消毒液浓度为2000 mg/L。

（7）摘护目镜或防护面屏，这个过程中要闭眼，身体前倾，动作轻柔，取下的护目镜放到消毒桶内浸泡（图10-5）。如果佩戴了防护面屏，防护面屏作为一次性医疗废物处理。

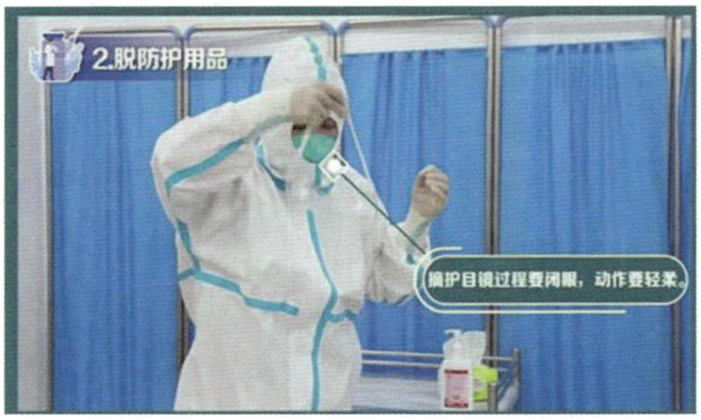

图10-5　摘护目镜

（8）手卫生后进入半污染区。

进入半污染区：

（9）脱防护服，连脱内层乳胶手套及防水靴套：一手拽外层衣襟衣领，不要松开（最少在脱下防护服帽子前），另一手拉开拉锁后，提起帽子顶，向后摘掉帽子后，提拉防护服的外侧肩部，两手同时用力向后、向外脱掉防护服上半身，边卷边脱，注意污染部位不要碰触清洁面，在腰部连脱掉乳胶手套后，仍然边卷边脱，最后连同靴套一起脱掉防护服。在这个过程之中，注意皮肤不要碰触防护服的污染面。脱下防护服后，轻柔放入污物桶内，避免产生气溶胶（图10-6～图10-9）。

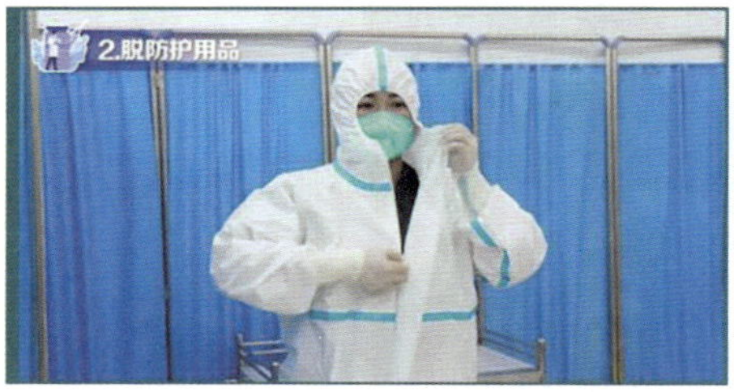

图10-6　脱防护服（一）

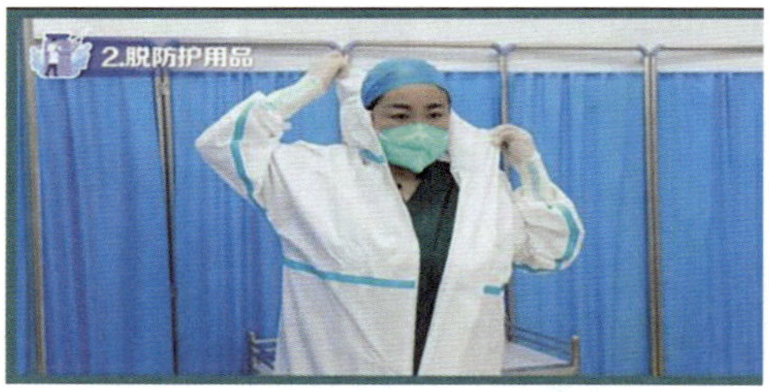

图10-7　脱防护服（二）

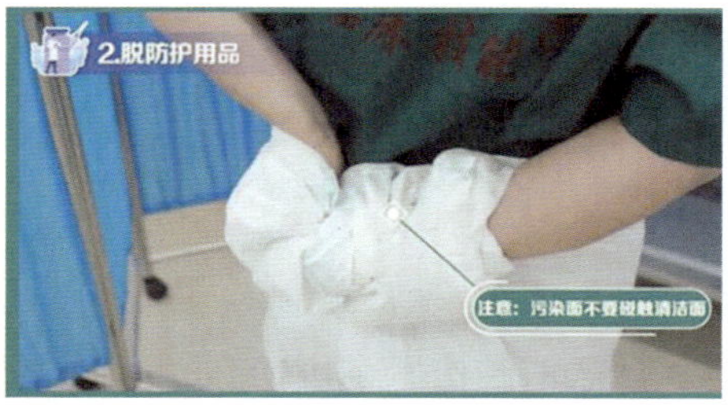

图10-8　脱防护服（三）

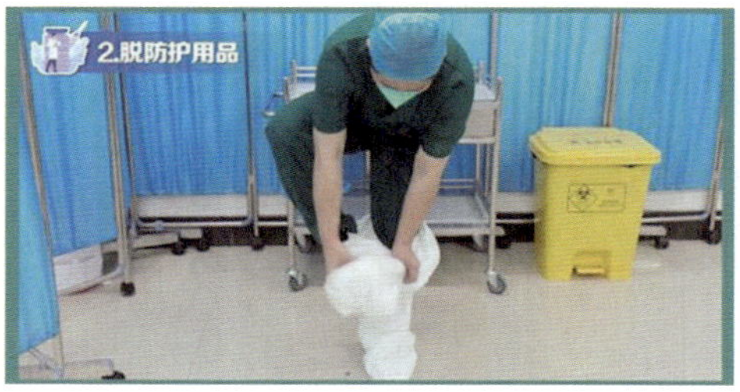

图10-9　脱防护服（四）

用前臂去按压消毒液。

★ 问题 4
气溶胶是什么？

★ 问题 5
脱防护服时手部不慎碰触到防护服的外侧面怎么办？

（10）用七步洗手法进行手卫生。

（11）摘除医用防护口罩　在摘口罩的过程中，要闭眼屏气，先摘下方系带，用手指勾住，再摘上方系带，双手勾住口罩，使其不脱垂，放入污物桶内。

（12）用七步洗手法进行手卫生。

（13）摘除一次性工作帽。注意头部倾斜，用手从顶部轻柔取下帽子，放入污物桶内。

（14）用七步洗手法进行手卫生。

（15）进入缓冲间。

（16）进入清洁区。

（17）进行沐浴更衣。

完成所有操作。

【问题与解答】

问题	解答
1. 诊疗接触传播的传染性疾病患者时可以穿防护服吗？	防护服的使用没有禁忌证，我们应根据临床具体情况，物资情况，是否需要等进行选择。做到既无过度防护又无防护不当，避免防护后暴露
2. 不同岗位的临床工作中个人防护装备怎么选取？	医护人员应遵循分级防护原则，根据接触患者和（或）感染性物质时可能被感染的风险程度，在标准预防的基础上分别针对不同场景特征，合理选用符合国家标准的 PPE
3. 在工作中，防护服破损或污染了，有暴露的风险，怎么办？	消毒并及时更换防护服
4. 气溶胶是什么？	英文名为 aerosol，是指悬浮在气体介质中的固态或液态颗粒所组成的气态分散系统。这些固态或液态颗粒的密度与气体介质的密度可以相差微小，也可以很悬殊。气溶胶颗粒大小通常在 0.01 ~ 10 μm，从流体力学角度，气溶胶实质上是气态为连续相，固、液态为分散相的多相流体
5. 脱防护服时手部不慎碰触到防护服的外侧面怎么办？	一旦手接触风险较大的区域，应及时进行手部的消毒，进行去污染操作

穿脱防护服操作评分标准

项目	评分要点	分值	得分
一、准备		2	
1. 自身准备	穿好工作服、工作鞋、戴一次性工作帽，去除个人用品（首饰、手表等）	1	
2. 用物准备	准备用物	1	
二、穿防护服		32	
步骤 1：手卫生	手卫生方法	1	
步骤 2：戴医用防护口罩方法	一手托着防护口罩，有鼻夹的一面背向外戴好口罩，检查调整系带，双手指尖从鼻中间开始向两侧移动，压紧鼻夹	1	
	气密性检查，无气体从口罩边缘泄漏	1	

续表

项目	评分要点	分值	得分
步骤 3：穿防护服	检查防护服有效期和完整性及大小	2	
	将防护服帽子、衣袖、裤腿抓在手中，穿时避免触地	2	
	脱鞋，先穿裤腿，后穿衣袖，戴好帽子，拉上拉锁	3	
	防护服完全遮盖内层工作服、工作帽	2	
	门襟压平覆盖拉链	2	
步骤 4：戴内层手套	检查手套是否破损	1	
	戴内层手套，完全覆盖防护服袖口	2	
步骤 5：穿外层一次性隔离衣	穿隔离衣操作熟练，穿戴严密	2	
步骤 6：戴外层手套	检查手套是否破损	1	
	戴外层手套，完全覆盖隔离衣袖口	2	
步骤 7：穿防水靴套及外层一次性鞋套	靴套完全覆盖防护服的裤腿至小腿，使防护严密	2	
	靴套外面套鞋套	1	
步骤 8：戴护目镜	检查护目镜，戴护目镜，护目镜压住防护服帽子的边缘	4	
步骤 9：操作者检查防护服的严密性及可伸展性，监督人员进行评估	检查防护服严密性，操作者做抬手、抬腿、下蹲、弯腰等动作	3	
三、脱防护服步骤	操作在各个规定区域进行	59	
步骤 1：去除防护装备外层肉眼可见污染物	无污染物，也要有意识，或口头表述	1	
步骤 2：消毒外层手套	隔避污纸取消毒液	1	
	按七步洗手法进行手卫生	2	
步骤 3：脱一次性鞋套套，消毒外层手套	轻柔脱下一次性鞋套，放入医疗废物桶内	2	
步骤 4：消毒外层手套	隔避污纸取消毒液	1	
	按七步洗手法进行手卫生	2	
步骤 5：脱一次性隔离衣连脱外层手套	动作轻柔，外层手套与隔离衣一起脱下，放入医疗废物桶内	8	
步骤 6：消毒内层手套	按七步洗手法进行手卫生	2	
步骤 7：摘护目镜，放入消毒液中	闭眼、屏气、身体前倾	1	
	单手提护目镜的系带，取下护目镜	2	
	放入消毒液中	1	
步骤 8：消毒内层手套	前臂按压取消毒液	1	
	按七步洗手法进行手卫生	2	

续表

项目	评分要点	分值	得分
进入半污染区 步骤 9：脱防护服，消毒内层手套	解衣襟、拉拉链，手不碰到防护口罩，严格防污染	3	
	向上提拉帽子，使帽子脱离头部，严格防污染	3	
	两手从肩部外捏住防护服向下向外拉，勿使防护服外部接触内层工作服及手部，严格防污染	4	
	由上向下边脱边卷，污染面向里，严格防污染，连脱内层手套	10	
	将脱下的防护服卷好，放入医疗废物桶内，严格防污染	2	
步骤 10：进行手卫生	按七步洗手法进行手卫生	2	
步骤 11：摘医用防护口罩	闭眼、屏气、身体前倾	1	
	两手先取下部系带，一手勾住，再取上部系带取下口罩	1	
	将防护口罩放入医疗废物桶内	1	
步骤 12：进行手卫生	按七步洗手法进行手卫生	2	
步骤 13：摘一次性防护帽	头侧倾，动作轻柔，避免污染	2	
步骤 14：进行手卫生	按七步洗手法进行手卫生	2	
进入缓冲区，沐浴，换回个人衣物			
四、总体评分步骤		7	
总体评分	无操作超时	2	
	操作规范，合理不违反原则，步骤娴熟，动作轻柔	5	
	重要操作步骤前后顺序颠倒，扣该步骤一半分数		
总分		100	

模块十一
数字资源

模块十一　环甲膜穿刺术

知识目标

对明确的急性喉阻塞，尤其是声门区阻塞，严重呼吸困难患者，能够在理论上判断是否需要进行环甲膜穿刺术（适应证和禁忌证的掌握），操作流程熟练，理论知识扎实。

能力目标

1. 能够根据病史、体征及辅助检查完成急性喉阻塞的诊断。

2. 签署治疗同意书（对适应证、禁忌证、并发症及其处理的掌握运用）。

3. 能够熟练完成操作，在诊疗过程中能够做好医学人文关怀。

环甲膜穿刺术（thyrocricocentesis），是临床上对于有呼吸道梗阻、严重呼吸困难的患者采用的急救方法之一（图 11-1）。它可为气管切开术赢得时间，是现场急救的重要组成部分。

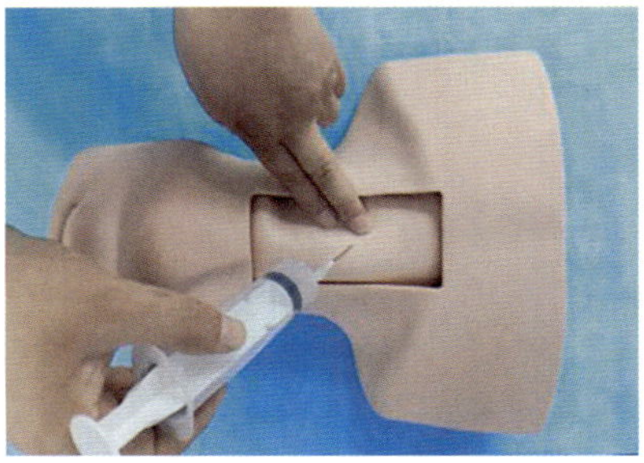

图 11-1　环甲膜穿刺术

【目的】

通过穿刺建立一个新的呼吸通道，缓解患者呼吸困难和（或）窒息。

【适应证】

★ 说明：
1~3 为呼吸困难现场急救；4~8 为后续治疗辅助。

1. 急性上呼吸道梗阻。
2. 喉源性呼吸困难（如白喉、喉头水肿）。
3. 气管插管有禁忌或病情紧急而需快速开放气道时。

4. 注射表面麻醉药，为喉、气管内其他操作做准备。
5. 注射治疗药物。
6. 导引支气管留置给药管。
7. 缓解喉梗阻。
8. 湿化痰液。

【禁忌证】

1. 有出血倾向。
2. 喉部、环甲膜以下的气道梗阻。

有出血倾向，在现场急救处理属于相对禁忌证。

【并发症】

1. 出血。因此对于凝血功能障碍的患者宜慎重考虑。
2. 假道形成。
3. 食管穿孔。食管位于气管的后端，若穿刺时用力过大过猛，或没掌握好进针深度，均可穿破食管，形成食管—气管瘘。
4. 皮下或纵隔气肿。

要熟知并发症出现原因及预防措施（见操作注意点部分）。

【操作前准备】

1. 医生准备

（1）确定患者符合穿刺适应证、没有禁忌证。

（2）全面评估：详细了解病史，进行体格检查和必要的实验室检查，如血常规、血小板计数、出凝血时间、活化部分凝血活酶时间及凝血酶原时间等。

（3）知情同意：向患者或家属详细说明环甲膜穿刺术的目的、意义、安全性和可能发生的并发症。简要说明操作过程，消除患者顾虑，取得配合，并签署知情同意书。

（4）个人保护：戴好帽子、口罩，清洗双手。

★ 人文关怀

交代并发症时要有医学人文关怀，不能过于教条，造成患者及家属恐惧。

2. 物品准备

（1）无菌的 10 ml 注射器及 18 号粗穿刺针。

（2）消毒剂：2.5% 碘酊 +75% 乙醇或安尔碘。

（3）局麻药：2% 利多卡因或者普鲁卡因。

（4）无菌手套。

（5）消毒棉签、包扎用的胶布。

（6）1% 丁卡因溶液或所需的治疗药物，必要时准备支气管留置给药管（可用输尿管导管代替）。

使用碘酊消毒后必须用乙醇脱碘 2～3 次；安尔碘不需要脱碘。

目前常用 2% 利多卡因麻醉，极少过敏；如果使用普鲁卡因麻醉，必须皮肤过敏试验阴性。

【操作步骤】

1. 体位　患者平卧或斜坡卧位，头后仰。

2. 选择穿刺点　颈中线甲状软骨下缘与环状软骨弓上缘之间即为环甲膜穿刺点。

3. 消毒，准备穿刺针，戴手套

（1）消毒

1）充分暴露患者的穿刺部位（环甲膜前的皮肤），以穿刺点为中心，用棉

因环甲膜位置表浅，无重要的血管、神经及特殊的组织结构，因此，是穿刺或切开最方便、最安全的部位。环甲膜在前正中线上增厚的部分（即连于环状软骨弓和甲状软骨前角之间的部分）叫环甲正中韧带，环甲膜穿刺术即在此进行。

★ 问题 1
消毒过程中一旦出现遗漏区域如何处理？

★ 问题 2
如何使用乙醇脱碘？

★ 人文关怀
术者告知患者，现在开始注射麻药，稍微有些疼痛。

皮内注射时一般要求注射器针头马蹄面朝外。

★ 注意
危急情况下可不用麻醉。

进针深度与麻醉进针深度相当，注意不要进针过快，不易察觉阻力突然消失。

穿刺深度：

1. 气管直径：男性是 12 ~ 15 mm。

2. 女性是 10 ~ 13 mm

皮肤至环甲膜内面黏膜的厚度为（4.0 ± 0.5）mm。

3. 环甲膜穿刺时穿刺针透过皮肤 5 mm 基本可达气管内。

签蘸取 2.5% 碘酊消毒 1 次，自内向外环形扩展消毒，之后用 75% 乙醇脱碘 2 次。

2）如果采用安尔碘，需要消毒 2 次，第 2 次消毒范围比第 1 次略小，不需要乙醇脱碘。

（2）戴无菌手套。

（3）连接穿刺针和注射器，注意保持穿刺针头的无菌，检查穿刺针是否通畅。

4. 麻醉

（1）助手取 2% 利多卡因，以消毒剂消毒安瓿瓶颈处，之后打开安瓿。使药品名称一侧面对术者，术者确认所用药品无误。

（2）术者用 5 ml 注射器抽取利多卡因 3 ~ 5 ml，排空注射器内气体。

（3）术者以左手拇指、示指（或示指、中指）绷紧穿刺点部位的皮肤，环指、小指与手掌握住一个棉球（或一块纱布）。右手持注射器，倾斜约 5° 刺入皮内，注射约 0.1 ml 利多卡因，形成一个皮丘，然后调整注射器与皮肤垂直，少许进针→回抽注射器，无血液抽出→推注麻药约 0.5 ~ 0.8 ml，重复上述过程，逐层麻醉。直至回抽时抽出气体，提示已经进入喉腔，记住进针深度，拔出注射器，左手用棉球或纱布压迫穿刺点片刻。

5. 穿刺　左手示指和拇指固定环甲膜处的皮肤，右手持 18 号穿刺针垂直刺入环甲膜，注意勿用力过猛，到达喉腔时有落空感即表示针尖已进入喉腔。

6. 确定位置后固定　接 10 ml 注射器，回抽应有空气，或用棉花纤维在穿刺针尾测试，应可见纤维随呼吸摆动，确定无疑后，适当固定穿刺针。

7. 术后处理

（1）可经穿刺针接氧气管给患者高流量输氧。

（2）注射表面麻醉药：固定注射器于垂直位置，注入 1% 丁卡因溶液 1 ml，然后迅速拔出注射器。

（3）若经针头导入支气管留置给药管，则在针头退出后，用纱布包裹并固定。

（4）整理用物，医疗垃圾分类处置，并作详细穿刺记录；测量并记录生命体征，告知患者操作完成并安慰患者。嘱患者及家属穿刺点 24 小时保持干燥并说明等病情稳定后必要时进行气管切开。

【拔针、包扎】

术者左手拿一块纱布或棉球，右手快速拔出穿刺针后，用纱布或棉球压迫穿刺点。而后用蘸取碘酊的棉签消毒穿刺点，无菌纱布包扎固定。

【注意点】

1. 穿刺时进针不要过深，避免损伤喉后壁黏膜。

2. 必须回抽有空气，确定针尖在喉腔内才能注射药物。

3. 注射药物时嘱患者勿吞咽及咳嗽，注射速度要快，注射完毕后迅速拔出注射器及针头，以消毒干棉球压迫穿刺点片刻。针头拔出以前应防止喉部上下运动，否则容易损伤喉部的黏膜。

4. 注入药物应以生理盐水配制，pH 值要适宜，以减少对气管黏膜的刺激。

5. 如穿刺点皮肤出血，干棉球压迫的时间可适当延长。若穿刺部位皮肤出血较多，应注意止血，以免血液反流入气管内。

6. 术后如患者咳出带血的分泌物，嘱患者勿紧张，一般在1~2天内即消失。

7. 作为一种应急措施，穿刺针留置时间不宜过长（一般不超过 24 h）。

8. 如遇血凝块或分泌物阻塞穿刺针头，可用注射器注入空气，或用少许生理盐水冲洗，以保证其通畅。

【问题与解答】

问题	解答
1. 消毒过程中一旦出现遗漏区域如何处理？	消毒过程中一旦出现遗漏区域，棉签不得回擦（相当于由外向内），违反无菌原则！可以用新棉签蘸取碘酊，再由中心向外周环形消毒 1 次
2. 如何使用乙醇脱碘？	第 1 次脱碘时保留碘酊的最外缘，第 2 次脱碘时把碘酊完全脱去，防止碘酊留存在皮肤上时间过久，造成皮肤刺激、灼伤或过敏

环甲膜穿刺术评分标准

项目	操作要点与评分细则	分值	得分
操作前准备	无菌意识，检查用物	7	
	常规洗手或用消毒洗手液洗手	1	
	戴口罩、帽子	2	
	检查局麻药和碘酊等麻醉消毒物品的准备情况	1	
	检查注射器的包装有效期	1	
	选择 15 ~ 18 号粗针头	2	
操作步骤	1. 交流，体位，穿刺部位选择	10	
	面对模拟设备体现出对待真实患者般的人文意识和交流	3	
	摆放模拟人为平卧位（2 分），指出体位配合（1 分）	3	
	在模拟人上定位穿刺点准确、熟练	4	
	2. 消毒，准备穿刺针，戴手套	13	
	消毒步骤正确（3 分）、范围得当（2 分）	5	
	连接穿刺针和注射器，注意保持穿刺针头的无菌	3	
	戴手套步骤正确（3 分）、快速（2 分）	5	
	3. 局麻	12	
	抽取麻药手法正确，注意无菌	3	
	进针的部位、角度和针头斜面位置正确	3	
	皮丘后垂直进针（2 分）、回抽后推注药物（2 分）	4	
	说明危急情况下可不用麻醉	2	

续表

项目	操作要点与评分细则	分值	得分
操作步骤	4. 穿刺	15	
	检查穿刺针是否通畅	2	
	左手示指和拇指固定环甲膜处的皮肤手法正确	2	
	右手持注射器、穿刺针和针头斜面位置正确	4	
	垂直刺入环甲膜的穿刺方向、力度把握良好	4	
	能够一次穿刺成功	3	
	5. 确定位置后固定	7	
	注射器回抽应有空气	4	
	棉花纤维在穿刺针尾可见摆动	1	
	固定穿刺针	2	
	6. 术后处理	9	
	说明需高流量给氧	2	
	说明等病情稳定后必要时进行气管切开	2	
	记录生命体征	2	
	告知患者操作完成并安慰患者	3	
	7. 拔针，物品复原	11	
	按要求快速拔针	3	
	穿刺点干棉球压迫止血后消毒、敷纱布	3	
	废物废料销毁、丢弃在适当的位置	5	
总体评价	操作熟练、快速，无菌观念强	13	
	操作步骤有次序，不杂乱	3	
	在规定时间内按时完成	5	
	在消毒、麻醉、穿刺、拔针的全过程中注意无菌原则	5	
	仪表、态度	3	
	操作者着装整洁	1	
	操作时态度严肃认真	1	
	与教师交流沟通有礼貌	1	
	附加分：理论提问		
总分		100	

模块十二　气管插管术

模块十二
数字资源

知识目标

1. 经过充分快速评估和仔细体格检查之后，能够在理论上判断是否需要行气管插管术（适应证和禁忌证的掌握）。

2. 如何改善氧合及进行气管插管，理论知识扎实。

能力目标

1. 能够根据病情、体格检查及辅助检查确定患者是否需要行气管插管术，签署知情同意书（对适应证、禁忌证、并发症及其处理的掌握运用）。

2. 能够熟练完成操作，在诊疗过程中能够做好医学人文关怀。

采集病史迅速、体格检查正确，结合辅助检查资料分析病情准确，采用诊疗方法正确，操作熟练并能够熟练处理并发症。

气管内插管（endotracheal intubation），是指将一特制的气管内导管经声门置入气管的技术，这一技术能为气道通畅、通气供氧、呼吸道吸引和防止误吸提供最佳条件。气管插管术是临床医师必须掌握的重要临床技能。

【目的】

这一技术能够保障通气、充分供氧、呼吸道吸引、防止误吸、保持呼吸道通畅，为进行有效的辅助呼吸等提供有效条件。

★ 问题 1

气管插管的适应证包括哪些?

【适应证】

1. 严重低氧血症或高碳酸血症。
2. 不能自主清除上呼吸道分泌物、胃内反流物或出血，有误吸风险。
3. 下呼吸道分泌物过多或出血，且不能自主清除。
4. 存在上呼吸道损伤、狭窄、阻塞、气管食道瘘等严重影响正常呼吸。
5. 患者突然出现呼吸停止，需紧急建立人工气道进行机械通气。
6. 全身麻醉需要控制呼吸者。

★ 问题 2

气管插管的禁忌证包括哪些?

【禁忌证】

1. 喉水肿。
2. 急性喉炎。
3. 喉头黏膜下血肿。

当气管内插管作为抢救患者生命所必须采取的抢救措施时，均无绝对禁忌证。

★ 问题3
气管插管的并发症包括哪些？

★ 人文关怀
交代并发症时要有医学人文关怀，不能过于教条，造成患者及家属恐惧。

【并发症】

1. 牙齿、口腔软组织损伤。
2. 高血压、心律失常。
3. 颅内高压。
4. 误入食管。
5. 误吸。
6. 呼吸心搏骤停。

【操作前准备】

1. 医生准备　仪表端庄，穿工作服，戴口罩、帽子，洗手。
2. 物品准备（图 12-1）

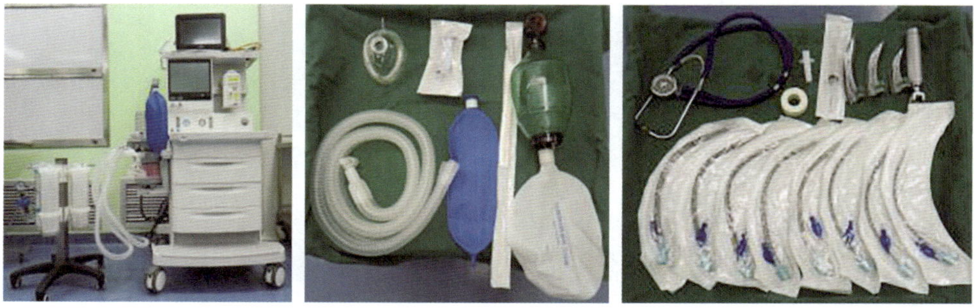

图 12-1　气管插管术　物品准备

（1）麻醉机（呼吸机）、监护仪、吸引装置。

（2）控制呼吸和气道吸引用具　面罩、头带、口咽通气道、呼吸囊、吸引器、吸痰管。

（3）气管插管用具　不同类型导管、喉镜、喉镜照明情况、气管导管管芯。

（4）插管后导管固定及判定用具　牙垫、胶布、听诊器、注射器。

（5）麻醉用药及急救药物准备　依据病情准备镇静药、镇痛药、表面麻醉药、阿托品、肾上腺素等。

3. 患者准备　核对患者信息，向患者及家属做好解释，知情同意并签字，询问麻醉药过敏史。监测血压、脉搏、呼吸、脉搏氧饱和度等，评估患者意识情况、牙齿情况，判定张口度、颈椎活动度。

★ 人文关怀
如果治疗性气管插管告知患者：一会儿我们要帮助你建立人工气道，操作之前，我们会给一些药物让您睡觉，不要紧张。

【操作步骤】

1. 面罩通气　托下颏法（反咬颌）：拇指位于面罩上缘，中指及示指位于面罩下缘小指托下颏角（图 12-2）。

要点：辅助及控制呼吸操作正确（胸廓起伏好、无胃内进气，通气量合理、气道压适中）。

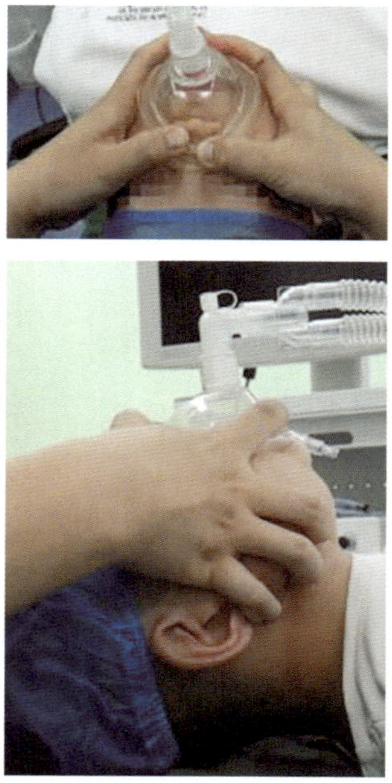

图 12-2　面罩通气

2. 体位　患者平卧，将头部置于“嗅物位”（sniffing position），使口、咽、喉3条轴线重叠（图12-3）。如合并颈椎损伤，则应改为特殊方法气管插管术。

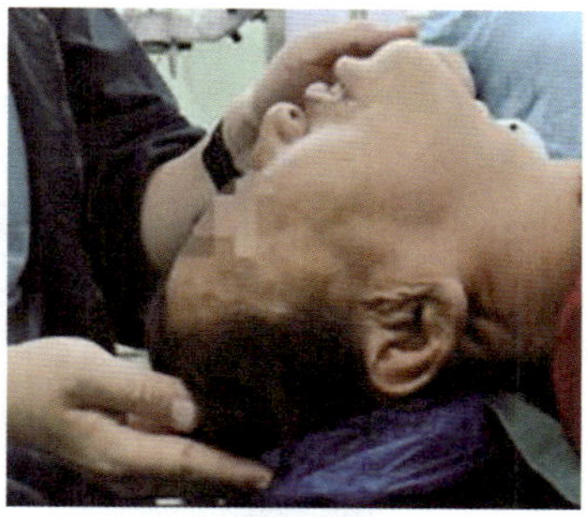

图 12-3　气管插管体位

3. 操作过程

（1）右手拇指、示指和中指提起下颌并辅助开口。

（2）左手持喉镜沿口角右侧置入口腔（图12-4），将舌体推向左侧，暴露悬雍垂，慢慢推进喉镜使其顶端抵达舌根，稍上提喉镜暴露声门（图12-5）。

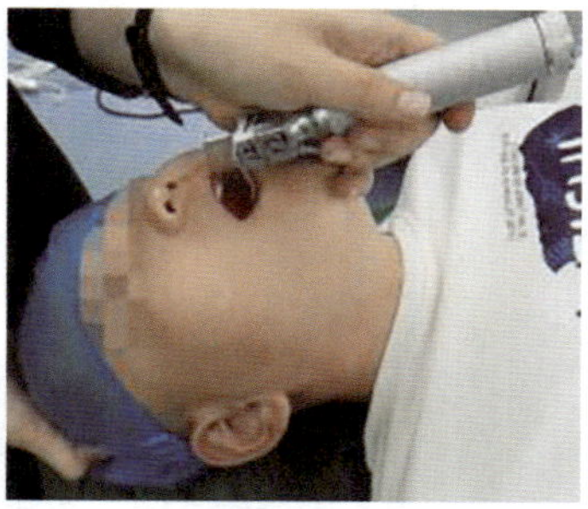

图 12-4　喉镜置入

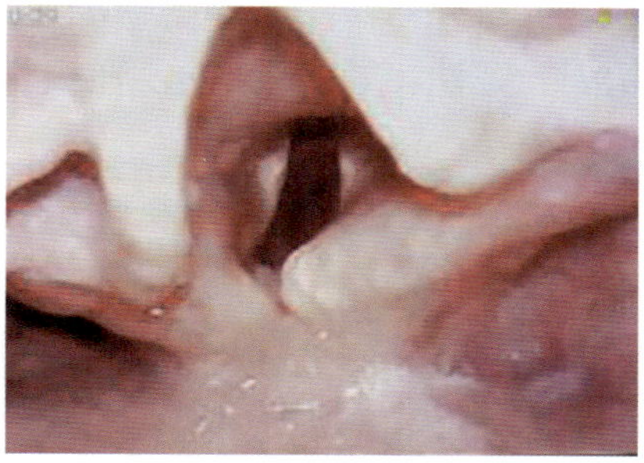

图 12-5　暴露声门

（3）右手以握毛笔式手势持气管导管，斜口端对准声门裂，将导管送入声门（图12-6，图12-7），在导管斜口端进入声门1 cm后及时抽出管芯。

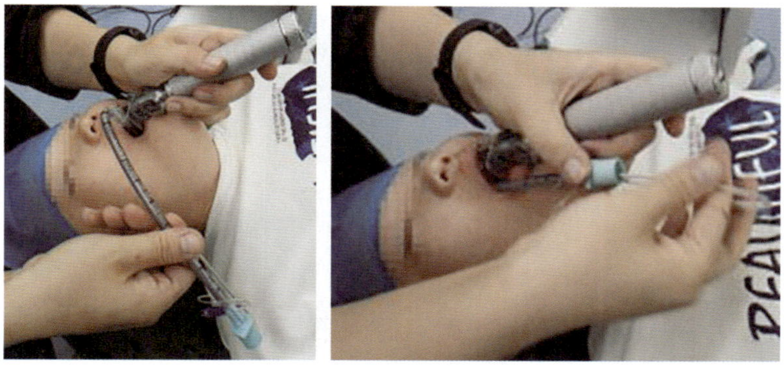

图 12-6　气管导管置入

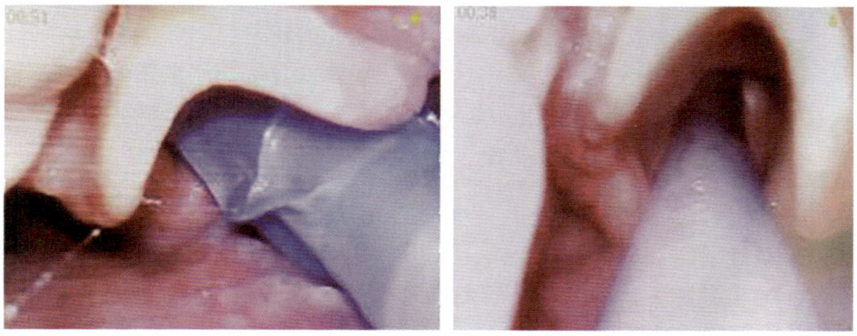

图 12-7　导管通过声门

（4）导管插入气管后，置入牙垫，退出喉镜，套囊适度充气，将导管和牙垫一起固定（图 12-8，图 12-9）。

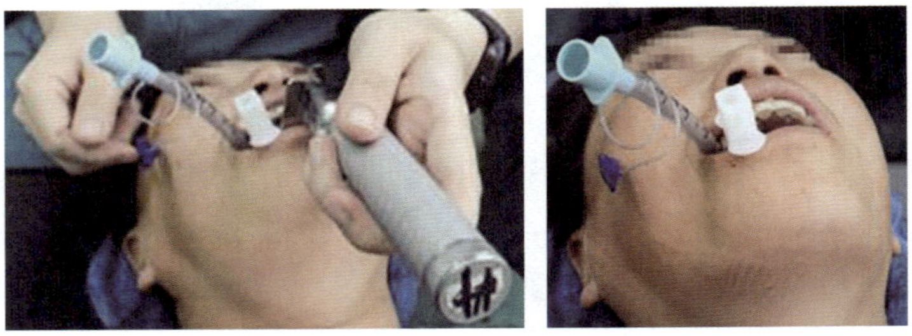

图 12-8　置入牙垫固定气管导管

置入深度：

①成年男性：自门齿到导管尖端的距离是 23 cm。

②成年女性：自门齿到导管尖端的距离是 21 cm。

③儿童置入深度可依据公式进行计算：

深度（cm）=12+ 年龄（岁）/2

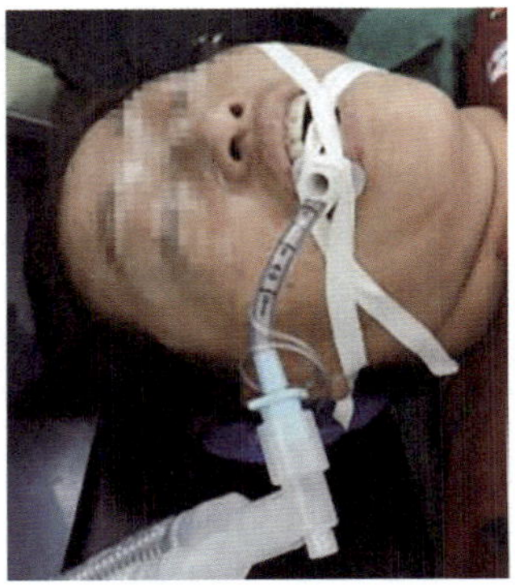

图 12-9　固定气管导管

★ 问题 4
如何计算小儿气管插管深度？

★ 问题 5
如何判断气管插管是否成功？

（5）判定气管导管的位置与深度是否合适。

1）直视下导管进入声门。

2）人工通气时，双侧胸廓对称起伏，听诊双肺可闻及清晰对称的呼吸音。

3）如能监测呼气末二氧化碳分压，可以观察到连续 3 ~ 4 个呼气末二氧化碳分压波形。

4）纤维支气管镜通过气管导管后可清晰看见气管环和隆突。

5）也可通过胸部影像学检查确认。

（6）控制呼吸，测量生命体征。

4. 整理物品

【问题与解答】

问题	解答
1. 气管插管的适应证包括哪些？	1. 严重低氧血症或高碳酸血症 2. 不能自主清除上呼吸道分泌物、胃内反流物或出血，有误吸风险 3. 下呼吸道分泌物过多或出血，且清除能力较差 4. 存在上呼吸道损伤、狭窄、阻塞、气管食管瘘等严重影响正常呼吸 5. 患者突然出现呼吸停止，需紧急建立人工气道进行机械通气 6. 全身麻醉需要控制呼吸者
2. 气管插管的禁忌证包括哪些？	1. 喉水肿 2. 急性喉炎 3. 喉头黏膜下血肿。当气管内插管作为抢救患者生命所必须采取的抢救措施时，均无绝对禁忌证

续表

问题	解答
3. 气管插管的并发症包括哪些?	1. 牙齿，口腔软组织损伤 2. 高血压，心律失常 3. 颅内高压 4. 误入食管 5. 误吸 6. 呼吸心搏骤停
4. 如何计算小儿气管插管深度?	儿童置入深度可依据公式进行计算： 深度（cm）=12+ 年龄（岁）/2
5. 如何判断气管插管是否成功?	1. 直视下导管进入声门 2. 人工通气时，双侧胸廓对称起伏听诊双肺可闻及清晰对称的呼吸音 3. 如能监测呼气末二氧化碳分压，可以观察到连续 3 ~ 4 个呼气末二氧化碳分压波形 4. 纤维支气管镜通过气管导管后可清晰看见气管环和隆突 5. 也可通过胸部影像学检查确认

【并发症产生原因及处理】

并发症	原因及表现	预防及处理措施
1. 牙齿、口腔软组织损伤	原因：喉镜使用不当、窥喉困难、患者有牙病或牙周疾病 常见如下情况：喉镜置入不当、喉镜置入过深过猛、上提喉镜不当 表现：出血、血肿、牙齿脱落、声音嘶哑等	预防：操作规范、轻柔，避免暴力操作；操作前摘掉义齿，固定松动的牙齿 处理：①软组织轻微损伤可观察，无需特殊处理。②如果牙齿脱落，则要找到牙齿。如果是整个牙齿脱落，则要保护好牙根，必要时口腔科医生会诊。如果口腔科医生不能马上到位，则将牙齿浸泡在盐水或牛奶中保存。不能找到折断的或整个的牙齿，就要做胸腹部的 X 线检查寻找牙齿
2. 高血压、心律失常	原因：气管插管导致的应激反应，由血浆儿茶酚胺升高所致。 表现：血压升高，房早、室早等各种心律失常	预防：置入喉镜前静注适量的芬太尼、利多卡因、硝酸甘油或艾司洛尔，充分表面麻醉，充分供氧和避免 CO_2 蓄积 处理：依据患者具体情况给予对症处理
3. 颅内高压	原因：置入喉镜及气管插管操作本身即可引起颅内压升高，通常对正常颅内压的患者影响不大。但在颅内有占位病变的患者，颅内压本已很高，插管操作引起的颅内压进一步增高，并可诱发脑疝	有眼部开放伤、颅内压增高和颅内血管有病变的患者，要特别注意。建议静脉注射利多卡因 1 mg/kg，并中等程度过度通气，有助于预防颅内压升高
4. 误入食管	原因：气管内插管较困难、操作不当、操作不熟练。 表现：压迫胸壁导管口无气体喷出、通气时胸廓听诊无呼吸音而胃内有“咕噜”声、呼气末未监测到 CO_2 波形	拔出气管导管，再次尝试气管插管术，如为困难气道应面罩通气同时请示上级医生，协助处理

续表

并发症	原因及表现	预防及处理措施
5. 误吸	原因：胃内容物受重力作用，或因腹内压增高，胃内容物逆流进入咽喉腔及气管内。饱胃患者和预先没有估计出困难气道的患者，发生误吸的风险增加 表现：咳嗽、发绀、呼吸困难	预防：快速诱导和清醒插管是防止患者误吸的方法 处理：当患者发生误吸后应立即使患者采取侧卧位，头低脚高，叩击背部，必要时负压吸引，快速将吸入物体排出，快速建立人工气道，可依据病情与误吸物性质决定治疗策略，纤支镜下气管内冲洗，激素、抗炎、呼吸机等支持治疗
6. 呼吸心搏骤停	原因：气管插管导致的应激反应，由血浆儿茶酚胺升高所致	立即进行心肺脑复苏

气管内插管术评分标准

项目	内容	分值	得分
评估	牙齿情况判定，张口度（正常 3.5 ～5.6 cm，平均 4.5 cm）	10	
插管前准备	麻醉机呼吸机、监护仪、吸引装置	6	
	控制呼吸和气道吸引用具：面罩、头带、口咽通气道、呼吸囊、吸痰管	6	
	气管插管用具：不同类型导管、喉镜、喉镜照明情况、气管导管管芯	6	
	插管后导管固定及判定用具：牙垫、胶布、听诊器、注射器	5	
	麻醉用药及急救药物准备，监测生命体征	6	
	导管型号及长度的判定（成人、小儿）	5	
气管插管操作	托下颏方法（反咬颌）拇指位于面罩上缘，中指及示指位于面罩下缘小指托下颏角	5	
	辅助及控制呼吸操作的正确（胸廓起伏好、无胃内进气，通气量合理、气道压适中）	5	
	患者平卧，将头部置于“嗅物位”，使口、咽、喉 3 条轴线重叠	5	
	右手拇指、示指和中指提起下颌并辅助开口	5	
	左手持喉镜沿口角右侧置入口腔，将舌体推向左侧，暴露悬雍垂，慢慢推进喉镜使其顶端抵达舌根，稍上提喉镜暴露声门	10	
	右手以握毛笔式手势持气管导管，斜口端对准声门裂，将导管送入声门，在导管斜口端进入声门 1 cm 后及时抽出管芯	10	
	导管插入气管后，置入牙垫，退出喉镜，套囊适度充气，判定气管导管的位置与深度是否合适（听诊器听诊、二氧化碳监测仪监测），将导管和牙垫一起固定并控制呼吸，测量生命体征	6	
人文关怀	整理用物	5	
	动作规范、轻柔，将模型当作真实患者	5	
总分		100	

医学人文关怀评分标准

项目		分值
操作前	是否衣帽整洁、自我介绍	5　4　3　2　1
	与患者及家属谈话时语音是否清晰、语气是否得体，语言表述是否准确，肢体语言使用是否良好	5　4　3　2　1
	是否具备“急患者之所急、想患者之所想”的态度	5　4　3　2　1
	对患者及家属的疑虑是否解答到位	5　4　3　2　1
	是否签署《气管插管知情同意书》	5　4　3　2　1
	是否表达出对患者及家属的尊重	5　4　3　2　1
	操作前是否提示患者感觉不适或异常，安慰患者	5　4　3　2　1
	物品准备是否齐全	5　4　3　2　1
	是否注意保护患者隐私，请出无关人员等	5　4　3　2　1
操作中	是否测量生命体征	5　4　3　2　1
	查体前是否说明目的，是否自行温暖双手后再查体	5　4　3　2　1
	面罩通气操作是否规范轻柔	5　4　3　2　1
	喉镜片置入是否避开门齿	5　4　3　2　1
	喉镜片置入过程中是否有效保护舌体	5　4　3　2　1
	上提喉镜是否以牙齿为杠杆支点	5　4　3　2　1
	气管导管置入是否注意无菌操作	5　4　3　2　1
操作后	操作结束后，是否整理物品	5　4　3　2　1
	操作结束后，是否及时告知患者家属	5　4　3　2　1
	是否帮助患者穿好衣物	5　4　3　2　1
	是否复查生命体征	5　4　3　2　1
总分		

模块十三　创伤急救技术

模块十三
数字资源

知识目标

1. 掌握人体常用的体表标志及血管走行。
2. 掌握创伤后常见的临床表现和并发症。
3. 熟悉常用的止血物品。
4. 了解创伤后急救止血的注意事项。

★ 提示

现场救护的基本任务是什么？止血；保护伤者；避免二次损伤；等待携带专业设备的专业人员到来。

能力目标

1. 能够结合伤者的现场的具体情况，及时对患者进行分类，并给予患者合理的处置能力。

2. 能够与患者进行合理有效的沟通能力。

3. 能够根据伤者的临床表现快速判断患者的基本情况和风险，并开展合理的急救治疗。

4. 能够根据伤者的受伤情况正确选择合理的止血物品。

5. 能够利用人体的体表解剖标志快速准确判断浅表血管位置。

★ 提示

拨打120急救电话注意事项；检查人员情况；熟知开展自救和互救的注意事项。

作为急救人员应该知道常用的急救止血方法。

★ 增强职业认同感

只有结合专业知识和技能才能更好地为人民服务，才能更好地救死扶伤。

一、创伤急救止血法

【目的】

明确受伤部位、性质、程度、全身变化及并发症，初步判断受伤人员情况，提供院前可能实施的急救止血措施，避免二次损伤，减少并发症，如休克、感染。

【适应证】

头面部、颈胸部、腹部、四肢等部位创伤后出血。

【操作前准备】

物品准备

（1）止血用品：急救包、纱布垫、纱布、三角巾、绷带、止血带等。

（2）止血药物：生理盐水及必要的止血剂。

（3）操作者准备：协助患者采取舒适体位；根据伤者情况选用合适的止血

★ 提示

如何估计伤者的失血量？通过伤者的表现：面色、脉搏、血压等。

出血的类型：皮下出血、内出血、外出血等。

★ 人文关怀

保证安全的前提下及时使伤者脱离危险；如果伤者有意识应积极安抚伤者，并给予鼓励。

用品；积极与伤者沟通取得其配合。

【常见止血方法及操作】

1. 指压止血法　用手指压迫伤口近心端的动脉，阻断动脉血运达到有效止血的目的，常用于头部、颈部、四肢出血量多的伤口。常用来止血的压迫点如下。

（1）颞浅动脉压迫点：操作者在判断受伤部位后以拇指按压伤侧耳屏前上方颞浅动脉止血（图 13-2）。适用于颞部、额部头皮损伤出血。

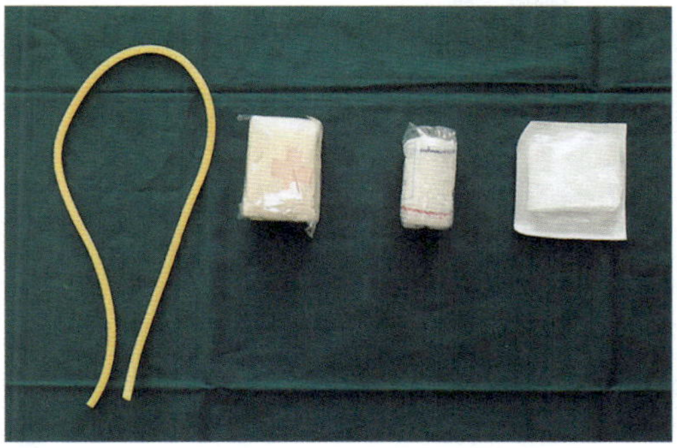

图 13-1　止血物品

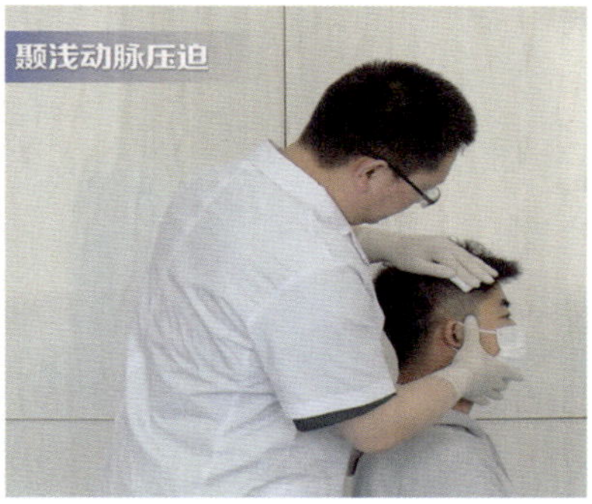

图 13-2　颞浅动脉压迫止血

（2）肱动脉压迫点：操作者在判断受伤部位后以拇指按压上臂中段内侧肱动脉搏动处或肱二头肌腱的内侧肱动脉搏动处，并抬高伤侧肢体（图 13-3）。适用于前臂出血。

（3）桡动脉、尺动脉压迫点：操作者在判断受伤部位后以双手拇指或单手拇指按压桡动脉和（或）尺动脉搏动处，并抬高伤侧手掌（图 13-4）。适用于双侧或单侧掌面出血。

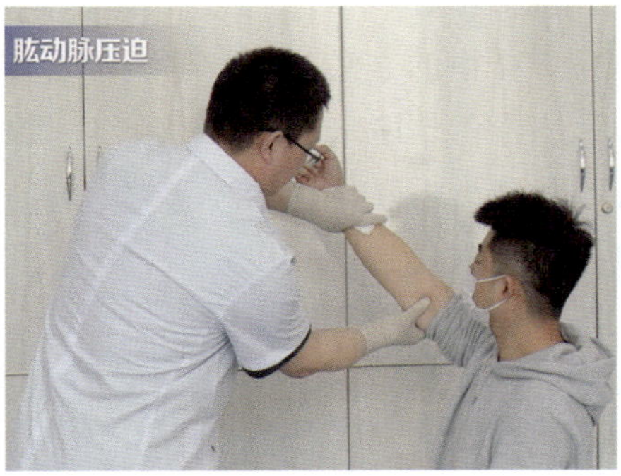

图 13-3　肱动脉压迫止血

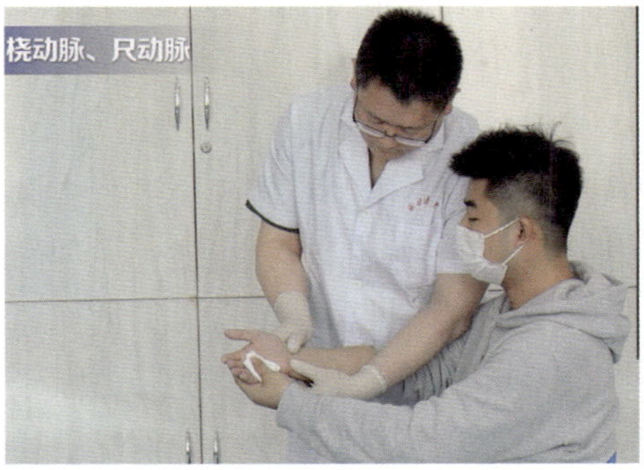

图 13-4　桡动脉、尺动脉压迫

按压部位在腕横纹附近动脉搏动处。

（4）面动脉压迫点：操作者在判断受伤部位后以拇指压迫出血侧下颌角前方的面动脉搏动处，将面动脉压向下颌骨。适用于面部出血。

（5）颈动脉压迫点：操作者在判断受伤部位后以拇指将伤侧颈动脉压向颈椎骨面达到止血目的。适用于头部大面积出血。

★ 提示

不能同时按压双侧颈动脉。

（6）锁骨下动脉压迫点：操作者在判断受伤部位后以拇指在锁骨上窝处对

准第一肋骨锁骨下动脉搏动点向下按压。适用于伤侧肩部、腋窝及上臂的广泛损伤出血。

（7）指动脉压迫点：操作者在判断受伤部位后以拇指和示指分别按压伤指的根部的尺、桡两侧动脉搏动处。适用于手指损伤出血。

（8）股动脉压迫点：操作者在判断受伤部位后以拇指或手掌向后用力按压腹股沟韧带中点稍下方的动脉搏动处。主要适用于下肢损伤出血（图 13-5）。

创伤现场条件有限，应酌情、灵活选用止血用品。

如果异物在伤口表面可以移除，如果异物深入机体应保留异物，在施压过程中切勿移动，用敷料覆盖伤口后以绷带或三角巾固定敷料和异物。

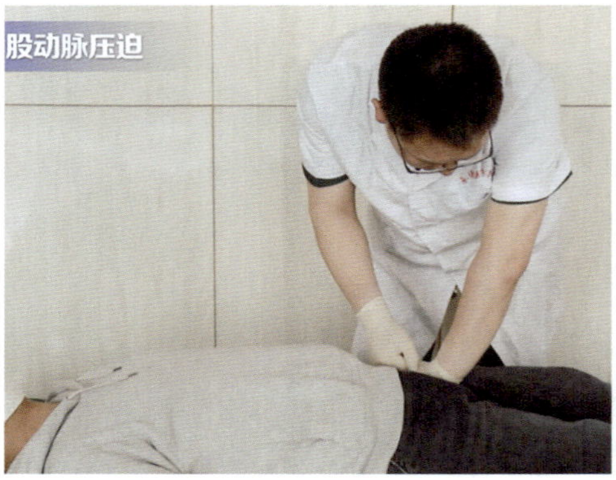

图 13-5　股动脉压迫点

止血带面宽而软，压力均匀，可观测压力值，相对比较安全。

在使用过程中应尽量缩短使用时间，通常为 60 min，在局部加压包扎的基础上根据肢体远端供血情况松开止血带 3～5 min，更换位置后再次充气止血。

（9）足背动脉和胫后动脉压迫点：操作者在判断受伤部位后以双手拇指分别按压足背动脉和胫后动脉搏动处。适用于足背部和足掌部损伤出血。

2. 包扎止血法　主要适用于浅表部位的损伤出血。

（1）创口贴止血。

（2）敷料包扎止血。

（3）就地取材。

3. 加压包扎止血　适用于较大血管损伤出血。

（1）直压止血　是通过直接按压出血部位以止血的方法。操作时伤者取坐位或卧位，抬高伤肢（骨折除外），检查伤后是否有异物，如无异物可以用敷料覆盖伤口，用手直接施压进行止血，亦可用绷带、三角巾包扎。

（2）弹力绷带包扎止血（见创伤急救包扎技术）。

（3）三角巾包扎止血（见创伤急救包扎技术）。

（4）止血带止血：止血带适用于四肢大动脉损伤后出血的止血，通常加压包扎止血等方式不能奏效的情况下才选用止血带。

1）气囊止血带止血

①常用止血部位：出血肢体部位近端，如上臂的上 1/3 段或大腿的中上段。

②方法：在出血部位近端垫好衬垫（可为纱布块、绷带卷、毛巾等），将止血带缠在肢体上，打开充气阀开关充气，上肢压力不高于 300 mmHg，下肢不高于 500 mmHg，以达到止血为目标。然后关闭充气阀，记录时间和压力值。

2）三角巾止血法：将三角巾折叠成带状，出血肢体部位近端垫上衬垫，

★ **人文关怀**

认真检查止血情况和远端肢体的供血情况，减少因缺血导致的肢体坏死。

可用围巾、领带等替代三角巾。

木棍可以为钢笔、铅笔或粗细适合的其他棍状物。

急救时亦可采用橡皮管或弹力橡皮压迫带进行止血。

每 60 min 缓慢松开 3～5 min，以防止肢体缺血坏死。

用折好的三角巾加压绕肢体一周，再缠绕一周拉紧后打一个蝴蝶结，将一根木棍插在外圈内，以木棍绞紧，达到止血目的压力后将木棍插入蝴蝶结内固定，记录安放时间。

4. 填塞止血法　对于广泛而深层的伤口或盲管伤、穿通伤，出血较多、损伤较重的情况下可以用无菌辅料填塞在伤口内，再用加压包扎法包扎。

5. 加垫屈肢止血法　对于外伤出血量较大的、肢体无骨折的伤者可以采用此法止血。

（1）上肢加垫屈肢止血法

1）前臂出血：方法为操作者在判断受伤部位后以纱布垫、毛巾、衣物等放置于肘窝处，并使肘关节屈曲夹紧，再以绷带或三角巾屈肘位固定。

2）上臂出血：将纱布垫、衣物等放置于腋窝，以绷带或三角巾将上肢固定于前胸。

（2）下肢加垫屈肢止血法

1）下肢小腿及远端损伤出血：操作者在判断受伤部位后以纱布垫、毛巾、衣物等放置于腘窝处，并使膝关节屈曲夹紧，再以绷带或三角巾屈膝位固定。

2）大腿损伤出血：操作者在判断受伤部位后以纱布垫、毛巾、衣物等放置于大腿根部，并嘱伤者屈膝屈髋，再以绷带或三角巾将腿和躯干固定。

二、创伤急救包扎技术

【目的】

保护伤口；减少污染；压迫止血；加压固定敷料等。

【适应证】

头面部、颈胸部、腹部、四肢开放性创伤。

【操作前准备】

1. 物品准备

（1）包扎用品：无菌辅料、纱布垫、三角巾、绷带等，就地可用物品包括毛巾、衣物（图 13-6）。

不能使用电线、麻绳等坚硬物品。

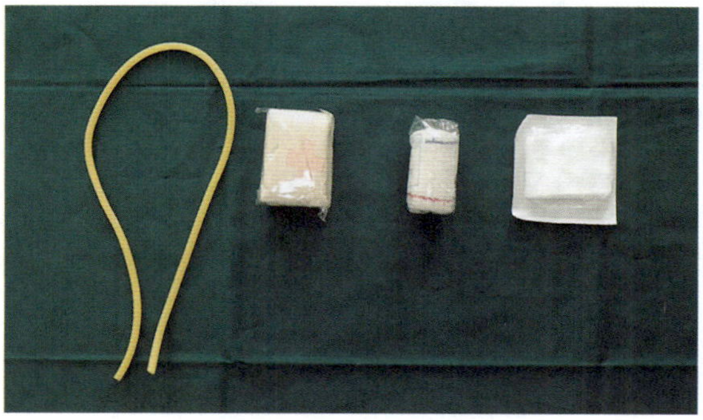

图 13-6　止血用品

（2）操作者准备：佩戴手套、观察伤口情况，选择合适的包扎用品，同时安抚伤者，减少伤者的紧张和恐惧，争取其配合。

【操作方法】

通常用于包扎的用品为弹力绷带和三角巾。

1. 绷带包扎固定　绷带卷通常采用弹力绷带，使用时应注意正确的握持方法和包扎顺序。

握持方法一般为右手持绷带卷，左手持绷带头，以绷带的外侧面包绕受伤部位。包扎顺序坚持“三点一线一走行”原则，三点为：绷带的起点、终点、着力点，一线为沿远心端向近心端原则，一走行即缠绕走行方向。

在包扎时切记将无菌辅料全部包扎于绷带内，检查止血效果和肢体末端供血情况。

反折部位不能为损伤部位。

（1）环形包扎法：常用于较小部位的损伤包扎固定或其他包扎法的起始和终结。方法为无菌辅料覆盖伤口后打开绷带卷，将绷带头斜放在伤肢上，用手压住绷带头，将绷带缠绕肢体一周后将绷带头反折至绷带表面然后继续缠绕，第二圈盖住第一圈并压住绷带反折头，继续缠绕 3 ~ 4 周固定绷带卷或末端于伤口对侧（图 13-7，图 13-8）。

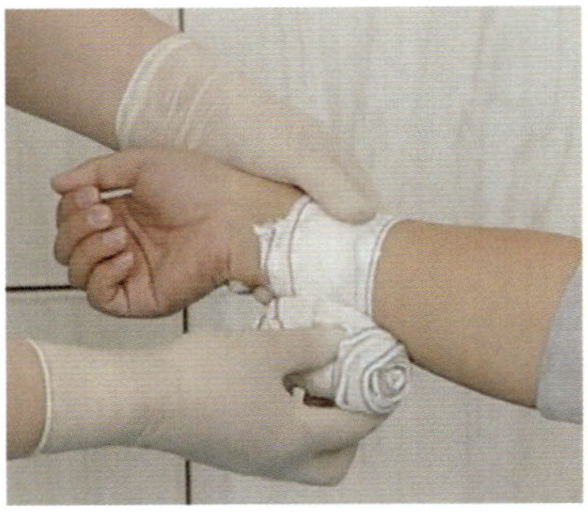

图 13-7　环形包扎起始

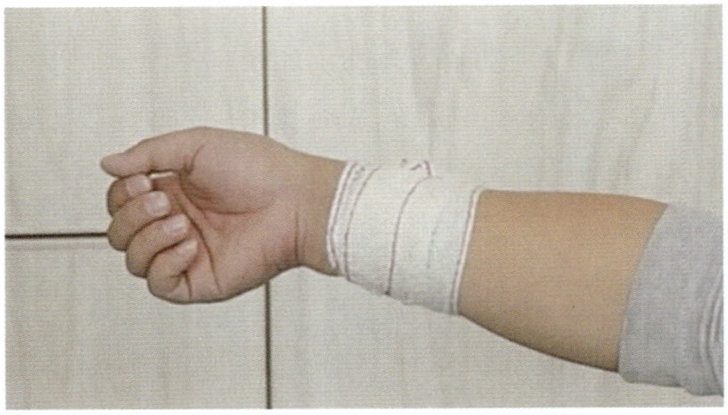

图 13-8　环形包扎

（2）螺旋包扎法：适用于肢体粗细相差不大的部位包扎固定，如上臂。方法为以无菌辅料覆盖伤口后，将绷带于伤口远侧以环形包扎起始固定，再由远端向近端斜行缠绕，每圈压住上一圈绷带宽度的 1/3 至 1/2，直至将敷料全部包扎后以环形包扎结束，对绷带进行固定（图 13-9）。

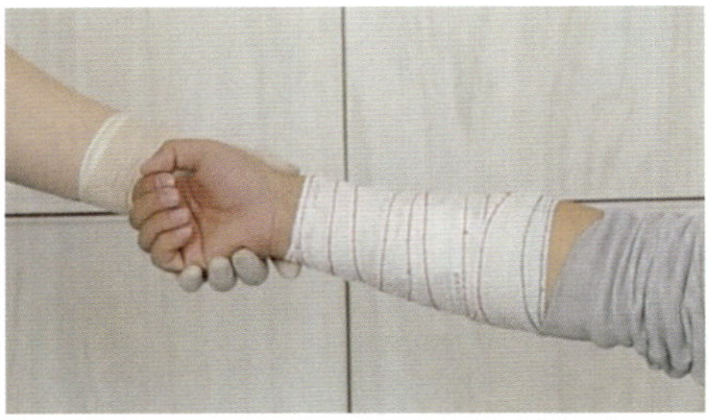

图 13-9　螺旋包扎

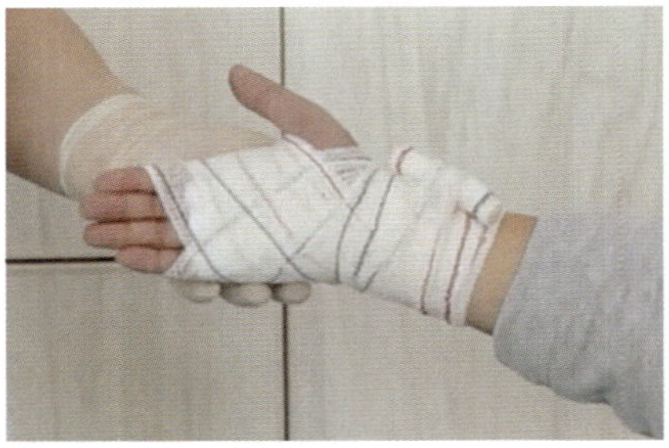

图 13-10　“8”字包扎

经缠绕固定后呈“8”字形。

★ 人文关怀

包扎完成后注意检查肢体远端血供情况，可以按压甲床观察；亦可询问患者个人有无局部麻木、肿胀等感觉，减少副损伤。

（3）“8”字包扎：适用于手掌、手腕、关节部位损伤出血或扭伤固定。以手掌部损伤出血为例，方法为用无菌辅料覆盖伤口后将绷带于伤侧腕部以环形包扎起始固定，再将绷带斜行由尺侧向对侧包扎掌部辅料后经手背侧绕回掌侧再次包扎敷料后绕腕部重复该操作，将敷料完全包扎后将绷带于腕部以环形包扎两圈后固定（图 13-10）。

（4）螺旋反折包扎：适用于肢体粗细不一且损伤部位较大的小腿、前臂等部位包扎固定。方法为以无菌辅料覆盖伤口后，将绷带于伤口远侧以环形包扎起始固定，按照螺旋包扎法进行缠绕时每圈在绷带的正中央向起始端反折一次，先后缠绕并拉紧，直至将敷料全部覆盖固定后以环形包扎结束。

（5）回返包扎法：适用于头部或四肢远端的离断伤后的包扎止血。以手部包扎为例，方法为先以大纱布垫覆盖伤口并固定，将绷带以环形包扎法固定在近端后拇指按压绷带将其反折 90° 包扎固定肢体远端中间至对侧环形包扎处，再以示指按压绷带将其反折再次包扎肢体远端至拇指处再次反折，直至将敷料压紧、压实后以螺旋包扎由远端开始至环形包扎处固定所有反折绷带，再以环形包扎固定绷带。

2. 三角巾包扎固定　通常适用于头部、胸部、腹部及四肢的包扎固定。下面以头部帽式包扎法、胸部、腹部包扎为例进行介绍。

（1）头部帽式包扎法：适用于头顶部损伤出血的包扎固定。方法为以纱布垫覆盖伤口并固定，将三角巾底边折叠两次，宽度约 2 cm，底边放置于前额平眉，三角巾顶角向后盖住头部，将三角巾底边中点放在眉心位置，向后拉紧经耳郭上方在枕骨粗隆处打一个单结后分别向前至前额，在前额处或一侧打结固定；将后面顶角拉平、拉紧，将敷料压实后将多余的部分折叠塞入底边在后方的交叉处（图 13-11）。

三角巾反折边在外侧。

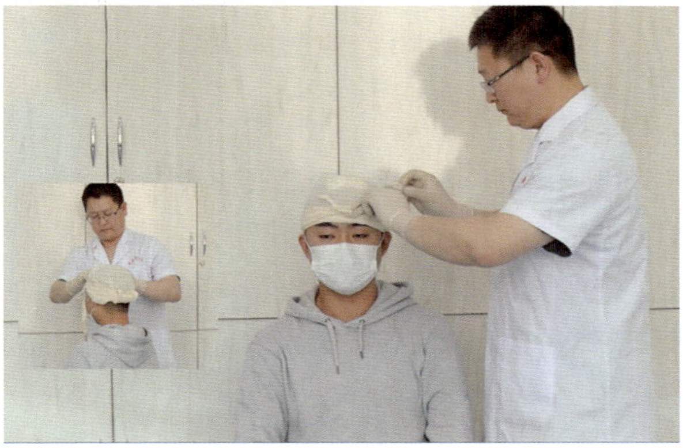

图 13-11　头部帽式包扎

（2）胸部包扎法

1）单侧胸部包扎法：适用于单侧胸部损伤出血包扎固定。以纱布垫覆盖伤口并固定，然后将三角巾底边反折两次，宽度约 2 cm，经胸前将底角向后拉紧，结扎固定；然后将顶角通过伤侧肩部向后与底边进行打结固定（图 13-12）。

2）胸背部包扎法：适用于胸部正中或胸前广泛损伤出血的包扎固定。方法为以纱布垫覆盖伤口并固定，将三角巾折成“燕尾”状，两“燕尾”角相等（燕尾夹角约为 100°）并正对胸骨角，将“燕尾”底边与顶角系带向后拉紧，结扎固定；两“燕尾”放置双肩后方，将带系带的“燕尾”向后通过背部固定带后向上拉紧与另一“燕尾”角打结固定（图 13-13）。

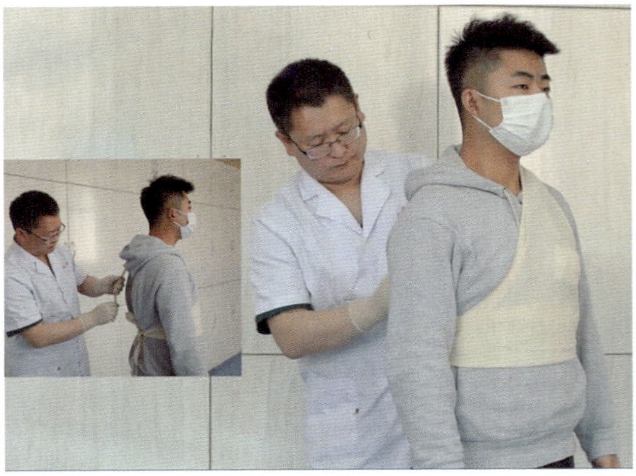

图 13-12　胸部包扎

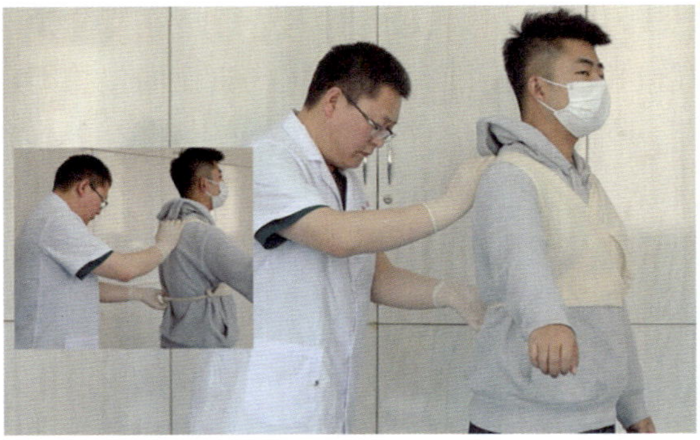

图 13-13　胸背部包扎

（3）腹部包扎法

也适用于单侧臀部损伤后包扎止血。

1）单侧腹部包扎法：适用于单侧腹部或腹股沟区损伤出血的包扎固定。方法为以纱布垫覆盖伤口并固定，将三角巾折成“燕尾”状（约 60°），夹角向下对准伤侧裤缝，并且较大“燕尾”在上方，较小在下方。“燕尾”底边与顶角系带分别向对侧拉紧后打结固定，再将较大“燕尾”包扎敷料后向后与另一“燕尾”在后方打结固定（图 13-14）。

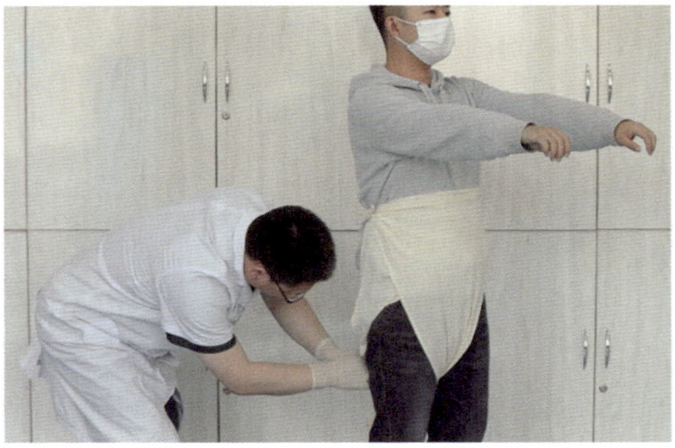

图 13-14　单侧腹部包扎

2）全腹部包扎：适用于腹部正中或腹部大面积损伤出血的包扎固定。方法为以纱布垫覆盖伤口并固定，将三角巾底边反折两次（宽度约 2 cm）后底边向上，顶角向下，将底边向后拉紧于腰部打结固定，将顶角由两腿之间向后拉紧，压实敷料后与腰部固定横系带打结固定（图 13-15）。

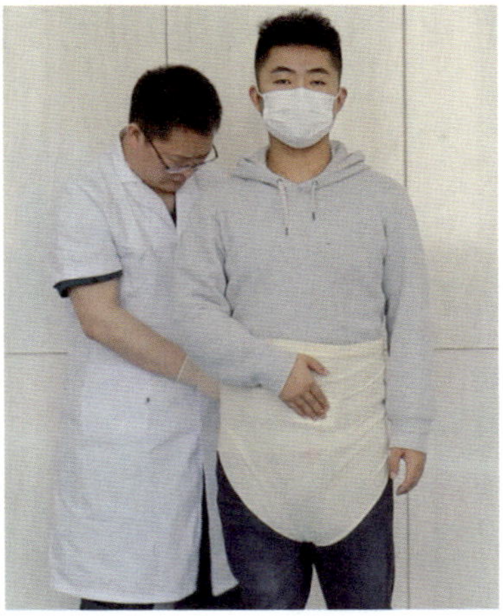

图 13-15　全腹部包扎

绷带包扎止血评分标准

项目	内容	分值	得分
操作前（10 分）	1. 手清洁，戴口罩、帽子、手套等	2	
	2. 评估环境、表明身份	2	
	3. 安抚伤者	2	
	4. 准备物品：纱布、弹力绷带、三角巾等	4	
操作中（80 分）	1. 检查伤者、了解伤情	5	
	2. 敷料选择合适（多少、大小）	5	
	3. 无菌原则取敷料	5	
	4. 创面覆盖完全	5	
	5. 环形包扎时第一步倾斜 45°角	5	
	6. 将弹力绷带环绕一周后将绷带角压实	5	
	7. 继续缠绕 2～3 周，固定。绷带包扎方法正确（环形包扎、螺旋包扎、8 字包扎等）	10	
	8. 绷带加压均匀、松紧适度	5	
	9. 绷带卷未掉落至地面	5	
	10. 包扎平整美观	5	
	11. 敷料无外露	5	
	12. 检查弹力绷带固定位置合理（应位于伤面对侧）	5	
	13. 松紧适度：绷带无松脱，滑动等	5	
	14. 检查肢体末端甲床充盈情况	5	
	15. 整理用物	5	
质量评估（10 分）	1. 态度严肃、操作熟练、动作规范、交流沟通自然、用于规范、关爱患者	5	
	2. 操作时间：2 min 内完成包扎给 5 分、3 min 内给 3 分、4 min 内给 2 分、5 min 内给 1 分，超过 5 min 不得分	5	
总分		100	

模块十四
数字资源

模块十四　胸膜腔穿刺术

知识目标

在明确的胸腔积液或气胸患者，能够在理论上判断是否需要进行胸穿（适应证和禁忌证的掌握），操作流程熟练，理论知识扎实。

> 采集病史迅速、体格检查正确，结合辅助检查资料分析病情准确，采用诊疗方法正确，操作熟练并能够熟练处理并发症。

能力目标

1. 能够根据病史、体征及辅助检查完成胸腔积液或气胸的诊断。
2. 签署治疗同意书（对适应证、禁忌证、并发症及其处理的掌握运用）。
3. 能够熟练完成操作，在诊疗过程中能够做好医学人文关怀。

> 注意气胸与胸腔积液的体征差别。

胸膜腔穿刺术（thoracentesis）简称胸穿，是指对有胸腔积液（或气胸）的患者，为了诊断和治疗疾病的需要，通过抽取液体进行化验检查或抽出胸腔内的积液（气体），减轻液体（气体）对肺组织的压迫进而促进呼吸畅通，缓解呼吸困难症状的一种技术。

> 诊断性穿刺一般抽取胸腔积液 50 ~ 100 ml。

【目的】

1. 诊断　明确胸腔积液性质、查找病因。
2. 治疗　抽吸积液、积气、积脓、注药，缓解症状及对因治疗。

【适应证】

1. 诊断性穿刺　抽取胸腔积液，通过胸水常规、生化、微生物学、细胞学检查，了解胸腔积液的性质，明确胸腔积液的病因。
2. 治疗性穿刺。
3. 抽取胸腔积液，减轻其对肺组织的压迫，使肺复张，缓解呼吸困难等症状。
4. 抽吸胸腔积脓，进行胸腔冲洗。
5. 气胸，肺压缩达 20% ~ 30% 以上者。
6. 胸膜腔注药。

> ★ 问题 1
> 如何判断肺压缩体积？

> ★ 问题 2
> 常见胸膜腔注药包括哪些？

【禁忌证】

1. 不能合作的患者，病情危重、剧烈咳嗽、意识障碍躁动不安患者。
2. 严重出血倾向。
3. 穿刺部位皮肤感染者。

> 咳嗽不是绝对禁忌（见患者准备部分）。
> 血小板低于 50×10^9/L，穿刺前输注血小板。

4. 对麻醉药过敏者。

5. 胸膜粘连、胸膜腔消失者。

6. 怀疑胸腔棘球蚴患者，穿刺易造成感染扩散，不宜穿刺。

【并发症】

要熟知并发症临床表现及处理方法。

1. 胸膜反应

2. 复张性肺水肿

3. 气胸

4. 出血

5. 胸腔内感染

6. 横膈或腹腔脏器损伤

【操作前准备】

1. 术者准备

（1）复习患者病情：病史、过敏史，确定患者符合穿刺适应证、没有禁忌证。

★ 人文关怀

触诊、叩诊、听诊时注意手部及听诊器的温度。

（2）再次进行体格检查：生命体征、胸部体征。

（3）再次查对患者影像学检查资料（胸片、胸部 CT、超声结果等）。

（4）知情同意　与患者或者获得授权的家属谈话，说明检查的目的、大致过程、可能出现的并发症，签署治疗同意书。

★ 人文关怀

交代并发症时要考虑患者及家属的心情，不能过于教条，造成患者及家属恐惧，甚至拒绝操作。

（5）戴好帽子、口罩，清洗双手。

2. 物品准备（图 14-1）

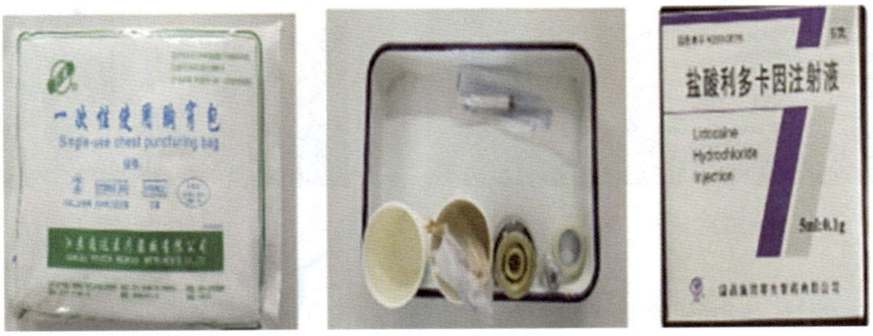

图 14-1　胸膜腔穿刺术　物品准备

（1）无菌胸穿包：一次性无菌胸穿包或经过灭菌的胸穿包。

★ 问题 3

检查胸穿包需要注意哪些内容？

（2）消毒剂：2.5% 碘酊 +75% 乙醇或安尔碘。

（3）局麻药：常用 2% 利多卡因 5 ml；或者普鲁卡因。

使用碘酊消毒后必须用乙醇脱碘 2～3 次；安尔碘不需要脱碘。

目前常用 2% 利多卡因麻醉，极少过敏；如果使用普鲁卡因麻醉，必须皮肤过敏试验阴性。

（4）血压计、听诊器。

（5）肾上腺素。

（6）助手用的无菌手套。

（7）消毒棉签、包扎用的胶布，备用 5 ml 注射器、50 ml 注射器。

3. 患者准备

（1）测量呼吸、心率、血压。

（2）告知操作过程中需要配合的事项：避免咳嗽、转动身体。如有不适

★ 人文关怀
在此过程中注意跟患者交流，尽量减少其紧张。

（如头晕、心悸、气短，难以忍受的咳嗽等）任何不能继续配合操作的情况，及时通过摆手示意。

4. 对于频繁咳嗽，但必须完成胸穿检查的患者，可以在操作前 30 min 给予可待因 30 mg 口服。

5. 对于精神过度紧张的患者，可以在操作前 30 min 给予地西泮 5 ~ 10 mg 口服。

【操作步骤】

1. 体位

此种体位下，患者出现任何不适、不能继续配合穿刺时，术者或助手可以及时发现患者的摆手示意。

（1）常用体位：患者面向椅背，骑跨坐到椅子上，双臂置于椅背上，前额伏于前臂，充分暴露穿刺部位（图 14-2）。

（2）卧床患者：采取半坐位（仰卧高坡位），躯干略向健侧偏转，显露出患侧腋后线，双手臂上举、抱于枕部。

2. 选择穿刺点

（1）结合患者胸部 X 片并行胸部检查（叩诊、听诊），确定穿刺点（图 14-3）。

叮嘱卧位患者在开始消毒之后，手臂不能落下，以免破坏无菌或引起其他意外。

胸部叩诊实音最明显处，该处呼吸音明显减弱或消失。

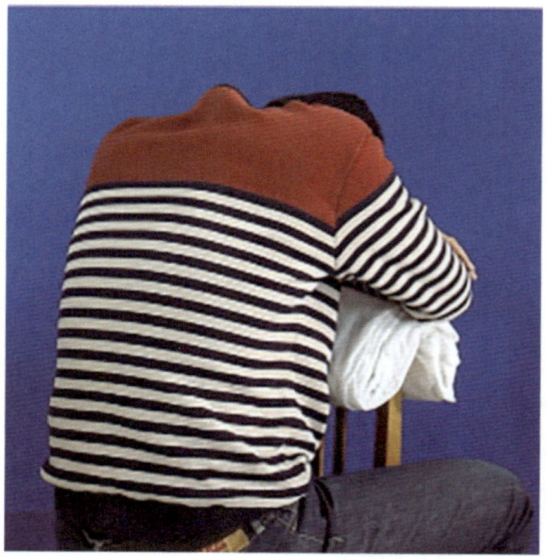

图 14-2 胸膜腔穿刺术 穿刺体位

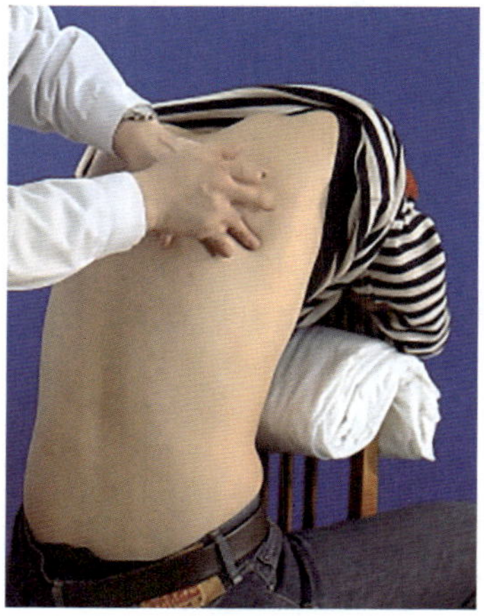

图 14-3 胸膜腔穿刺术 查体

（2）胸腔积液穿刺点常选择肩胛下角线或腋后线上第 7 或第 8 肋间（有时可以选择腋中线第 6、7 肋间，或者腋前线第 5 肋间）。

（3）气胸的穿刺点常选择患侧锁骨中线上第 2 肋间。

（4）积液量少或包裹性胸腔积液可以应用 B 超定位或在 B 超引导下穿刺。

（5）用甲紫或标记笔在穿刺点做好标记（图 14-4）。

★ 人文关怀
告知患者：现在开始消毒，可能有消毒剂凉感，不要紧张。

3. 消毒、铺单

（1）消毒

1）充分暴露患者的穿刺部位（一般上衣完全除去），以穿刺点为中心，用棉签蘸取 2.5% 碘酊消毒 1 次，自内向外环形扩展消毒，消毒范围直径至少 15 cm，之后用 75% 乙醇脱碘 2 次。

★ 问题 4
消毒过程中一旦出现遗漏区域如何处理？

2）如果采用安尔碘，需要消毒 2 次，第 2 次消毒范围比第 1 次略小，不需要乙醇脱碘。

（2）打开穿刺包：打开穿刺包外包装，放置于器械车台面，打开内层包

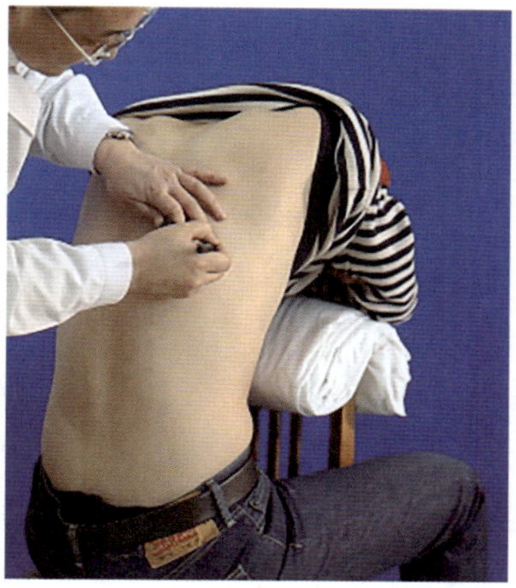

图 14-4　胸膜腔穿刺术　标记穿刺点

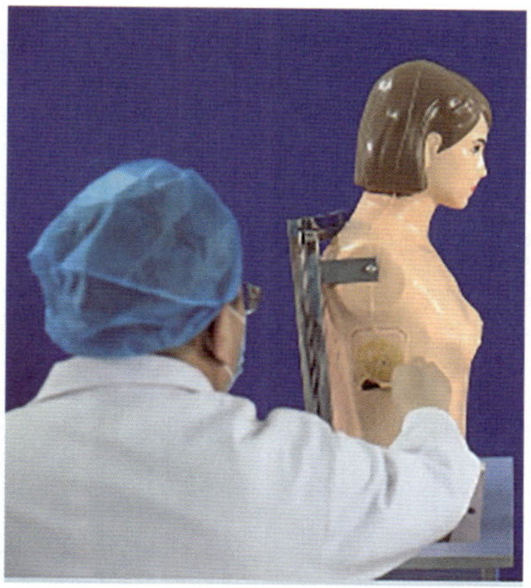

图 14-5　胸膜腔穿刺术　消毒穿刺点

装，取出无菌手套。

（3）戴手套：取出手套后，后退一步，离开无菌包的上方，开放式戴好无菌手套。

（4）检查包内物品：检查一次性胸穿包内物品，如带引流胶管的胸穿针、注射器、纱布、棉球等是否齐全（灭菌的胸穿包内有止血钳）。用 50 ml 注射器抽吸空气后，连接到胸穿针引流胶管的末端，推注空气以检查胸穿针是否通畅；关闭引流胶管上的水止阀门，注射器回抽，显示引流胶管内形成负压，胶管无破损，气密性良好（图 14-6）。

（5）铺无菌孔巾：铺盖无菌孔巾，中心对准穿刺点，铺盖到位后，助手用胶布固定孔巾（图 14-7）。

★ 问题 5

如何使用乙醇脱碘?

打开内层包装时需要注意手不要触碰污染包装内侧面，可以使用消毒液浸泡的卵圆钳打开。

取出手套时，手不要触碰其他物品！

开放式戴无菌手套要避免污染手套外表面！

灭菌胸穿包的胸穿针气密性检查时，用包内止血钳夹闭胶管靠近针尾处，以注射器回抽，引流胶管无破损即可显示负压。

术者手套不得触碰患者皮肤或衣物；助手尽量减少触碰无菌孔巾范围。

助手任何时候不得在无菌包上方传递药物、物品等！

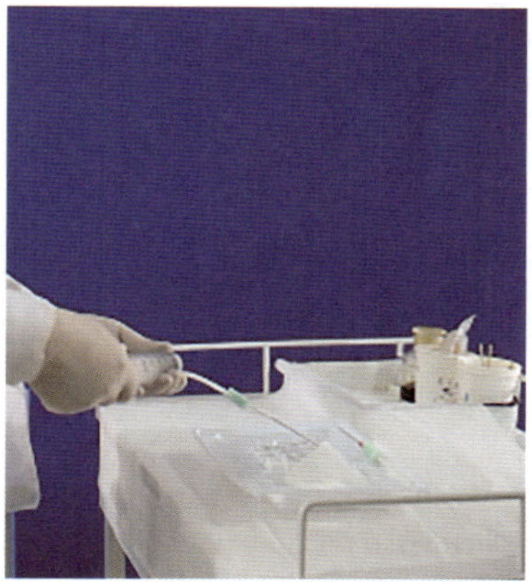

图 14-6　胸膜腔穿刺术
打开穿刺包　检查物品

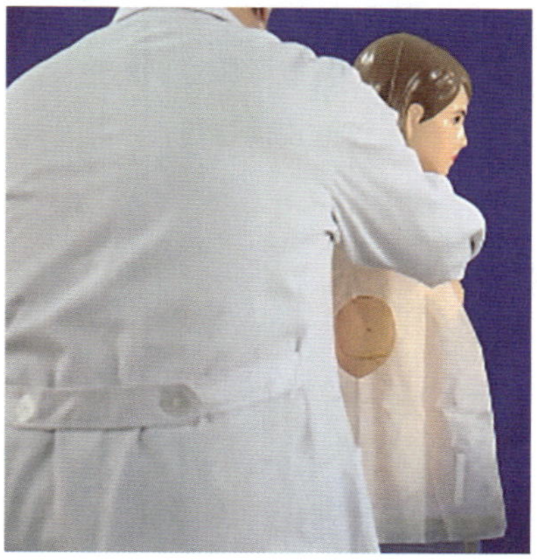

图 14-7　胸膜腔穿刺术　铺无菌孔巾

4. 麻醉

（1）助手取 2% 利多卡因，以消毒剂消毒安瓿瓶颈处，之后打开安瓿。使安瓿印刷药品名称一侧面对术者，术者确认所用药品无误。

（2）术者用 5 ml 注射器抽取利多卡因 3 ~ 5 ml，排空注射器内气体。

（3）术者再次确认穿刺点，通过触摸肋间隙确定穿刺点位于肋骨上缘（腋

避免损伤肋间神经与血管。

★ 人文关怀

术者告知患者，现在开始注射麻药，稍微有些疼痛，不要移动。

★ 问题 6

麻醉时抽出血液，如何处理？

拔出注射器后不要揉压穿刺点。

★ 人文关怀

现在麻药已经注射，不再感觉疼痛了吧？有什么不舒服的感觉吗？

★ 人文关怀

再次叮嘱患者穿刺过程中切勿咳嗽、深呼吸或说话，必要时以手示意通知医生

进针深度与麻醉进针深度相当，注意不要进针过快，否则不易察觉阻力突然消失。

助手固定胸穿针时用手指力量控制止血钳轻轻夹住针身。

★ 问题 7

为什么每次都要先夹闭引流胶管，才能取下注射器？

为减轻症状抽取胸腔积液时，注意不要过多、过快。

★ 问题 8

如果抽液过多、过快，会产生什么后果？

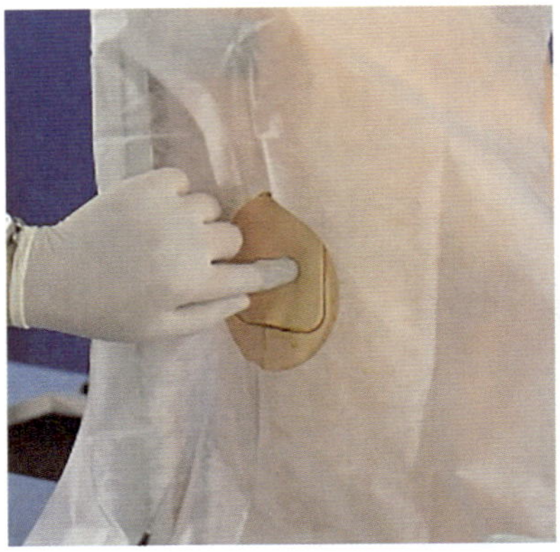

图 14-8　胸膜腔穿刺术　确认穿刺点

后线及肩胛下角线）（图 14-8）。如穿刺点选择在腋中线、腋前线上，进针位置为上下两根肋骨中间。

（4）术者以左手拇指、示指（或示指、中指）绷紧穿刺点部位的皮肤，环指、小指与手掌握住一个棉球（或一块纱布）。右手持注射器，倾斜约 5°刺入皮内，注射约 0.1 ml 利多卡因，形成一个皮丘（图 14-9），然后调整注射器与皮肤垂直，少许进针→回抽注射器，无血液抽出→推注麻药约 0.5 ~ 0.8 ml，重复上述过程，由表皮到胸膜壁层逐层麻醉（图 14-10）。直至回抽时抽出液体，提示已经进入胸膜腔，记住进针深度，拔出注射器，左手用棉球或纱布压迫穿刺点片刻。

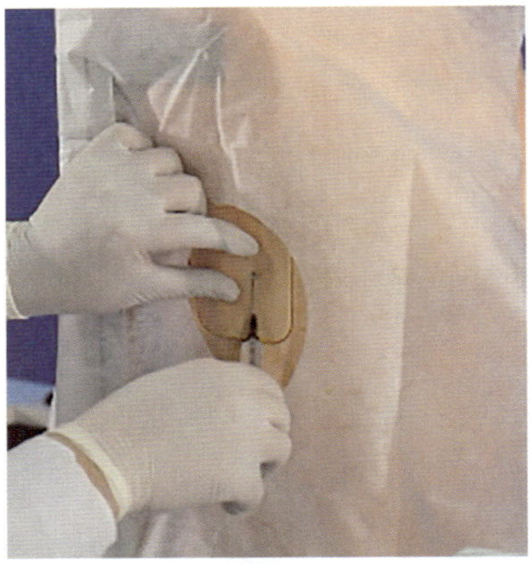

图 14-9　胸膜腔穿刺术　麻醉皮内注药

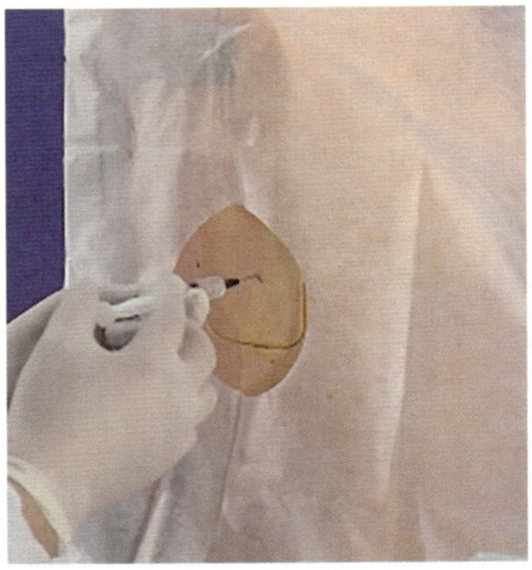

图 14-10　胸膜腔穿刺术　逐层麻醉

5. 穿刺抽液

（1）穿刺：左手两指绷紧穿刺点部位的皮肤，右手握持引流胶管水止阀门已经关闭（或止血钳已夹闭引流胶管）的胸穿针沿麻醉入路，缓慢刺入，当针锋阻力感突然消失时，提示胸穿针已经进入胸膜腔。

（2）固定穿刺针：术者把无菌包内的止血钳递给助手（或者助手戴无菌手套后取出），助手用止血钳紧贴患者皮肤部位夹持针身，协助固定穿刺针。（如穿刺针引流胶管也是用止血钳夹闭的，把夹闭胶管的止血钳环柄端也交给助手。）

（3）抽液：术者取 50 ml 注射器，连接到胸穿针的引流胶管末端，确保连接紧密之后，打开引流胶管的水止阀门（或让助手松开夹闭胶管的止血钳），术者回抽注射器，抽取胸腔积液。在注射器抽满后，关闭引流胶管水止阀门（或助手用止血钳夹闭胶管）后，术者才可以取下注射器，将抽出的积液注入收集瓶内。如需抽取更多积液，再次连接注射器与胶管，确保连接紧密，打开阀门或止血钳，抽液，如此反复，直至达到欲抽取的胸腔积液数量。

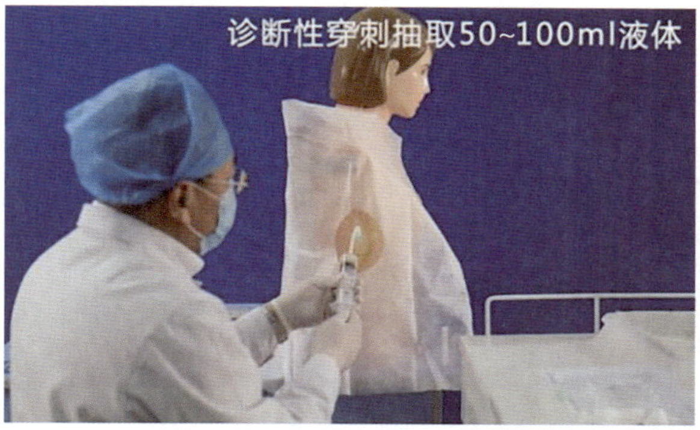

图 14-11　胸膜腔穿刺术　胸穿针穿刺

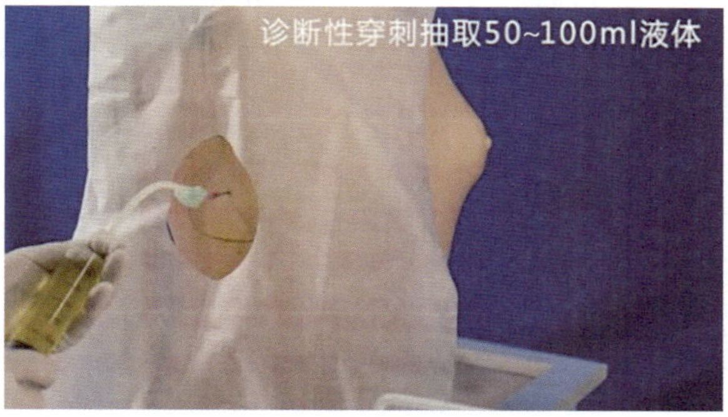

图 14-12　胸膜腔穿刺术　穿刺抽液

6. 拔针、包扎

（1）抽液结束后，关闭引流胶管的水止阀门（或止血钳夹闭胶管），从引流胶管末端拔下注射器放到穿刺包内。

（2）术者左手拿一块纱布或棉球，右手拔出穿刺针后，迅速用纱布或棉球压迫穿刺点。

（3）助手用蘸取消毒液的棉签消毒穿刺点。

（4）术者用无菌纱布覆盖穿刺部位、取下孔巾，助手协助胶布粘贴、固定纱布。

牢记：每次拔下注射器时，必须确保引流胶管的水止阀门是关闭的！

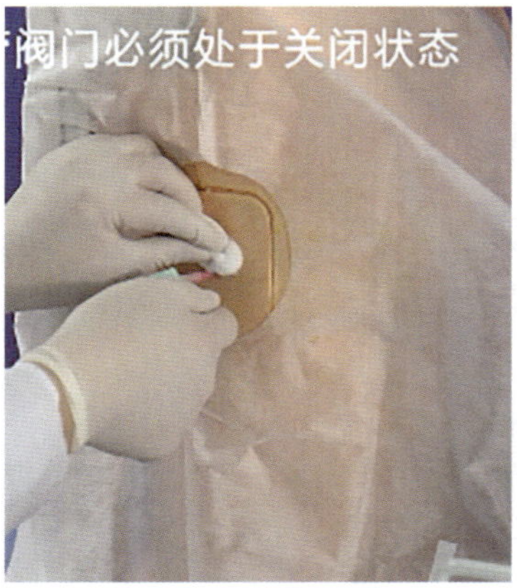

图 14-13　胸膜腔穿刺术　拔针

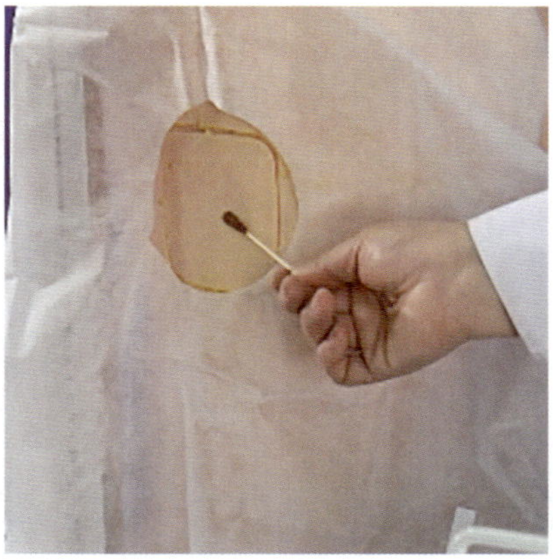

图 14-14　胸膜腔穿刺术　消毒穿刺点

【标本处理】

1. 术者要记录胸腔积液的外观特性、颜色，本次抽取液体量。

★ 问题 9

渗出液与漏出液如何鉴别？

如果进行培养，需要抽出胸水后直接注入培养基内。

如检查肿瘤细胞，抽取 100～250 ml 立即送检（至少 50 ml），防止细胞自溶。

★ 人文关怀
询问患者感觉如何？呼吸困难症状是否有所减轻？表扬患者配合很好，过程顺利。

2. 根据临床需要，送检标本。如胸腔积液常规、生化、肿瘤标记物、培养、脱落细胞检查等。

【术后处理】

1. 协助患者整理衣物、嘱其卧位休息。
2. 测量生命体征。
3. 嘱患者及家属：穿刺点 72 h 保持干燥。

【问题与解答】

问题	解答
1. 如何判断肺压缩体积？	气胸量大小依据胸片上肺压缩的体积来判断。若被压缩 1 个肋间，表示气胸量约为 10%，若肺压缩 2 个肋间，表示气胸量约为 20%。若肺压缩 3 个肋间，表示气胸量约为 30%，以此类推
2. 常见胸膜腔注药包括哪些？	①脓胸时注入抗生素。②恶性胸腔积液，可以注射抗肿瘤药物或硬化剂诱发化学性炎症造成胸膜粘连而闭合胸膜腔，防止胸腔积液再次积聚。③个别结核性胸膜炎患者，为防止胸腔积液吸收后造成胸膜粘连，可少量注入肾上腺糖皮质激素
3. 检查胸穿包需要注意哪些内容？	注意一次性胸穿包有效期、包装是否破损，其内包括的物品是否有无菌棉球及无菌手套等；注意重复灭菌的胸穿包灭菌有效期、是否保持干燥以及其内包含物品
4. 消毒过程中一旦出现遗漏区域如何处理？	消毒过程中一旦出现遗漏区域，棉签不得回擦（相当于由外向内），违反无菌原则！可以用新棉签蘸取碘酊，再由中心向外周环形消毒 1 次
5. 如何使用乙醇脱碘？	第 1 次脱碘时保留碘酊的最外缘，第 2 次脱碘时把碘酊完全脱去，防止碘酊留存在皮肤上时间过久，造成皮肤刺激、灼伤或过敏
6. 麻醉时抽出血液，如何处理？	进针较深回抽时发现抽出血液，需要判断是进入血管内还是胸腔内血性积液。进入血管内抽出的血液会很快凝固，而血性积液为不凝血
7. 为什么每次都要先夹闭引流胶管，才能取下注射器？	防止出现气胸 相关知识：有医院采取套管针穿刺，连接三通装置，可以减少反复关闭水止阀门（或止血钳夹闭胶管）、反复连接注射器的操作，减少气胸发生
8. 如果抽液过多、过快，会产生什么后果？	复张性肺水肿（详见并发症）
9. 渗出液与漏出液如何鉴别？	病因不同，漏出液是由于非炎症所致，如各种肾病、严重的营养不良。渗出液多见于炎症因素、肿瘤因素或物理化学刺激导致，如结核性胸膜炎、感染所致 二者外观不同，漏出液外观呈淡黄色、透明或稍微浑浊。渗出液外观呈黄色、血色或乳糜样，漏出液易凝固，渗出液不易凝固 实验室检查区别，漏出液比重小于 1.018，反之为渗出液；漏出液的蛋白质定量＜ 25 g/L，渗出液蛋白质定量＞ 30 g/L；漏出液的糖定量接近血糖，渗出液低于血糖；漏出液的细胞总数小于 100×10^6 个 /L，渗出液大于 500×10^6 个 /L

【并发症产生原因及处理】

并发症	原因及表现	预防及处理措施
胸膜反应	患者头晕、心悸、出冷汗、面色苍白、脉细弱、四肢发冷、胸闷、血压下降，严重者晕厥	1. 立即停止操作 2. 让患者平卧，监测生命体征 3. 必要时可予0.1%肾上腺素0.3～0.5 mg皮下注射 4. 监测血压，防止休克
复张性肺水肿	1. 多见于大量胸腔积液和3天以上的气胸患者，在抽液、抽气过多时出现 2. 因过多、过快抽液抽气使胸腔压力骤降、肺组织快速复张引起肺水肿，出现不同程度的缺氧和低血压 3. 一般发生在肺复张的即刻或1 h内，一般不超过24 h 4. 患者剧烈咳嗽、呼吸困难、烦躁、胸痛、发绀、心悸、发热、恶心呕吐等，咳大量白色泡沫样或粉红色泡沫样痰，甚至休克、昏迷 5. X线胸片显示穿刺侧肺水肿征象，对侧也可能出现	1. 注意严格遵守抽液量规则：①成人胸腔积液首次抽液不超过600 ml，之后每次不超过1000 ml。②成人气胸首次抽气量600～800 ml，之后每次不超过1000 ml，可以每日一次或隔日一次穿刺。③婴幼儿胸腔积液首次抽液量不超过150～200 ml，年长儿首次不超过300～500 ml，之后每次不超过1000 ml 2. 如果是胸腔闭式引流者，停止引流 3. 吸氧，纠正低氧血症 4. 静脉使用吗啡 5. 严格控制液体入量 6. 酌情使用利尿剂、肾上腺皮质激素 7. 必要时给予无创机械通气，甚至气管插管、有创机械通气等
气胸	胸穿抽液时发生率3%～20%，患者突感胸痛，部分患者呼吸困难进行性加重。其原因：①穿刺针位置过高，损伤肺组织；②引流胶管破损漏气；③拔下注射器时引流胶管没有夹闭；④穿刺过程中病人咳嗽、移动、说话等肺膨胀，被穿刺针损伤	1. 少量气胸无明显症状时，密切观察 2. 大量气胸需要留置胸腔闭式引流管 3. 机械通气患者，气胸可能发展为张力性气胸，需要留置胸腔闭式引流管
出血	主要表现为以下几种： 1. 穿刺点胸壁皮下出血 2. 麻醉进针损伤血管，抽出鲜血 3. 血胸 4. 咯血	1. 穿刺前明确患者凝血功能是否异常 2. 穿刺时尽量避免损伤肋间动脉（穿刺位置不同，进针点有所变化） 3. 如果在进针时抽出鲜血，在注射器内凝固，表明穿刺入血管，需要退针到皮下，改变进针方向，重复进针→回抽（无血）→注药的步骤。如果抽出鲜血较多，应拔针、压迫穿刺点，病情平稳后更换穿刺点或改变进针方向再次穿刺 4. 损伤肋间动脉多数可自行止血，无需特殊处理 5. 如果患者出现血胸，严密监测血压等生命体征，必要时输血、胸腔闭式引流，个别需要外科手术止血 6. 肺损伤可能导致小量咯血，多可自止，严重者按照咯血常规处理
胸腔内感染	操作者无菌观念不强引起的严重并发症，患者术后出现严重感染表现，甚至脓胸	全身应用抗生素，胸腔内局部处理，如冲洗、引流、局部注药，必要时需要外科治疗
横膈或腹腔脏器损伤	穿刺点选择位置过低	避免在肩胛下角线第9肋间以下、腋后线第8肋间以下穿刺

胸膜腔穿刺术评分标准

项目	内容	分值	得分
准备（10 分）	术者准备：穿工作服，戴口罩，帽子，洗手	1	
	核对患者床号、姓名、腕带，嘱患者排尿	2	
	知情同意并签字，测血压、脉搏、呼吸正常，术前行凝血功能检查，询问麻醉药过敏史，评估穿刺部位皮肤情况，向患者作好解释，解除顾虑，术中避免咳嗽，注意保暖	4	
	用物准备：胸腔穿刺包、安尔碘、无菌棉签、手套、胶布、2% 利多卡因，5 ml、20 ml 或 50 ml 注射器。检查物品是否在有效期内，包装是否完好	3	
操作过程（70 分）	患者体位：坐位，面向椅背，两前臂置于椅背上，前额伏于前臂上（1 分），不能下床者可取半坐卧位，暴露后胸背部（1 分）。不能起床者可取半卧位，患侧前臂上举双手抱于枕部（1 分）	3	
	穿刺点选择：复阅患者胸片（2 分），肺部叩诊（2 分）	6	
	常规选取肩胛线或腋后线第 7 ~ 8 肋间、腋中线第 6 ~ 7 肋间、腋前线第 5 肋间，包裹性积液结合超声定位，准确判断穿刺点及标记（2 分）		
	消毒顺序：以穿刺点为圆心，由内向外。消毒范围：直径 15 cm 以上	2	
	消毒 3 次，消毒不留空隙，每次范围小于前一次，最后范围大于孔巾直径	1	
	取胸穿包，检查包的有效期	1	
	打开胸穿包（1 分）、戴无菌手套（2 分）、铺孔巾（1 分）、清点物品（1 分）	5	
	检查穿刺针及胶管通畅性和密闭性，夹闭胶管	1	
	核对麻醉药，正确开启，抽吸麻醉药并排气	1	
	于穿刺点行皮丘注射（1 分）、沿穿刺点垂直进针（1 分）、边进针边回抽及推药（1 分）	3	
	若抽到胸水则停止注药	1	
	取穿刺针，夹闭穿刺针橡胶管	2	
	左手示指与中指固定穿刺部位的皮肤	1	
	沿穿刺点垂直并缓慢进针，有突破感后停止进针	1	
	助手协助固定穿刺针	1	
	连接注射器后松开橡胶管夹子	1	
	首次抽液量不超过 600 ml，以后每次抽液量不超过 1000 ml；诊断性穿刺抽液在 50 ~ 100 ml	2	
	抽出液体（1 分）。留取胸水标本送检：常规、生化、脱落细胞（3 分）	1	
	夹闭胶管（1 分），拔出穿刺针，纱布按压 1 ~ 2 min（可口述时间）（1 分）	2	
	无菌敷料覆盖，胶布固定	1	
	操作完成后为患者复原衣物，整理用物，垃圾分类处理	1	
	穿刺结果：第一次操作即成功得 30 分；第二次操作才成功得 20 分；第三次及以上操作成功得 10 分；未抽出胸水不得分	30	
注意事项（20 分）	操作过程应该注意观察患者生命体征，如有头晕、面色苍白、出汗、心悸、胸部压迫或剧痛、昏厥等胸膜反应，或出现连续性咳嗽、气促、咳泡沫痰等现象时，应立即停止抽液，操作过程中询问患者的感受	5	
	术后嘱患者卧位或半卧位休息半小时，测血压、脉搏	2	
	术后穿刺点局部清洁干燥 3 天	3	
	违反无菌原则每次扣 5 分，最多扣 10 分	10	
总分	穿刺部位判断错误，从标记穿刺点开始不再得分	100	

医学人文关怀评分标准

项目		分值
操作前	是否衣帽整洁、自我介绍	5 4 3 2 1
	与患者及家属谈话时语音是否清晰、语气是否得体，语言表述是否准确，肢体语言使用是否良好	5 4 3 2 1
	是否具备“急患者之所急、想患者之所想”的态度	5 4 3 2 1
	对患者及家属的疑虑是否解答到位	5 4 3 2 1
	是否签署《治疗同意书》	5 4 3 2 1
	是否表达出对患者及家属的尊重	5 4 3 2 1
	操作前是否提示患者感觉不适或异常，需停止穿刺时，如何示意医生	5 4 3 2 1
	物品准备是否齐全	5 4 3 2 1
	是否注意保护患者隐私，请出无关人员等	5 4 3 2 1
操作中	是否测量生命体征	5 4 3 2 1
	查体前是否说明目的，是否自行温暖双手后再查体	5 4 3 2 1
	消毒前是否提示有凉的感觉	5 4 3 2 1
	注射麻药前是否提示“有轻微疼痛感”	5 4 3 2 1
	穿刺前是否提示“不要咳嗽、移动身体等”避免出现意外	5 4 3 2 1
	穿刺抽出液体，是否及时反馈给患者，并反复提示患者不要移动、咳嗽等，对患者的配合给予赞赏	5 4 3 2 1
操作后	穿刺结束后，是否及时告知患者	5 4 3 2 1
	术后是否询问患者自我感受	5 4 3 2 1
	是否帮助患者穿好衣物、协助其卧床休息	5 4 3 2 1
	是否复查生命体征	5 4 3 2 1
	术后医嘱：卧床休息时长、穿刺点保持干燥等是否交代到位	5 4 3 2 1
总分		

模块十五
数字资源

模块十五　胸腔闭式引流术及拔管术

知识目标

1. 掌握胸壁及胸膜腔的结构及特点。
2. 掌握胸腔闭式引流术的适应证和并发症。
3. 掌握胸腔闭式引流拔管的指征。

能力目标

1. 培养学生应急处变的能力及临床决断能力。
2. 培养无菌观念和急救技能。
3. 局部浸润麻醉操作熟练，并完成胸膜腔引流置管术。

一、胸腔闭式引流置管术

【目的】

1. 持续排除胸膜腔内液体或气体，促进肺复张。
2. 恢复胸膜腔负压状态，保障心肺的正常功能。

【适应证】

1. 中等量以上自发性气胸、开放性气胸、张力性气胸。
2. 胸腔积液（血胸、脓胸、乳糜胸等中等量以上）。
3. 支气管胸膜瘘、食管胸膜瘘等。
4. 开胸术后、胸腔镜术后监测胸腔液体渗出情况。
5. 其他　胸膜腔给药，呼吸治疗时出现气胸的处理。

【禁忌证】

1. 结核性胸腔积液。
2. 脏胸膜与胸壁粘连严重者。
3. 有凝血功能障碍和严重出血倾向者。
4. 胸腔积液为漏出液。

【并发症】

1. 疼痛，最常见，引流管压迫肋间神经引起，可通过适当改变引流管位置和应用止痛药物治疗。

2. 气胸。

3. 出血、感染。

4. 皮下气肿和纵隔气肿。

5. 脏器损伤，如肺组织损伤、膈肌损伤

【操作前准备】

1. 操作者准备

（1）本操作需要两个人进行分为术者和助手。

（2）操作者洗手，戴帽子、口罩、无菌手套。

（3）详细了解病史，进行体格检查，结合辅助检查资料进行定位。

（4）向患者或家属详细说明引流的目的、意义、安全性和可能发生的并发症。简要说明操作过程，消除患者顾虑，取得配合，并签署知情同意书。

（5）掌握胸腔闭式引流的相关知识、并发症的诊断及处理。

2. 患者准备

（1）测量生命体征。

（2）心理准备，减少紧张和恐惧。

（3）签署知情同意书。

3. 物品准备

（1）胸腔闭式引流手术包。

（2）消毒用品：碘酊、乙醇，或聚维酮碘（安尔碘）。

（3）麻醉药品：2% 利多卡因。

（4）其他：注射器、胸腔闭式引流装置 1 个、胸腔闭式引流连接配套管 1 套、胸腔闭式引流管、治疗床、抢救车、无菌手套 2 副、无菌生理盐水、胶布等。

如果采用安尔碘，需要消毒 2~3 次，第 2 次消毒范围比第 1 次略小。

【操作步骤】

1. 体位　气胸患者常采用坐位或斜坡卧位，双手抱头；胸腔积液患者常采用健侧半卧位或斜坡仰卧位。

2. 切口选择

（1）操作前再次核对患者信息。

（2）通过叩诊、听诊，结合胸部辅助检查，确定切口位置。

（3）肋间切口，气胸一般选择在腋前线第 3 肋间或锁骨中线第 2 肋间隙；胸腔积液可选择在腋中线第 6、7 肋间隙或彩超定位点。

3. 消毒铺单

（1）消毒：充分暴露患者的切口部位，以切口为中心，用棉签蘸取 2.5% 碘酊消毒 1 次，自内向外环形扩展消毒，之后用 75% 乙醇脱碘 2 次（图 15-1）。

（2）戴无菌手套，铺单（图 15-2）。

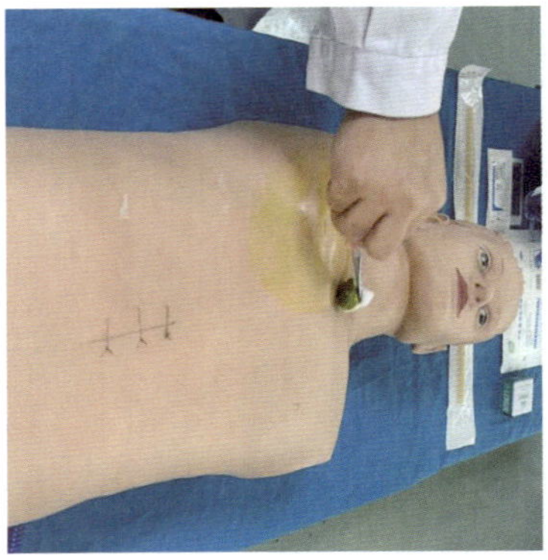

图 15-1　切口皮肤消毒

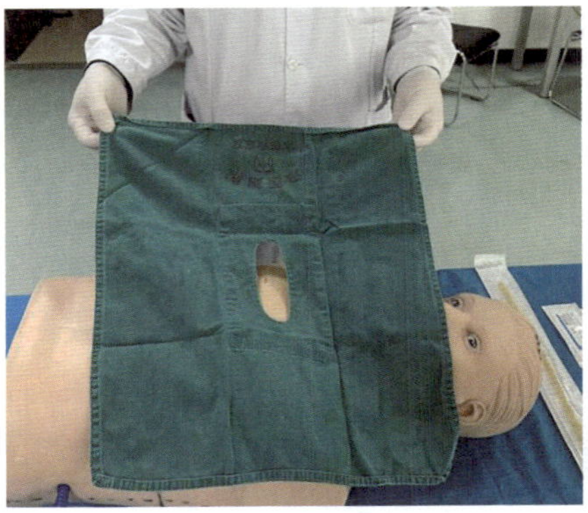

图 15-2　铺单

麻醉过程中防止麻醉药物进入血管。

4. 麻醉　术者用 10 ml 注射器吸取 2% 利多卡因 10 ml，排空注射器内气体。

术者以左手拇指、示指（或示指、中指）绷紧穿刺点部位的皮肤，环指、小指与手掌握住一个棉球（或一块纱布）。右手持注射器，倾斜约 5°刺入皮内，注射约 0.1 ml 利多卡因，形成一个皮丘，然后沿切口方向，形成一个 2 ~ 3 cm 长的局部皮肤麻醉区域；然后逐层麻醉各层组织，直至胸膜。回抽有气体或液体说明切口位置正确（图 15-3）。

避免损伤肋间神经和血管束。

有明显突破感、同时有气体喷出或液体流出。如果局部有粘连，可以用戴手套的手指进行钝性剥离。如果局部有骨折操作过程应轻柔，防止骨折加重。

5. 切开、分离　沿皮肤麻醉区域，平行于肋间做一个长约 2 cm 的切口；斜向上钝性分离肋间各层肌肉，止血钳尖端置于下一肋骨上缘，直至胸膜；止血钳刺破胸膜，进入胸膜腔，注意不要损伤肺组织（图 15-4）。

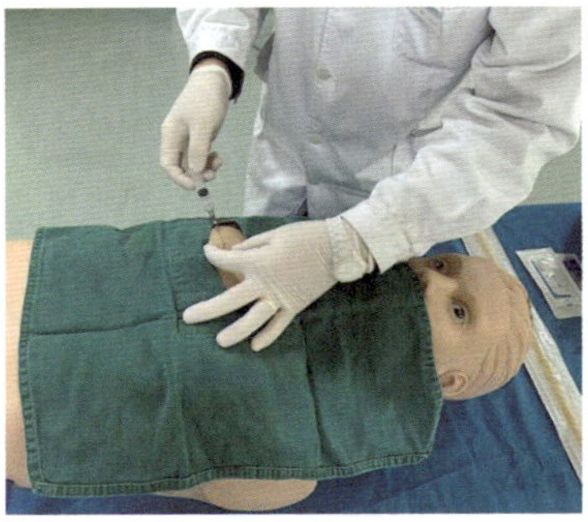

图 15-3　麻醉

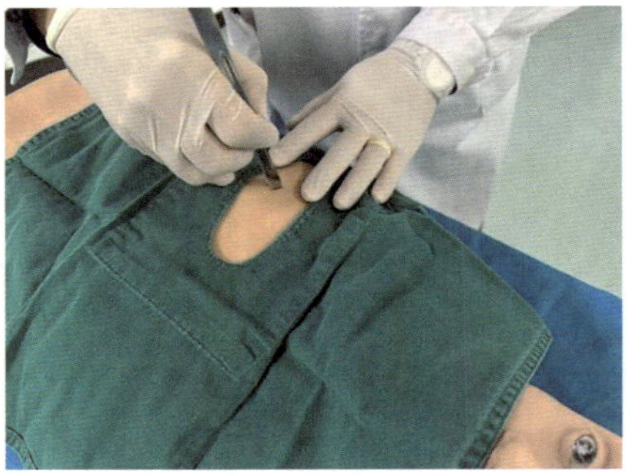

图 15-4　切开、分离

6. 引流管置入（图 15-5）

（1）用一把止血钳撑开、扩大切口，另一把止血钳沿引流管长轴固定并将引流管送入胸膜腔。

（2）调整引流管置入深度，确保引流管侧孔在胸膜腔内。

（3）退出止血钳，将引流管的远端连接好水封瓶。观察水柱波动是否良好。

引流管远端朝向胸膜腔顶部，在患者呼气时有液体外流或有雾气进入引流管说明引流管位置放置正确。

7. 固定引流管　缝合皮肤切口并将引流管固定，防止滑脱；确保局部无活动性出血后用敷料覆盖，固定（图 15-6）。

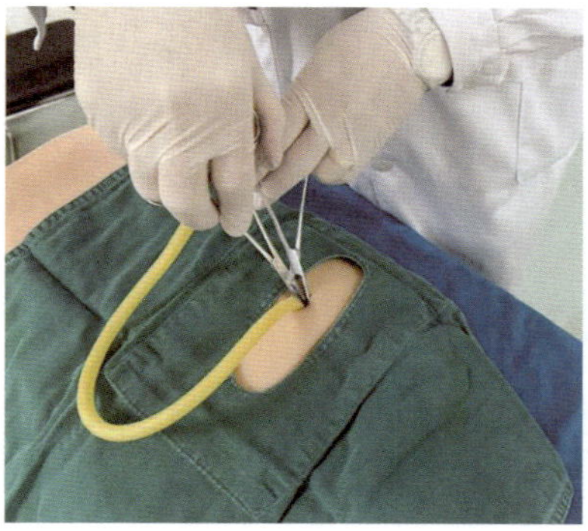

图 15-5　置入引流管

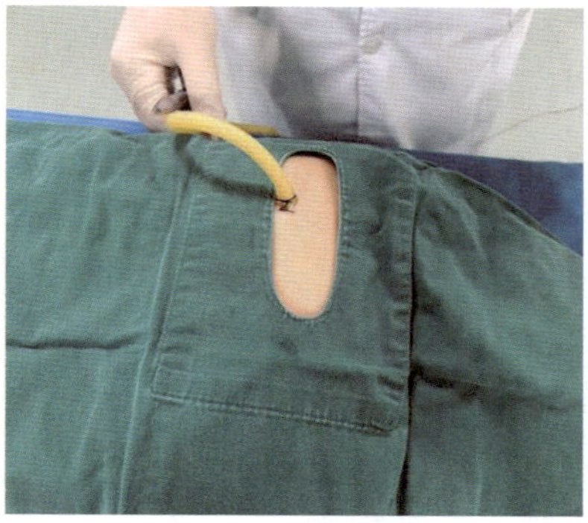

图 15-6　固定引流管

8. 观察引流情况　置管后应注意观察患者各项指征有无改善，有无不适，必要时做辅助检查以评估引流管位置（图 15-7）。

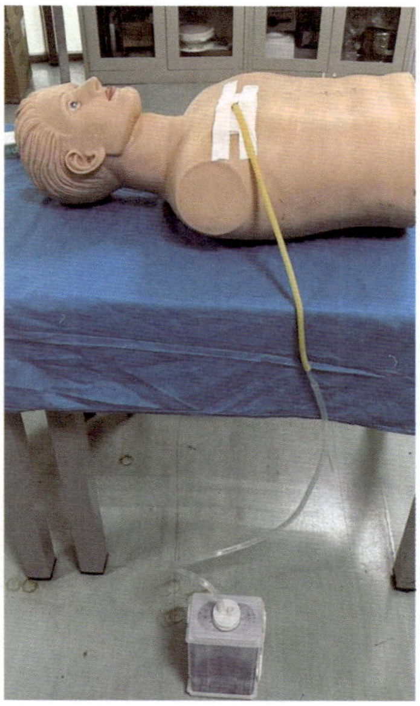

图 15-7　观察引流情况

二、胸腔闭式引流管的拔除

【目的】

胸腔积液、积气引流干净，肺复张完全后即可拔除引流管。

【适应证】

1. 气体引流　引流管通畅，无活动性漏气。

2. 液体引流　每日液体引流量小于 100 ml，颜色清亮。

3. 胸片显示胸腔积气或积液已完全排出，肺膨胀良好。

4. 其他　脓胸患者胸膜腔感染已控制、胸膜瘘的瘘口经证实已闭合。

【禁忌证】

1. 引流不完全。

2. 每日引流量较大或颜色较深。

3. 引流管漏气。

4. 胸腔内感染未控制。

5. 造影检查支气管胸膜漏未愈合或症状体征未消失。

6. 造影检查食管胸膜瘘未愈合或检查已愈合，但尚未恢复进食。

7. 仍需要机械通气的气胸或血胸患者。

【操作前准备】

1. 患者准备　测量生命体征，向患者解释拔管的目的，消除患者紧张情绪以利于配合，告知需要配合的事项。

2. 材料准备

（1）拆线包。

（2）消毒用品。

（3）其他。

3. 操作者准备

（1）洗手戴帽子、口罩、无菌手套。

（2）了解病史并详细检查，结合术后复查 X 线胸片等影像资料再次确认已达拔管指征。

（3）掌握胸腔闭式引流拔管相关操作知识及其并发症的诊断和处理。

【操作步骤】

1. 体位　仰卧位或斜坡仰卧位、立位均可，双手抱头。

2. 消毒　局部消毒切口及周围皮肤。

3. 拔管

（1）剪断引流管固定缝线。

（2）轻轻转动引流管，确认引流管未被缝线缝住。

（3）嘱患者屏气将胸腔闭式引流管迅速拔出，同时用油纱布和无菌纱布覆盖伤口，加压包扎固定。

（4）观察患者有无突发气促胸闷、面色苍白、呼吸音减弱；拔管处有无渗血、渗液或漏气。

【并发症及处理】

并发症	预防及处理措施
胸膜反应	置管过程中出现头晕、气促、心悸、面色苍白、血压下降时，应立即停止操作，患者取平卧位、吸氧，同时可皮下注射肾上腺素 0.3～0.5 mg
出血	以预防肋间血管束损伤为主，如果出现较大出血应准确判断出血部位，及时止血，必要时可手术止血
皮下气肿或肺水肿	皮下气肿多因引流管固定不牢所致，可重新置管或调整引流管位置后加压包扎；肺水肿多因大量排出胸膜腔积气或积液后，肺组织快速复张所致，因此需要控制排气、排液速度，预防肺水肿。治疗以控制液体摄入和利尿为主
其他	心律失常、局部疼痛、感染等对症治疗即可

胸腔闭式引流术评分标准

项目	操作要点和评分细则	分值	得分
准备（12 分）	核对患者及 X 线胸片等资料	2	
	工作衣、帽子、口罩穿戴整齐，洗手	2	
	核对胸腔闭式引流包消毒日期是否在时限内	2	
	准备手术相关用物（无菌手套、麻药、注射器、引流瓶、引流管、生理盐水、络合碘等）	6	
消毒铺单（15 分）	站在患者的患侧	2	
	暴露并标记患者手术部位	1	
	由内至外消毒切口及周围皮肤，消毒范围直径大于 15cm，之后用 75% 乙醇脱碘 2 次	4	
	每次消毒的范围应较上次消毒范围小	2	
	戴手套	3	
	铺无菌巾并固定	3	

续表

项目	操作要点和评分细则	分值	得分
麻醉（15分）	正确选择麻醉方式：局部浸润麻醉	3	
	注射麻药时需回抽	3	
	边进边注射麻药	3	
	至有落空感或回抽至有气体或液体	3	
	测试麻醉效果	3	
手术步骤（40分）	正确选择尖刀片	2	
	上刀片动作流畅	2	
	切开皮肤	2	
	分离皮下、肌层直至进入胸膜腔	5	
	置入胸腔引流管	5	
	连接胸腔闭式引流瓶	5	
	验证置管正确	5	
	缝合固定引流管	5	
	覆盖敷料 (4~6 层)	2	
	胶布固定	2	
	操作熟练度	5	
无菌观念（10分）	全部操作所涉及的无菌原则	10	
人文关怀（8分）	手术前需告知患者此次手术的目的	2	
	操作前、后需询问患者感觉	2	
	结束手术后将患者衣物及被褥恢复原样	2	
	最后需向患者交代手术后注意事项	2	
总分		100	
如严重违反以下任意一项或多项，在总分上扣除 50 分（请打钩） □操作前未消毒　　□操作前未戴手套　　□操作前未铺巾			

胸腔闭式引流术医学人文关怀评分表

	评分项目	评分标准	分值				
术前沟通与知情同意	病情解释	用通俗语言说明手术必要性、风险及预期效果（如气胸 / 液胸缓解原理）	5	4	3	2	1
	知情同意	确认患者 / 家属签署同意书，并解答其疑问（如疼痛、瘢痕等问题）	5	4	3	2	1
	隐私保护	操作前合理遮蔽患者非暴露部位，限制无关人员在场	10	8	6	4	2
	情绪安抚	主动询问患者焦虑点，针对性提供心理支持（如解释术中可能的不适感）	10	8	6	4	2
术中人文关怀	疼痛管理	麻醉前告知患者“会先打麻药，穿刺时会有压力感”，术中实时询问疼痛感受	10	8	6	4	2
	共情语言	使用鼓励性语言（如“配合得很好，马上完成了”），避免冷漠术语	10	8	6	4	2
	身体尊重	调整体位时主动协助（如肋骨损伤患者翻身动作轻柔）	10	8	6	4	2
	家属沟通	如需家属在场，提前说明注意事项（如保持安静、避免干扰操作）	10	8	6	4	2

续表

	评分项目	评分标准	分值
术后关怀与教育	术后指导	清晰告知引流管护理要点（如避免牵拉、记录引流量）、疼痛应对措施	5 4 3 2 1
	心理支持	主动说明恢复预期（如“引流液减少是好转信号”），减轻患者焦虑	5 4 3 2 1
	随访安排	明确复诊时间、紧急情况联系方式（如引流管脱出处理）	5 4 3 2 1
职业素养	团队协作	与护士 / 助手配合默契，尊重团队成员意见	5 4 3 2 1
	文化信仰	尊重患者宗教信仰 / 文化习俗（如部分患者拒绝异性操作者）	5 4 3 2 1
	无菌规范	全程严格执行无菌操作，体现对患者安全的重视	5 4 3 2 1

模块十六　腹膜腔穿刺术

模块十六
数字资源

知识目标

对明确有腹水的患者，为了诊断和治疗疾病能够判断是否需要进行腹腔穿刺（适应证和禁忌证的掌握），操作流程熟练，理论知识扎实。

能力目标

1. 能够根据病史、体征及辅助检查完成腹水诊断。

2. 签署治疗同意书（对适应证、禁忌证、并发症及其处理的掌握运用）。

3. 能够熟练完成操作，在诊疗过程中能够做好医学人文关怀。

腹腔穿刺术（abdominocentesis），简称腹穿，是指对有腹水的患者，为了诊断和治疗疾病进行腹腔穿刺，抽取积液进行检验的操作过程。

采集病史迅速、体格检查正确，结合辅助检查资料分析病情准确，采用诊疗方法正确，操作熟练并能够熟练处理并发症

【目的】

1. 诊断　明确腹水性质，协助确定病因。

2. 治疗　腹腔内给药、大量腹水严重影响呼吸和循环或引致腹部胀痛时，可穿刺放液减轻症状；腹水浓缩回输术。

【适应证】

1. 诊断性穿刺　抽取腹水，通过腹水常规、生化、微生物学、细胞学检查，了解腹水的性质，明确腹水的病因。

诊断性穿刺一般抽取腹水 50～100 ml。

2. 治疗性穿刺

（1）抽取腹水，减轻大量腹水对呼吸和循环的影响，缓解呼吸困难；或缓解腹水所致腹部胀痛等症状。

（2）腹腔内给药或腹膜透析。

（3）腹水回输。

（4）腹腔置管。

【禁忌证】

1. 有肝性脑病先兆者。

2. 不能合作的患者　精神异常、意识障碍、躁动不安的患者。

3. 胃肠高度胀气者。

★ 问题1
如何通过查体鉴别卵巢囊肿与大量腹水？

4. 棘球蚴病的患者。
5. 腹腔巨大肿瘤，尤其动脉瘤者。
6. 粘连性腹膜炎或腹腔内广泛粘连。
7. 腹壁手术瘢痕。
8. 卵巢囊肿。
9. 妊娠中后期。

【并发症】

要熟知并发症临床表现及处理方法。

1. 腹膜反应。
2. 出血。
3. 感染。
4. 腹腔脏器损伤。

【操作前准备】

1. 操作者准备

（1）核对患者床号、姓名、腕带，嘱患者排尿。

（2）复习患者病情、病史、评估穿刺部位皮肤情况，术前行血常规、凝血功能检查，必要时检查心、肝、肾功能，询问麻醉药过敏史，确定患者符合穿刺适应证、无禁忌证。

触诊、叩诊、听诊时注意手部及听诊器的温度。

（3）评估环境，向患者作好解释，解除其顾虑，注意保暖，保护隐私，进行体格检查（测体重、腹围、血压、脉搏、呼吸、有无肝脾、膀胱肿大及移动性浊音）（图 16-1）。

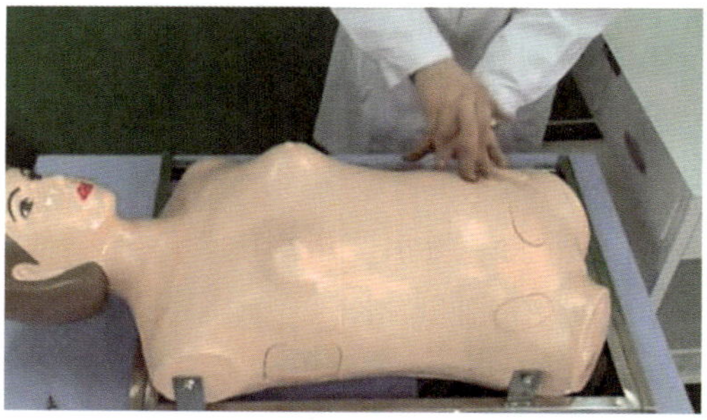

图 16-1 腹膜腔穿刺术 查体

★ 人文关怀
交代并发症时要有医学人文关怀，不能过于教条，造成病人及家属恐惧。

（4）再次查对患者影像学检查资料（腹部 CT、超声结果等）。

（5）与患者或者获得授权的家属谈话，说明检查的目的、大致过程、可能出现的并发症，签署治疗同意书。

（6）穿工作服，戴好帽子、口罩，七步洗手法清洗双手。

2. 物品准备（图 16-2）

使用碘酊消毒后必须用酒精脱碘 2～3 次；安尔碘不需要脱碘
目前常用 2% 利多卡因麻醉，极少过敏；如果使用普鲁卡因麻醉，必须皮肤过敏试验阴性。

（1）无菌腹穿包 一次性无菌腹穿包或经过灭菌的腹穿包。

（2）消毒剂 2.5% 碘酊 +75% 乙醇或安尔碘、聚维酮碘。

（3）局麻药 常用 2% 利多卡因；或者普鲁卡因。

（4）血压计、听诊器。

（5）助手用的无菌手套。

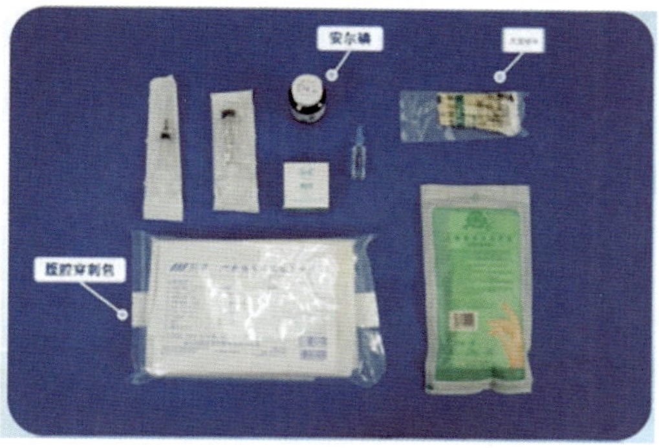

图 16-2　腹膜腔穿刺术　物品准备

（6）消毒棉签、包扎用的胶布，备用 5 ml、20 ml 或 50 ml 注射器，引流袋，多头腹带，培养瓶（需要细菌培养时），如需腹腔注药，准备所需药物。

3. 患者准备

（1）测量体重、腹围、呼吸、心率、血压。

（2）告知患者操作过程中需要配合的事项，避免咳嗽、转动身体。如有不适（如有头晕、心悸、恶心、气短、脉搏增快）或任何不能继续配合操作的情况，及时通过摆手示意。

★ 问题 2

检查腹穿包需要注意哪些内容?

★ 人文关怀

在此过程中注意跟病人交流，尽量减少其紧张。

【操作步骤】

1. 体位　根据病情可取坐位、平卧位、半卧位或稍左侧卧位（图 16-3）。

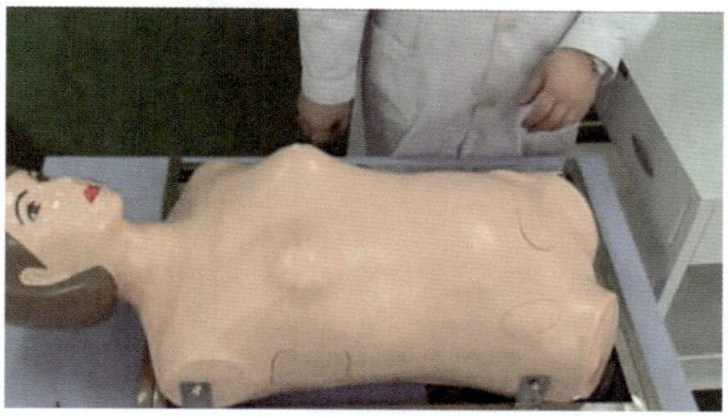

图 16-3　腹膜腔穿刺术　穿刺体位

2. 选择穿刺点

（1）左下腹，脐与髂前上棘连线中、外 1/3 交点（图 16-4）。

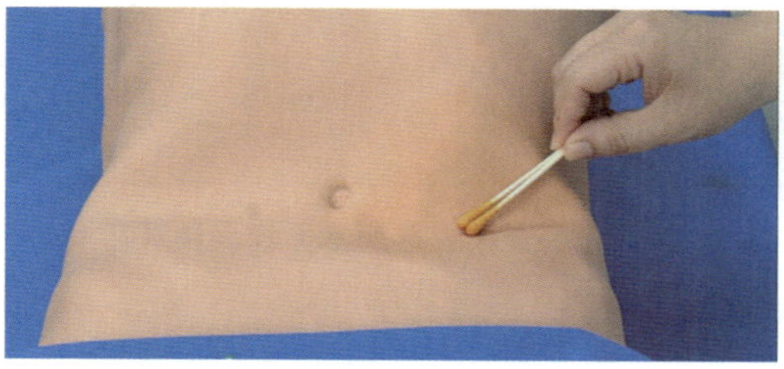

图 16-4　腹膜腔穿刺术　消毒

（2）脐与耻骨联合连线中点上方 1.0 cm、偏左或偏右 1.5 cm 处。

叮嘱患者在开始消毒之后，不能随意变动体位，以免破坏无菌或引起其他意外。

★ 人文关怀
告知患者：现在开始消毒，可能有消毒剂凉感，不要紧张。

（3）（侧卧位）在脐水平线与腋前线或腋中线的延长线相交处。

（4）少量腹水需在B超定位下穿刺，准确判断穿刺点及标记。

3. 消毒、铺单

（1）消毒

1）充分暴露患者的穿刺部位（解开上衣，松开腰带，充分暴露腹部，如需放腹水，背部铺好腹带），以穿刺点为中心，用棉签蘸取2.5%碘酊消毒1次，自内向外环形扩展消毒，消毒范围直径至少15 cm，之后用75%乙醇脱碘2次（图16-4）。

★ 问题3
消毒过程中一旦出现遗漏区域，如何处理？

★ 问题4
如何使用乙醇脱碘？

2）如果采用安尔碘，需要消毒2次，第2次消毒范围比第1次略小，不需要乙醇脱碘。

（2）打开穿刺包：取腹穿包，检查包的有效期，打开穿刺包外包装，放置于器械车台面，打开内层包装，取出无菌手套。

打开内层包装时需要注意手不要触碰污染包装内侧面，可以使用消毒液浸泡的卵圆钳打开。
取出手套时，手不要触碰其他物品！
开放式戴无菌手套要避免污染手套外表面！

1）戴手套：取出手套后，后退一步，离开无菌包的上方，开放式戴好无菌手套。

2）检查包内物品：检查一次性腹穿包内物品如带引流胶管的腹穿针、注射器、纱布、棉球等是否齐全。用50 ml注射器抽吸空气后，连接到腹穿针引流胶管的末端，推注空气以检查腹穿针是否通畅；关闭引流胶管上的水止阀门，注射器回抽，显示引流胶管内形成负压，胶管无破损，气密性良好（图16-5）。

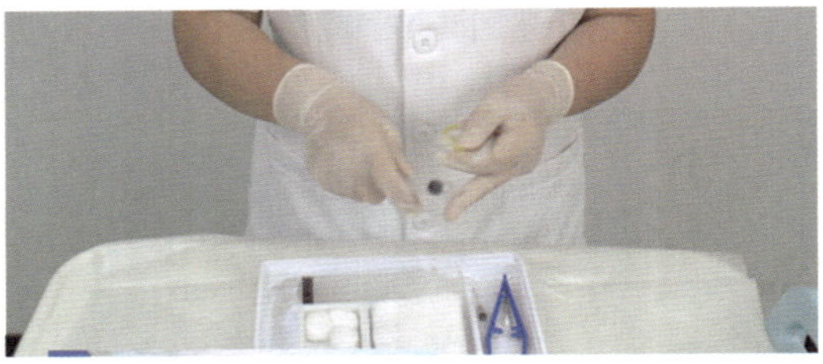

图16-5　腹膜腔穿刺术　检查物品

助手任何时候不得在无菌包上方传递药物、物品等！

（3）铺无菌孔巾：术者铺盖无菌孔巾，中心对准穿刺点（图16-6）。

术者手套不得触碰患者皮肤或衣物；助手尽量减少触碰无菌孔巾范围。

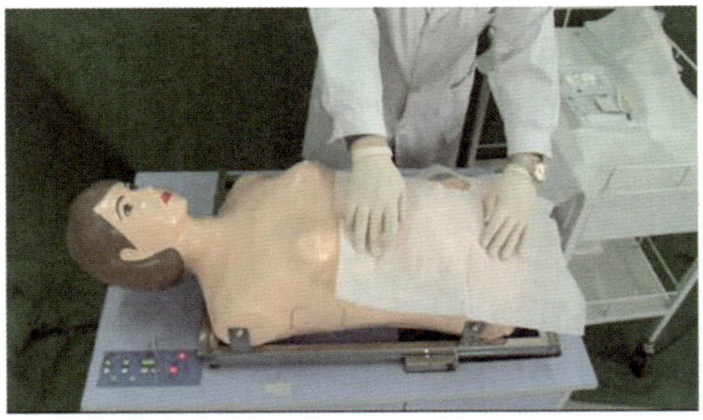

图16-6　腹膜腔穿刺术　铺无菌孔巾

4. 麻醉

（1）助手取2%利多卡因，以消毒剂消毒安瓿瓶颈处，之后打开安瓿。使安瓿印刷药品名称一侧面对术者，术者确认所用药品无误。

（2）术者用 5 ml 注射器抽取利多卡因 3 ~ 5 ml，排空注射器内气体。

（3）术者以左手拇指、示指（或示指、中指）绷紧穿刺点部位的皮肤，环指、小指与手掌握住一个棉球（或一块纱布）。右手持注射器，倾斜约 5° 刺入皮内，注射约 0.1 ml 利多卡因，形成一个皮丘（图 16-7），然后调整注射器与皮肤垂直，少许进针→回抽注射器，无血液抽出→推注麻药约 0.5 ~ 0.8 ml，重复上述过程，由表皮到腹膜壁层逐层麻醉（图 16-8）。直至回抽时抽出液体，提示已经进入腹膜腔，记住进针深度，拔出注射器，左手用棉球或纱布压迫穿刺点片刻。

★ 人文关怀
术者告知患者，现在开始注射麻药，稍微有些疼痛，不要移动。

皮内注射时一般要求注射器针头马蹄面朝外。

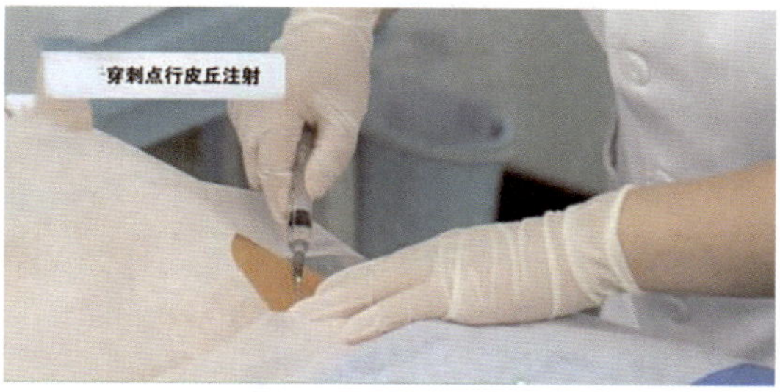

图 16-7　腹膜腔穿刺术　麻醉皮内注药

★ 问题 5
麻醉时抽出血液，如何处理？

拔出注射器后不要揉压穿刺点。

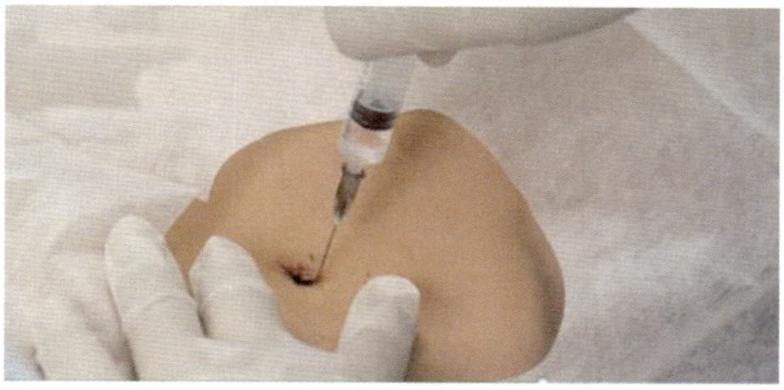

图 16-8　腹膜腔穿刺术　逐层麻醉

★ 人文关怀
现在麻药已经注射，不再感觉疼痛了吧？有什么不舒服的感觉吗？

5. 穿刺抽液

（1）穿刺：左手两指绷紧穿刺点部位的皮肤，右手握持引流胶管（水止阀门已经关闭）的腹穿针沿麻醉入路，缓慢刺入，有突破感后停止进针，提示腹穿针已经进入腹膜腔（诊断性穿刺可直接用 20 ml 或 50 ml 无菌注射器和 7 号针头进行穿刺）。

（2）固定穿刺针：术者把无菌包内的止血钳递给助手（或者助手戴无菌手套后取出），助手用止血钳紧贴患者皮肤部位夹持针身，协助固定穿刺针。抽液：术者取 50 ml 注射器，连接到腹穿针的引流胶管末端，确保连接紧密之后，打开引流胶管的水止阀门，术者回抽注射器，抽取腹水。在注射器抽满后，关闭引流胶管水止阀门后，术者才可以取下注射器，将抽出的积液注入收集瓶内。如需大量放液，可用针尾连接橡皮管的 8 号或 9 号针头，助手用止血钳固定针头，并夹持橡皮管，用输液夹子调整放液速度，将腹水引流入容器中。引流腹水时，应将预先绑在腹部的多头绷带逐步收紧，以防腹压下降发生血压下降甚至休克等现象。

★ 人文关怀
再次叮嘱患者穿刺过程中切勿咳嗽、深呼吸或变动体位，必要时通知医生。
进针深度与麻醉进针深度相当，注意不要进针过快，不易察觉阻力突然消失。
助手固定腹穿针时用手指力量控制止血钳轻轻夹住针身。

★ 问题6
为什么每次都要先夹闭引流胶管，才能取下注射器？

★ 问题7
如果抽液过多、过快，会产生什么后果？

6. 拔针、包扎

（1）抽液结束后，关闭引流胶管的水止阀门，从引流胶管末端拔下注射器放到穿刺包内。

（2）术者左手拿一块纱布或棉球，右手拔出穿刺针后，迅速用纱布或棉球压迫穿刺点（图 16-9）。

（3）助手用蘸取聚维酮碘的棉签消毒穿刺点（图 16-10）。

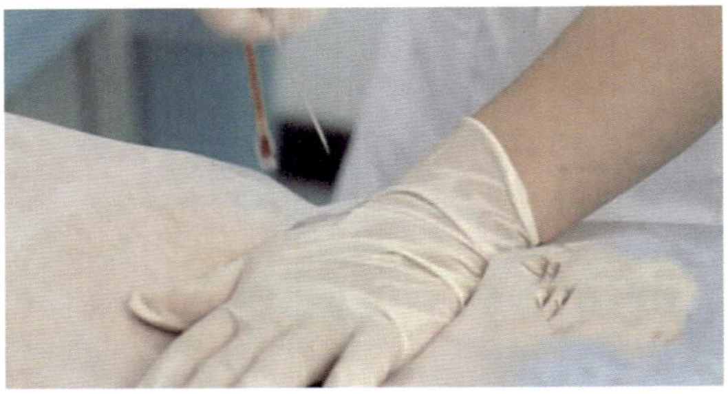

图 16-9　腹膜腔穿刺术　拔针

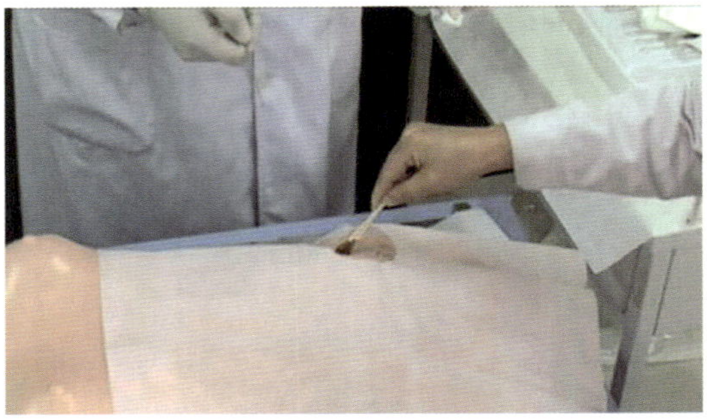

图 16-10　腹膜腔穿刺术　消毒穿刺点

牢记：每次拔下注射器时，必须确保引流胶管的阀门是关闭的！

（4）术者用无菌纱布覆盖穿刺部位、助手协助胶布粘贴、固定。

7. 注意事项

（1）操作过程中应密切观察患者，如发现头晕、恶心、心悸、气促、脉搏增快、面色苍白应立即停止操作，并作适当处理，嘱其卧床休息，给予补充血容量等急救措施。

★ 问题8
渗出液与漏出液如何鉴别？

如果进行培养，需要抽出腹水后直接注入培养基内。

如检查肿瘤细胞，抽取 100 ~ 250 ml 立即送检（至少 50 ml），防止细胞自溶。

（2）初次放液不宜超过 1000 ml，以后每次抽液量不超过 3000 ~ 6000 ml，肝硬化患者一次不超过 3000 ml。若为血性液体则只抽取少量留取标本，不得大量放液。

（3）若放腹水时流出不畅，可变换体位或将穿刺针稍作移动。

（4）大量腹水患者，在穿刺时注意勿使皮肤至腹膜壁层位于同一条直线上，防止穿刺后腹水渗漏。

【标本处理】

1. 术者要记录腹水的外观特性、颜色，本次抽取液体量。

2. 根据临床需要，送检标本。如腹水常规、生化、肿瘤标记物、培养、脱落细胞检查等。

【术后处理】

1. 协助患者整理衣物、嘱患者平卧休息，保持穿刺点朝上。
2. 测量生命体征及腹围，观察有无出血及继发感染等。
3. 医疗垃圾分类处理。
4. 嘱患者及家属：穿刺点 24 小时保持干燥。

★ 人文关怀

询问患者感觉如何？是否腹胀症状有所减轻？表扬患者配合很好，过程顺利。

【问题与解答】

问题	解答
1. 如何通过查体鉴别卵巢囊肿与大量腹水？	①卵巢囊肿在仰卧时中腹部为浊音，腹部两侧为鼓音区；腹水则表现仰卧位时中腹部为鼓音区，两侧腹为浊音。②卵巢囊肿的浊音无移动性，腹水表现为移动性浊音阳性。③尺压试验：当患者仰卧时将一硬尺横置于腹壁上，医师手将尺下压，如为卵巢囊肿，尺发生节奏性搏动；若为腹水，硬尺无搏动
2. 检查腹穿包需要注意哪些内容？	注意一次性腹穿包有效期、包装是否破损，其内包括的物品是否有无菌手套、无菌胶布等；注意重复灭菌的腹穿包灭菌有效期、是否保持干燥以及其内包含物品
3. 消毒过程中一旦出现遗漏区域，如何处理？	消毒过程中一旦出现遗漏区域，棉签不得回擦（相当于由外向内），违反无菌原则！可以用新棉签蘸取碘酊，再由中心向外周环形消毒 1 次
4. 如何使用乙醇脱碘？	第 1 次脱碘时保留碘酊的最外缘，第 2 次脱碘时把碘酊完全脱去，防止碘酊留存在皮肤上时间过久，造成皮肤刺激、灼伤或过敏
5. 麻醉时抽出血液，如何处理？	进针较深时回抽时发现抽出血液，需要判断是进入血管内还是腹腔内血性积液 如果患者腹壁较厚（肥胖患者），可以提前准备较长的针头，防止麻醉不到位，导致患者穿刺时疼痛不适
6. 为什么每次都要先夹闭引流胶管，才能取下注射器？	防止出现气腹
7. 如果抽液过多、过快，会产生什么后果？	患者腹压突然下降，内脏血管扩张，继而出现血压下降甚至休克等表现；肝硬化患者过多放液可诱发电解质紊乱、肝性脑病等
8. 渗出液与漏出液如何鉴别？	病因不同，漏出液是由于非炎症所致，如各种肾病、严重的营养不良。渗出液多见于炎症因素、肿瘤因素或物理化学刺激导致，如结核性腹膜炎、感染所致。 二者外观不同，漏出液外观呈淡黄色、透明或稍微浑浊。渗出液外观呈黄色、血色或乳糜样，漏出液易凝固，渗出液不易凝固。 实验室检查的区别，漏出液比重小于 1.018，反之为渗出液；漏出液的蛋白质定量＜ 25 g/L，渗出液蛋白质定量＞ 30 g/L；漏出液的糖定量接近血糖，渗出液低于血糖；漏出液的细胞总数小于 100×10^6 个 /L，渗出液大于 500×10^6 个 /L

【并发症产生原因及处理】

并发症	原因及表现	预防及处理措施
腹膜反应	患者头晕、心悸、恶心、出冷汗、面色苍白、脉搏增快、四肢发冷、胸闷、血压下降，严重者晕厥	1. 立即停止操作 2. 让患者平卧，监测生命体征 3. 补充血容量等急救措施

续表

并发症	原因及表现	预防及处理措施
出血	主要表现为以下几种： 1. 穿刺点腹壁皮下出血 2. 麻醉进针损伤血管 3. 腹壁血肿 4. 损伤腹腔内血管	1. 穿刺前明确患者凝血功能，血小板是否异常 2. 穿刺时尽量避免损伤血管。如果在进针时抽出鲜血，在注射器内凝固，表明穿刺入血管，需要退针到皮下，改变进针方向，重复进针→回抽（无血）→注药的步骤。如果抽出鲜血较多，应拔针、压迫穿刺点，病情平稳后更换穿刺点或改变进针方向再次穿刺 3. 损伤血管多数可自行止血，无需特殊处理 4. 如果患者出现腹壁血肿，严密监测血压等生命体征，必要时输血、腹壁切开引流，个别需要外科手术 5. 如果腹腔穿刺到腹腔内血管，有可能导致腹腔内大出血等情况，严密监测血压等生命体征，必要时输血、切开引流，个别需要外科手术
感染	操作者无菌观念不强引起的严重并发症，患者术后出现严重感染表现，甚至腹膜炎	全身应用广谱抗生素，必要时需要外科治疗
腹腔脏器损伤	如果腹穿伤及腹腔内肠管，可能会出现肠穿孔、肠瘘等情况。如果腹穿伤及实质脏器，可能会出现脏器破裂等	严格遵循腹腔穿刺术规范操作，一旦发生脏器损伤，严密监测血压等生命体征，必要时行外科手术

腹膜腔穿刺术评分标准

项目	内容	分值	得分
准备（10分）	医师的准备：穿工作服，戴口罩、帽子，洗手	2	
	核对床号、姓名、腕带，嘱患者排尿	2	
	知情同意并签字（1分），测腹围、血压、脉搏、呼吸，评估穿刺部位皮肤情况，术前行凝血功能检查，询问麻醉药过敏史（1分）	2	
	评估环境，向患者作好解释，解除顾虑，注意保暖，保护隐私	1	
	腹部体格检查（有无肝脾、膀胱肿大及移动性浊音）	1	
	用物准备：腹腔穿刺包、安尔碘、消毒棉签、手套、胶布、2% 利多卡因，5 ml、20 ml 或 50 ml 注射器。检查物品是否在有效期内，包装是否完好	2	
操作过程（70分）	体位：根据病情可取平卧位、半卧位或稍左侧卧位	2	
	穿刺点选择： 1）左下腹，脐与髂前上棘连线中、外 1/3 交点（1分）； 2）脐与耻骨联合连线中点上方 1.0 cm、偏左或偏右 1.5 cm 处（1分）； 3）（侧卧位）在脐水平线与腋前线或腋中线之延长线相交处（1分）； 4）少量腹水需在 B 超定位下穿刺（1分），准确判断穿刺点及标记（2分）	6	
	消毒顺序：以穿刺点为圆心，由内向外	1	
	消毒范围：直径 15 cm 以上	1	
	消毒 3 次，消毒不留空隙，每次范围小于前一次，最后一次消毒大于孔巾直径	1	
	取腹穿包，检查包的有效期	1	
	打开腹穿包	1	

续表

项目	内容	分值	得分
操作过程（70分）	戴无菌手套	2	
	铺孔巾，清点物品	2	
	检查穿刺针及胶管通畅性和密闭性	1	
	核对麻醉药，正确开启，抽吸麻醉药并排气	1	
	于穿刺点行皮丘注射	1	
	沿穿刺点垂直进针	1	
	边进针边回抽及推药	1	
	若抽到腹水则停止注药	1	
	取穿刺针，夹闭穿刺针橡胶管	2	
	左手示指与中指固定穿刺部位的皮肤	1	
	沿穿刺点垂直并缓慢进针，有突破感后停止进针（诊断性穿刺可直接用 20 ml 或 50 ml 无菌注射器和 7 号针头进行穿刺）	2	
	助手协助固定穿刺针	1	
	连接注射器后抽液	1	
	每次抽液量不超过 3000～6000 ml，肝硬化患者第一次不超过 3000 ml。若大量放腹水则抽取的同时缩紧腹带，若为血性液体则只抽取少量留取标本，不得大量放液	3	
	留取腹水标本送检：常规、生化、脱落细胞	3	
	夹闭胶管	1	
	拔出穿刺针，用纱布按压 3 min（可口述时间）	1	
	敷料覆盖，胶布固定	1	
	操作完成后为患者复原衣物	1	
	穿刺结果：第一次操作即成功得 30 分；第二次操作才成功得 20 分；第三次以上操作成功得 10 分；未抽出腹水不得分	30	
注意事项（20分）	操作过程应该注意观察患者生命体征，如有头晕、面色苍白、出汗、心悸或腹痛、昏厥等腹膜反应，应立即停止抽液，操作过程中注意询问患者的感受	5	
	术后嘱患者平卧休息，保持穿刺点朝上，测血压及腹围	2	
	术后观察生命体征、有无出血及继发感染等	3	
	违反无菌原则每次扣 5 分，最多扣 10 分	10	
总分		100	
备注	穿刺部位判断错误，从标记穿刺点开始不再得分		

医学人文关怀评分标准

项目		分值
操作前	医生是否衣帽整洁、自我介绍	5 4 3 2 1
	与患者及家属谈话时语音是否清晰、语气是否得体，语言表述是否准确，肢体语言使用是否良好	5 4 3 2 1
	是否具备“急患者之所急、想患者之所想”的态度	5 4 3 2 1
	对患者及家属的疑虑是否解答到位	5 4 3 2 1
	是否签署《治疗同意书》	5 4 3 2 1
	是否表达出对患者及家属的尊重	5 4 3 2 1
	操作前是否提示患者感觉不适或异常，需停止穿刺时，如何示意医生	5 4 3 2 1
	物品准备是否齐全	5 4 3 2 1
	是否注意保护患者隐私，请出无关人员等	5 4 3 2 1
操作中	是否测量生命体征	5 4 3 2 1
	查体前是否说明目的，自行温暖双手后再查体	5 4 3 2 1
	消毒前是否提示有凉的感觉	5 4 3 2 1
	注射麻药前是否提示“有轻微疼痛感”	5 4 3 2 1
	穿刺前是否提示“不要咳嗽、移动身体等”避免出现意外	5 4 3 2 1
	穿刺抽出液体，是否及时反馈给患者，并反复提示患者不要移动、咳嗽等，对患者的配合给予赞赏	5 4 3 2 1
操作后	穿刺结束后，是否及时告知患者	5 4 3 2 1
	术后是否询问患者自我感受	5 4 3 2 1
	是否帮助患者穿好衣物、协助其卧床休息	5 4 3 2 1
	是否复查生命体征	5 4 3 2 1
	术后医嘱：卧床休息时长、穿刺点保持干燥等是否交代到位	5 4 3 2 1

模块十七　骨髓穿刺术

模块十七
数字资源

知识目标

1. 掌握骨髓穿刺术的适应证和禁忌证。
2. 熟练掌握骨髓穿刺的操作步骤及操作流程。
3. 掌握骨髓穿刺的并发症及其处理措施。
4. 了解骨髓穿刺的目的。

能力目标

1. 能够根据病史、体征及辅助检查明确骨髓穿刺的重要性、必要性。
2. 签署治疗同意书（对适应证、禁忌证、并发症及其处理的掌握运用）
3. 能够熟练完成操作，在诊疗过程中能够做好医学人文关怀。

采集病史迅速、体格检查正确，结合辅助检查资料分析病情准确，采用诊疗方法正确，操作熟练并能够熟练处理并发症

骨髓穿刺术（简称骨穿），为了诊断某些疾病和评估疗效的需要，通过骨髓穿刺针进入骨髓腔获得部分骨髓液进行细胞学、免疫学、染色体、基因、病原微生物等检查，进一步指导临床诊断与治疗。

【目的】

1. 诊断　对于血液系统疾病、骨髓转移瘤及感染性疾病的诊断。
2. 疗效评价　血液系统疾病治疗后的疗效评价、指导后续治疗。
3. 骨髓干细胞培养或骨髓移植供者采集骨髓造血干细胞。

【适应证】

★ 问题 1
骨髓穿刺术的适应证有哪些?

1. 造血系统疾病的诊断、鉴别诊断以及治疗效果的评估。例如急慢性白血病、骨髓增生异常综合征、骨髓增殖性肿瘤、原发免疫性血小板减少症、再生障碍性贫血、溶血性贫血等。
2. 各种恶性肿瘤的骨髓转移、淋巴瘤的骨髓浸润等。
3. 不明原因血细胞异常升高或减低。
4. 不明原因的肝、脾、淋巴结肿大。
5. 不明原因的发热、感染性疾病采集骨髓液进行细菌培养。
6. 骨髓造血干细胞的采集。
7. 代谢性疾病戈谢病、尼曼 - 皮克病等。

★ 问题 2

骨髓穿刺术的禁忌证有哪些?

【禁忌证】

1. 绝对禁忌证　各种血友病。

2. 相对禁忌证　严重出血性疾病。

要熟知并发症、临床表现及处理方法。

【并发症】

1. 出血。

2. 穿刺针折断。

3. 内脏损伤（胸骨骨穿时因操作不当损伤胸腔脏器包括心脏、大血管、肺脏）。

★ 人文关怀

交代并发症时要有医学人文关怀，不能过于教条，造成患者及家属恐惧。

【操作前准备】

1. 操作者准备

（1）复习患者病情，确定患者符合穿刺适应证，询问有无麻药过敏史、血友病史，术前行凝血功能检查。

目前常用 2% 利多卡因麻醉，极少过敏；如果使用普鲁卡因麻醉，必须皮肤过敏试验阴性。

（2）评估穿刺部位皮肤情况，向患者作好解释，解除顾虑。

（3）向患者或其法定监护人详细说明检查的目的、意义、安全性及大致操作过程、可能出现的并发症及处理措施，解除患者顾虑，取得其配合并签署知情同意书。

（4）戴好帽子、口罩，清洗双手。

2. 物品准备　骨髓穿刺包、安尔碘、无菌棉签、手套、胶布、2% 利多卡因，5 ml、20 ml 或 50 ml 注射器。检查物品是否在有效期内，包装是否完好（图 17-1）。

3. 患者准备　和患者进行沟通，减轻患者焦虑情绪。

★ 人文关怀

在此过程中注意跟患者交流，尽量减少其紧张。

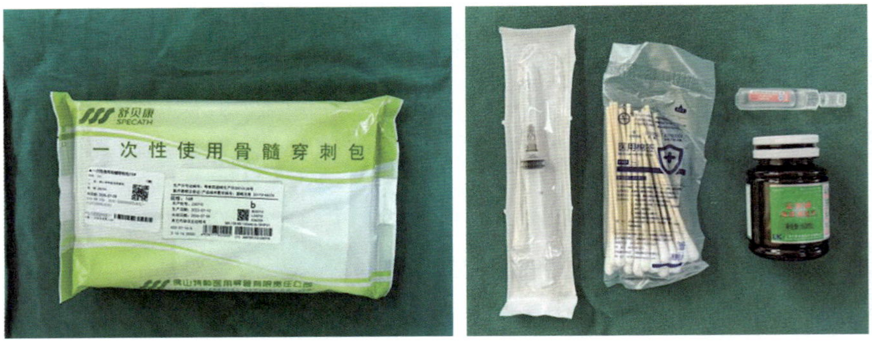

图 17-1　骨髓穿刺术　物品准备

★ 问题 3

骨髓穿刺常用部位有哪些?

【操作步骤】

1. 体位　正确摆放患者体位（髂前上棘、胸骨穿刺取仰卧位，髂后上棘穿刺取侧卧位，棘突穿刺取侧卧位或俯卧位）（图 17-2）。

一般选择髂前/后上棘，骨面较平整、易固定、安全性高。

叮嘱患者在开始消毒之后，不能随意活动以免破坏无菌或引起其他意外。

2. 选择穿刺点（图 17-2）

（1）髂前上棘穿刺点：在髂前上棘后 1 ~ 2 cm。

（2）髂后上棘穿刺点：骶椎两侧，臀部上方突出处。

（3）胸骨穿刺点：胸骨柄或胸骨体相当于 1、2 肋间隙处。

（4）腰椎棘突穿刺点：腰椎棘突突出处（少用）。

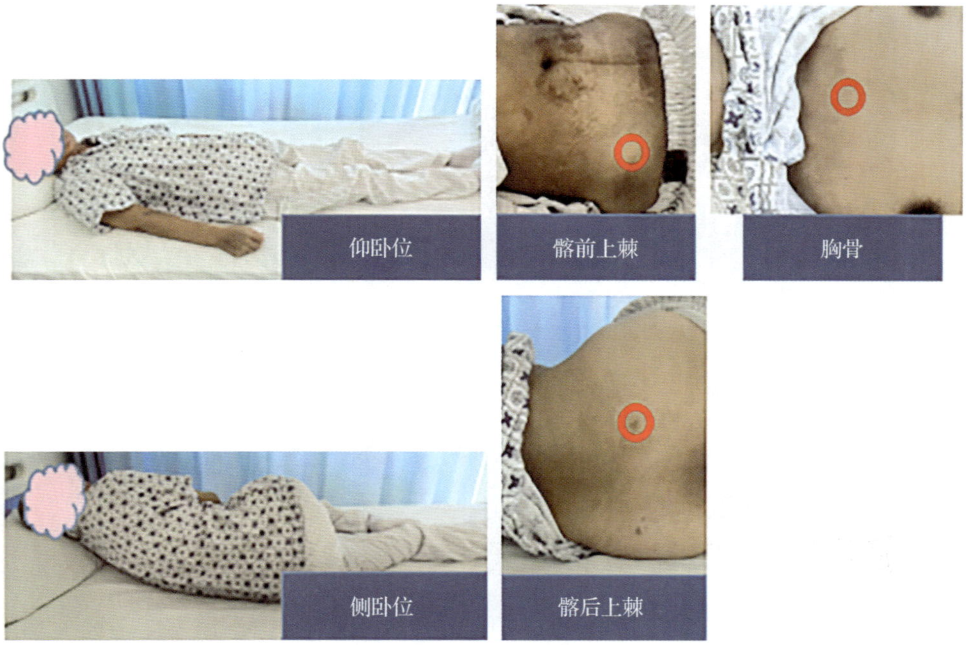

图 17-2　骨髓穿刺术　穿刺体位及相应穿刺点

3. 消毒、铺单

（1）消毒：充分暴露患者的穿刺部位，以穿刺点为中心，环形由内向外进行皮肤消毒，消毒范围：直径 15 cm 以上，消毒 3 次，消毒不留空隙，每次范围小于前一次，最后一次消毒大于孔巾直径。

> ★ **人文关怀**
> 告知患者：现在开始消毒，可能有消毒剂凉感，不要紧张。

（2）打开骨髓穿刺包：检查骨髓穿刺包有效期及密闭性，打开穿刺包外包装，放置于器械车台面，打开内层包装，取出无菌手套。

> ★ **问题 4**
> 消毒过程中出现遗漏区域如何处理？

（3）戴手套：取出手套后，后退一步，离开无菌包的上方，开放式戴好无菌手套。

（4）检查骨髓穿刺包内物品：骨穿针（检查通畅性）、5 ml 注射器、20 ml 注射器、手套、镊子、载玻片、消毒棉球、纱布块、孔巾（图 17-3）。

> ★ **问题 5**
> 物品准备时，骨髓穿刺包需要注意哪些内容？

（5）铺无菌孔巾：术者铺盖无菌孔巾，中心对准穿刺点。

4. 麻醉

（1）助手取 2% 利多卡因，以消毒剂消毒安瓿瓶颈处，之后打开安瓿。使安瓿印刷药品名称一侧面对术者，术者确认所用药品无误。

（2）术者用 5 ml 注射器抽取利多卡因 3～5 ml，排空注射器内气体，右手持注射器，倾斜约 5°刺入皮内，注射适量利多卡因形成皮丘，然后调整为垂直进针、边进针边回抽无回血即推药，在骨膜表面行多点麻醉。

> ★ **人文关怀**
> 现在麻药已经注射，不再感觉疼痛了吧？有什么不舒服的感觉吗？

5. 穿刺

（1）将骨髓穿刺针固定器固定在适当的长度上（髂骨穿刺约 1.5 cm，胸骨穿刺约 1 cm），左手示指与中指（或左手拇指与示指）固定并绷紧穿刺部位的皮肤，右手持针向骨面垂直刺入（胸骨穿刺时针体与骨面呈 30°～40°角），左右旋转进针，感觉阻力消失（落空感）且穿刺针固定表明穿刺针进入骨髓腔（图 17-4）。

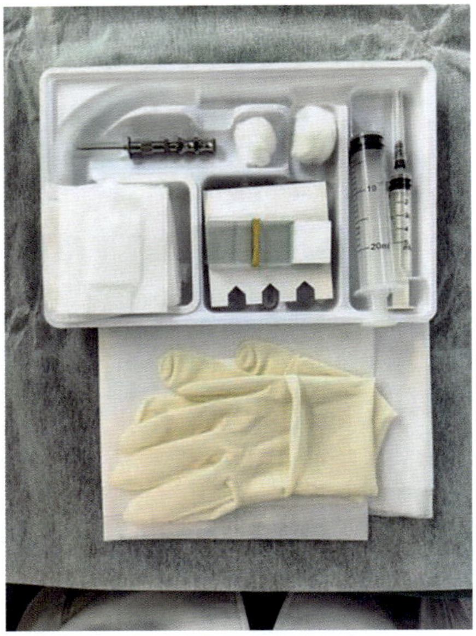

图 17-3　骨髓穿刺包

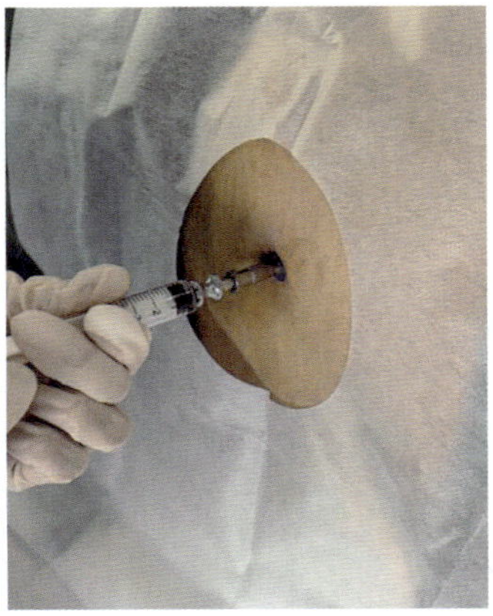

图 17-4　骨髓穿刺术

骨髓抽取量不宜过多（小于 0.2 ml）。

（2）拔出针芯，连接 5 ml 干燥注射器（垂直向下）抽吸骨髓液 0.1 ~ 0.2 ml 做细胞学检查（图 17-5）。如需其他检查提前留取标本（详见标本处理）。

★ **问题 6**

骨髓穿刺取材成功的指标有哪些？

（3）将 5 ~ 7 张骨髓涂片连同 2 ~ 3 张外周血涂片一同送检（图 17-6）。

备注：箭头所指为骨髓小粒（骨髓片可见骨髓小粒，外周血片无骨髓小粒）。

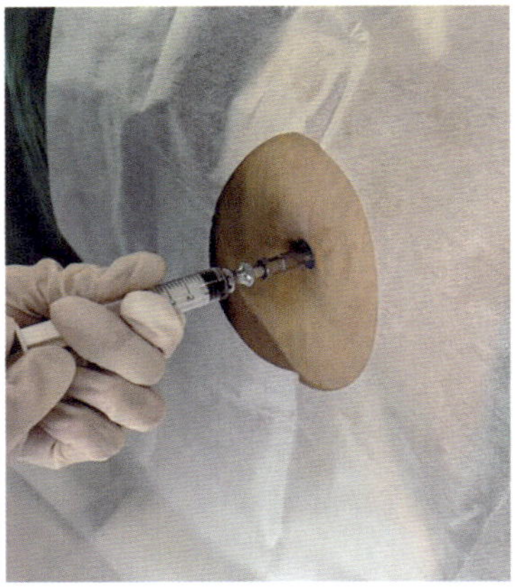

图 17-5　骨髓穿刺术

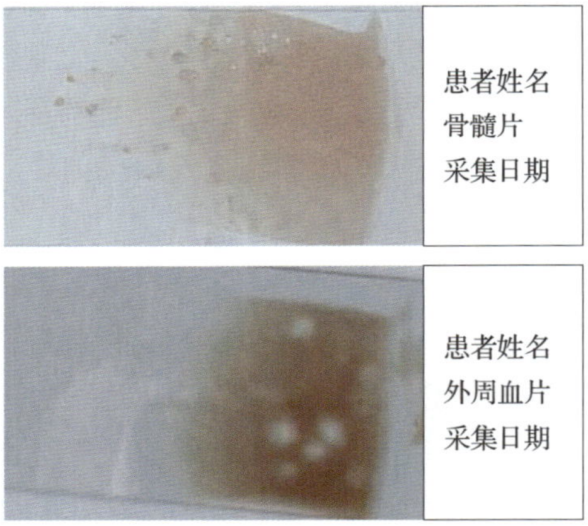

图 17-6　骨髓片、外周血片

（4）插入针芯，旋转退针拔出穿刺针，用无菌纱布按压穿刺点 1 ~ 3 min，无菌敷料包扎固定并为患者整理衣物。

★ **人文关怀**

1. 抽取骨髓时患者有特殊疼痛感，告知患者不要紧张；

2. 鼓励患者配合很好，穿刺成功。

【标本处理】

1. 细胞形态学检查　取标本 0.2 ml 滴于载玻片上，涂片要迅速，推出头、体、尾部。

2. 细菌培养　取标本约 1 ~ 3 ml，注入无菌培养基。

3. 染色体检查　标本 3 ml 注入肝素抗凝管。

4. 免疫分型检查　标本 1 ~ 2 ml 注入 EDTA 抗凝管。

5. 融合基因检查　标本 3 ml 注入 EDTA 抗凝管。

【问题与解答】

问题	解答
1. 骨髓穿刺适应证有哪些?	1. 造血系统疾病的诊断、鉴别诊断以及治疗效果的评估，例如急慢性白血病、骨髓增生异常综合征、骨髓增殖性肿瘤、原发免疫性血小板减少症、再生障碍性贫血、溶血性贫血等 2. 各种恶性肿瘤的骨髓转移、淋巴瘤的骨髓浸润等 3. 不明原因血细胞异常升高或减低 4. 不明原因的肝、脾、淋巴结肿大 5. 不明原因的发热、感染性疾病采集骨髓液进行细菌培养 6. 骨髓造血干细胞的采集 7. 代谢性疾病，如戈谢病、尼曼 - 皮克病
2. 骨髓穿刺术的禁忌证有哪些?	1. 绝对禁忌证　各种血友病 2. 相对禁忌证　严重出血性疾病
3. 骨髓穿刺常用部位有哪些?	1. 髂前上棘穿刺点　在髂前上棘后 1 ~ 2 cm 2. 髂后上棘穿刺点　骶椎两侧，臀部上方突出处 3. 胸骨穿刺点　胸骨柄或胸骨体相当于 1、2 肋间隙处 4. 腰椎棘突穿刺点　腰椎棘突突出处
4. 消毒过程中出现遗漏区域如何处理?	消毒过程中一旦出现遗漏区域，棉签不得回擦（相当于由外向内），违反无菌原则！可以用新棉签蘸取安尔碘，再由中心向外周环形消毒 1 次
5. 物品准备时，骨髓穿刺包需要注意哪些内容?	一次性骨髓穿刺包：注意是否在有效期内、包装是否破损，其内包括的物品是否有骨穿针（检查通畅性）、注射器、手套、镊子、载玻片、消毒棉球、纱布块、孔巾等 如果是重复灭菌的骨髓穿刺包：注意检查灭菌有效期、骨髓穿刺包是否保持干燥以及其内包含物品是否齐全
6. 骨髓穿刺取材成功的指标有哪些?	1. 抽吸骨髓时患者有特殊疼痛感：短暂锐痛、抽吸痛 2. 骨髓液中或涂片片尾含骨髓小粒（图 17-6） 3. 镜下以骨髓造血的粒红系幼稚细胞、巨核细胞、成熟粒细胞及淋巴细胞，可见骨髓支架细胞存在

【并发症产生原因及处理】

并发症	原因及表现	预防及处理措施
出血	因血小板减低、凝血功能差或压迫时长不够导致局部出血及皮下血肿	局部压迫，出血严重可输注血小板及补充凝血因子。
感染	术中未严格无菌操作和术后护理不当相关。穿刺部位红肿热痛，严重时可发热	预防为主，术后 72 h 避免洗浴，以防污染伤口。一旦出现感染，给予抗生素进行抗感染治疗
胸骨损伤	损伤胸骨内侧骨板、心脏和大血管，常因用力过大所致	1. 严格掌握进针深度：小儿 0.2 cm、成人 1 cm 2. 穿刺针头达骨膜应针尖斜面向下，针与胸骨呈 30° ~ 40°，避免用力过猛，如进针过深应及时调整
穿刺针折断	进入骨面摆动过大导致穿刺针折断	穿刺时旋转进针避免摆动过大；如发生折断尽快钳出断针，必要时请外科医师协助处理

骨髓穿刺术评分标准

项目	操作要点	分值	备注	得分
准备质量标准（10分）	1. 仪表端庄，衣帽整齐	2		
	2. 备物：骨髓穿刺包、安尔碘、无菌棉签、手套、胶布、2% 利多卡因，5 ml、20 ml 或 50 ml 注射器	6	缺一项扣 1 分	
	3. 向患者做好解释工作，消除顾虑，请给予配合	2	未做解释扣 2 分	
操作质量标准（77分）	1. 体位：髂前上棘、胸骨穿刺取仰卧位，髂后上棘穿刺取侧卧位；棘突穿刺取侧卧位或俯卧位	5	错一项扣相应分	
	2. 选择穿刺部位：①髂前上棘穿刺点：在髂前上棘后 1～2 cm。②髂后上棘穿刺点：骶椎两侧，臀部上方突出处。③胸骨穿刺点：胸骨柄或胸骨体相当于 1、2 肋间隙处。④腰椎棘突穿刺点：腰椎棘突突出处	12	选择不准确扣相应分	
	3. 常规消毒皮肤，以穿刺点为中心，向周边环行扩展至少 15 cm，消毒 3 次，不留空白，每次面积略小于前一次。打开穿刺包，手套包	6	缺一项扣 2 分	
	4. 术者戴无菌手套，铺无菌洞巾，以 2% 利多卡因作局部皮肤、皮下及骨膜麻醉	6	错一项扣 2 分	
	5. 将骨穿针固定在适当长度（髂骨穿刺约 1.5 cm，胸骨穿刺约 1 cm），左手示指、中指或（左手拇指、示指）固定穿刺部位，右手持针向骨面垂直刺入（胸骨穿刺时针体与骨面呈 30°～40°角），左右旋转钻刺骨质，直至骨髓腔	18	穿刺失败扣相应分，针折断全扣，穿透骨板全扣，未刺入骨腔扣 10 分	
	6. 拔出针芯，用 20 ml 干燥注射器抽吸骨髓液 0.1～0.2 ml 做细胞学检查	8	未抽出骨髓液扣 6 分，混血扣 4 分	
	7. 将骨髓液立即滴于载玻片上，用推片制成涂片数张，备作形态学与细胞学染色检查。如需做骨髓液染色体免疫分型、细菌培养等，再抽吸适量骨髓液送检	8	未制成涂片扣相应分	
	8. 抽吸完毕，将针芯重新插入，左手取无菌纱布置于针孔处，右手拔针，随即将纱布敷盖针孔，按压 1～3 min，用无菌敷料包扎固定后整理用物	6	错误一项扣 2 分	
	9. 说出注意事项：①注射器与穿刺针要干燥。②穿刺针头进入骨皮质后避免摆动过大。③作细胞形态学检查时抽吸量少于 0.2 ml。④骨髓液取出后立即涂片	8	缺一项扣 2 分	
终末质量标准（13分）	1. 严肃认真，关心体贴患者	2	否则扣 2 分	
	2. 时间 10 min（从选择体位至涂片结束）	3	每超 1 min 扣 1 分	
	3. 操作熟练，无菌观念强。污染后从污染前重新操作	6	不熟练扣 2 分，污染一次扣 6 分	
	4. 物品整理有序	2	否则此项全扣	

医学人文关怀评分标准

项目		分值
操作前	是否衣帽整洁、自我介绍	5　4　3　2　1
	与患者及家属谈话时语音是否清晰、语气是否得体，语言表述是否准确，肢体语言使用是否良好	5　4　3　2　1
	是否具备“急患者之所急、想患者之所想”的态度	5　4　3　2　1
	对患者及家属的疑虑是否解答到位	5　4　3　2　1
	是否签署《知情同意书》	5　4　3　2　1
	是否表达出对患者及家属的尊重	5　4　3　2　1
	操作前是否提示患者感觉疼痛不适或异常，需停止穿刺时，如何示意医生	5　4　3　2　1
	物品准备是否齐全	5　4　3　2　1
	是否注意保护患者隐私，请出无关人员等	5　4　3　2　1
操作中	是否测量生命体征	5　4　3　2　1
	查体前是否说明目的，自行温暖双手后再查体	5　4　3　2　1
	消毒前是否提示有凉的感觉	5　4　3　2　1
	注射麻药前是否提示“有轻微疼痛感”	5　4　3　2　1
	穿刺前是否提示“不要移动身体等”避免出现意外	5　4　3　2　1
	穿刺抽出液体，是否及时反馈给患者，并反复提示患者不要移动等，对患者的配合给予赞赏	5　4　3　2　1
操作后	穿刺结束后，是否及时告知患者	5　4　3　2　1
	术后是否询问患者自我感受	5　4　3　2　1
	是否帮助患者穿好衣物、协助其卧床休息	5　4　3　2　1
	是否复查生命体征	5　4　3　2　1
	术后医嘱：卧床休息时长、穿刺点保持干燥等是否交代到位	5　4　3　2　1
总分		

模块十八
数字资源

模块十八　腰椎穿刺术

知识目标

经过详细询问病史和仔细查体之后，能够在理论上判断是否需要进行腰椎穿刺（适应证和禁忌证的掌握），操作流程熟练，理论知识扎实。

能力目标

1. 能够根据病史、体征及辅助检查确定患者是否需要进行腰椎穿刺。

2. 签署知情同意书（对适应证、禁忌证、并发症及其处理的掌握运用）。

3. 能够熟练完成操作，在诊疗过程中能够做好医学人文关怀。

采集病史迅速、体格检查正确，结合辅助检查资料分析病情准确，采用诊疗方法正确，操作熟练并能够熟练处理并发症。

腰椎穿刺术（lumbar puncture），简称腰穿，是神经内科应用非常普遍的辅助检查，对于多种疾病的鉴别诊断具有重要指导作用；通过腰穿针穿刺到蛛网膜下腔，用以测量颅内压，收集脑脊液做常规、生化、细菌学、免疫、肿瘤等方面的检查，广泛应用于中枢神经系统感染、出血、脱髓鞘、肿瘤等疾病的诊断。

【目的】

1. 诊断　辅助中枢神经系统疾病的诊断。

2. 治疗　注入药物治疗相关的疾病。

【适应证】

★ 问题 1
腰穿的适应证包括哪些?

1. 留取脑脊液（cerebrospinal fluid，CSF）做各种检查以辅助中枢神经系统疾病如感染性疾病、蛛网膜下腔出血、免疫炎性疾病和脱髓鞘疾病、脑膜癌病的诊断。

2. 怀疑颅内压异常。

3. 动态观察 CSF 变化以助判断病情、预后及指导治疗。

4. 注入放射性核素，行脑、脊髓扫描。

5. 注入液体或放出 CSF 以维持、调整颅内压平衡，或注入药物治疗相应疾病。

【禁忌证】

1. 颅内压明显升高，或已有脑疝迹象，特别是怀疑后颅窝存在占位性病变。
2. 穿刺部位有感染灶、脊柱结核或开放性损伤。
3. 明显出血倾向或病情危重不宜搬动。
4. 脊髓压迫症的脊髓功能处于即将丧失的临界状态。

> ★ 问题 2
> 腰穿的禁忌证包括哪些？

【并发症】

1. 低颅压综合征。
2. 脑疝形成。
3. 神经根痛。
4. 其他：少见的出血、感染等。

> ★ 问题 3
> 腰穿的并发症包括哪些？

【操作前准备】

1. 操作者准备　仪表端庄，穿工作服，戴口罩、帽子，洗手。

2. 物品准备　腰椎穿刺包、安尔碘、2% 利多卡因、穿刺消毒盘、消毒棉签，检查物品是否在有效期内，包装是否完好（图 18-1）。

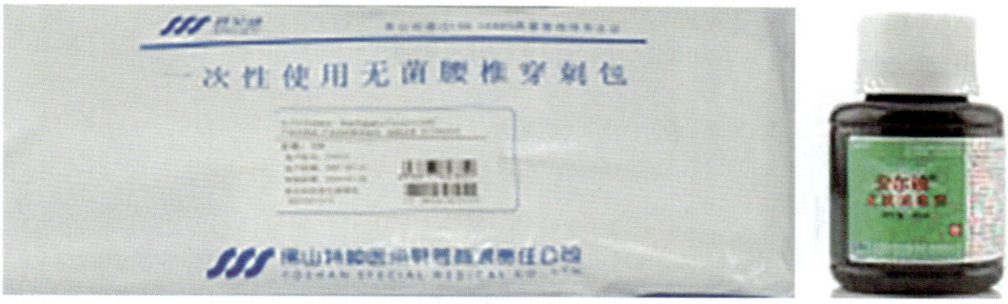

图 18-1　腰椎穿刺术　物品准备

3. 患者准备　核对患者信息，向患者作好解释，知情同意并签字，测血压、脉搏、呼吸是否正常，评估穿刺部位皮肤情况，询问麻醉药过敏史，嘱患者排尿。

> ★ 人文关怀
> 交代并发症时要有医学人文关怀，不能过于教条，造成患者及家属恐惧。

【操作步骤】

1. 体位　左侧卧位，背部与床面垂直，头向前屈曲，两膝弯曲至腹部，双手抱膝紧贴腹部，使躯干呈弓型（图 18-2）。

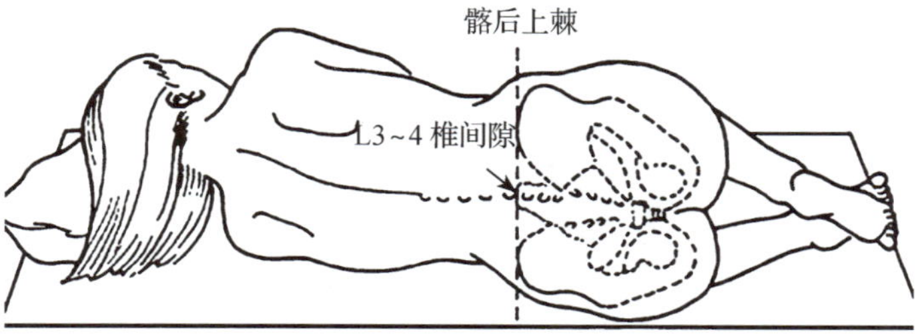

图 18-2　腰椎穿刺术　体位

2. 选择穿刺点　取双侧髂后上棘连线与后正中线交汇处为穿刺点，即第 3～4 腰椎棘突间隙，有时可上移或下移一个腰椎间隙，准确判断穿刺点并标记（图 18-3）。

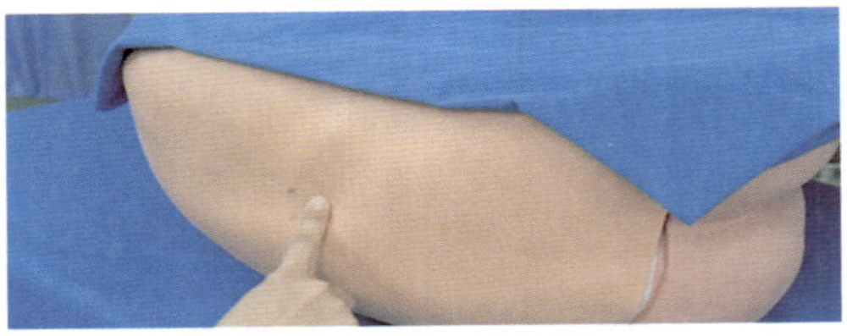

图 18-3 腰椎穿刺术 穿刺点

3. 操作过程

（1）打开穿刺包：戴无菌手套，清点腰穿包内物品，检查穿刺针的通畅性，检查测压管刻度是否清晰，与助手共同核对麻醉药，助手正确开启，操作者抽吸麻醉药并排气。

★ 人文关怀
告知患者：现在开始消毒，可能有消毒剂凉感，不要紧张。

（2）消毒：嘱助手将安尔碘倒入放有棉球的小盒中，消毒以穿刺点为圆心，由内向外，直径 15 cm，要覆盖两个椎间隙以上；消毒 3 次，消毒不留空隙，每次范围小于前一次，末次范围大于孔巾直径。

（3）铺孔巾。

★ 人文关怀
现在麻药已经注射，不再感觉疼痛了吧？有什么不舒服的感觉吗？

（4）麻醉：再次定位；以 2% 利多卡因在穿刺点注射皮丘之后垂直皮肤缓慢进针，边进针边回抽及推药自皮肤至椎间隙韧带行局部麻醉（图 18-4）。

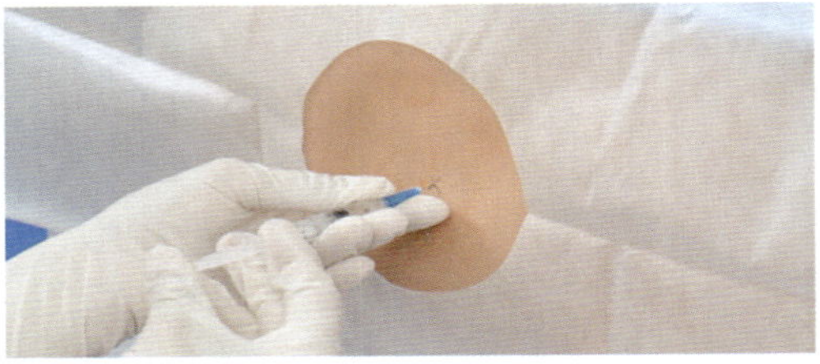

图 18-4 腰椎穿刺术 麻醉

★ 人文关怀
在此过程中注意跟患者交流，尽量减少其紧张。

（5）穿刺：术者用左手拇指、示指固定穿刺部位的皮肤；右手持穿刺针以垂直背部的方向缓慢刺入，针头稍斜向头侧；进针深度成人约为 4 ~ 6 cm，儿童约 2 ~ 4 cm，有突破感后停止进针；缓慢拔出针芯，见脑脊液流出，嘱患者放松，双下肢缓慢伸直；接上测压管测量压力，正常侧卧脑脊液压力为 80 ~ 180 mmH_2O（图 18-5）。

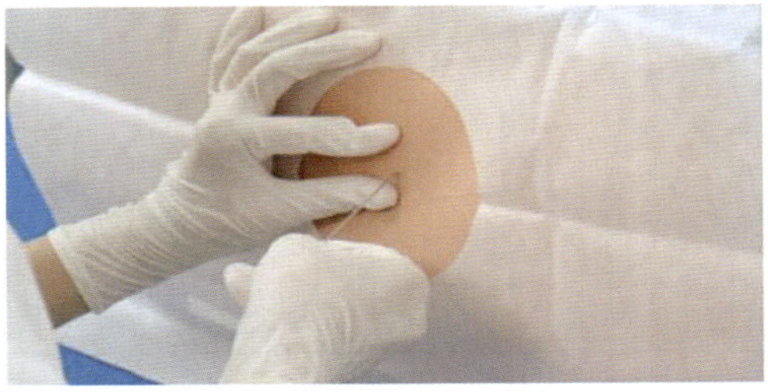

图 18-5 腰椎穿刺术 穿刺

★ 问题 4
如何做压颈试验？

（6）压颈试验：测初压后，由助手压迫颈静脉，持续压迫 10 s，脑脊液压力迅速升高一倍左右，解除压迫 10 ~ 20 s，脑脊液压力迅速降至原来水平，表示蛛网膜下腔通畅，若压迫后不能使脑脊液柱升高，表示蛛网膜下腔完全梗死（图 18-6）。

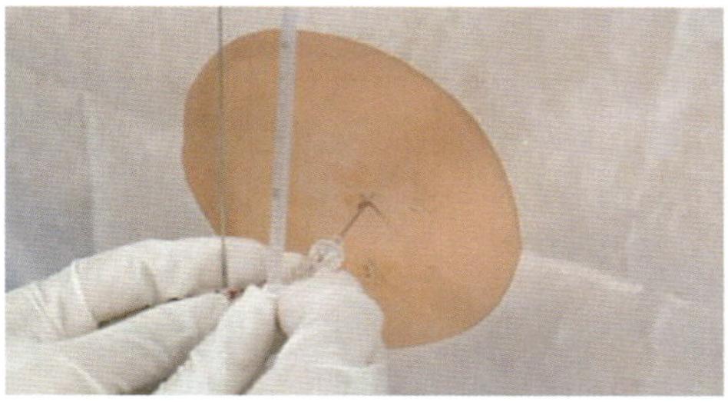

图 18-6　腰椎穿刺术　测压

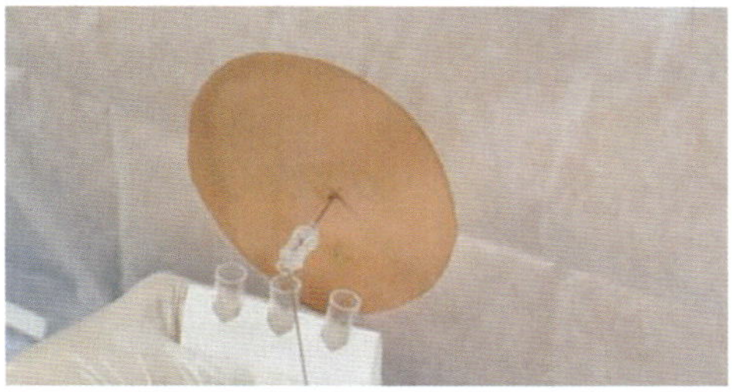

图 18-7　腰椎穿刺术　收集脑脊液

7. 撤去测压管，用无菌试管收集脑脊液标 2 ~ 5 ml，口述送检内容：细菌学、生化、细胞计数等检查。

8. 复位针芯，拔出穿刺针，纱布按压 1 ~ 2 min；无菌敷料覆盖，胶布固定。

9. 操作完成后为患者复原衣物，整理用物，垃圾分类处理。

10. 注意事项：去枕平卧 4 ~ 6 h。测量血压、脉搏。术后穿刺点局部清洁干燥 3 天。

★ 人文关怀

询问患者感觉如何？表扬患者配合很好，过程顺利。

【问题与解答】

问题	解答
1. 腰穿的适应证包括哪些？	1. 留取 CSF 做各种检查以辅助中枢神经系统疾病，如感染性疾病、蛛网膜下腔出血、免疫炎性疾病和脱髓鞘疾病、脑膜癌病的诊断 2. 怀疑颅内压异常 3. 动态观察 CSF 变化以助判断病情、预后及指导治疗 4. 注入放射性核素行脑、脊髓扫描 5. 注入液体或放出 CSF 以维持、调整颅内压平衡，或注入药物治疗相应疾病
2. 腰穿的禁忌证包括哪些？	1. 颅内压明显升高，或已有脑疝迹象，特别是怀疑后颅窝存在占位性病变 2. 穿刺部位有感染灶、脊柱结核或开放性损伤 3. 明显出血倾向或病情危重不宜搬动 4. 脊髓压迫症的脊髓功能处于即将丧失的临界状态
3. 腰穿的并发症包括哪些？	1. 低颅压综合征 2. 脑疝形成 3. 神经根痛 4. 其他：少见的出血、感染等
4. 如何做压颈试验？	测初压后，由助手压迫颈静脉，持续压迫 10 s，脑脊液压力迅速升高一倍左右，解除压迫 10 ~ 20 s，迅速降至原来水平，表示蛛网膜下腔通畅，若压迫后不能使脑脊液柱升高，表示蛛网膜下腔完全梗死

【并发症产生原因及处理】

并发症	原因及表现	预防及处理措施
低颅压综合征	原因：多因穿刺针过粗、穿刺技术不熟练、过度引流脑脊液或术后起床过早等，使脑脊液自脊膜穿刺孔不断外流 表现：坐位头痛明显加剧，平卧或头低位时头痛即可减轻或缓解	应使用较细的无创针穿刺，术后至少去枕平卧 4 ~ 6 h。一旦出现低颅压症状，宜多饮水和卧床休息，严重者可每日滴注生理盐水 1000 ~ 1500 ml
脑疝	原因：在颅内压增高，腰椎穿刺放脑脊液过多、过快时，可在穿刺当时或数小时内发生脑疝 表现：意识障碍、呼吸骤停，甚至死亡	需严格掌握腰穿适应证，怀疑后颅窝占位性病变者，应先做影像学检查，有颅内高压征兆者，可先用脱水剂再做腰穿。如腰穿证实压力升高，应不放或少放脑脊液，并即刻给予脱水、利尿剂治疗以降低颅内压
神经根痛	针尖刺伤马尾神经，会引起暂时性的疼痛	一般不需要特殊的处理
其他	少见的并发症，包括感染、出血等。对于强直性脊柱炎或严重的脊柱钙化等，不当操作可能造成脊神经根的损害，甚至诱发脊髓损害	以上问题应在术前做充分的评估，必要时行腰椎影像学检查和外科处理

腰椎穿刺评分标准

项目	评分标准	分值	得分
准备	1. 仪表端庄，清洁洗手，衣帽整齐	5	
	2. 备物：穿刺消毒盘、2% 利多卡因、安尔碘、消毒棉签、腰椎穿刺包，核对名称及有效日期	5	
	3. 向患者做好解释，求得合作，与家属签署知情同意书	5	
操作质量标准	1. 患者侧卧于硬板床上，背部与床面垂直，头向前屈曲，两手抱膝紧贴腹部，使躯干呈弓形	5	
	2. 确定穿刺点。以两侧髂后上棘连线与后正中线交会处为穿刺点，相当于第 3 ~ 4 腰椎棘突间隙，成人可向上及向下移一个间隙	5	
	3. 按无菌操作，常规消毒皮肤，以穿刺点为中心，消毒直径约 15 cm，需覆盖两个椎间隙以上	5	
	4. 术者戴无菌手套，盖孔巾，以 2% 利多卡因在穿刺处表面做一皮丘，然后自皮肤到椎间隙韧带行局部麻醉	5	
	5. 术者用左手拇指、示指固定穿刺点皮肤，右手持穿刺针以垂直背部的方向缓慢刺入，针头稍斜向头侧，成人进针深度约 4 ~ 6 cm，儿童约 2 ~ 4 cm，阻力突然消失后，缓慢拔出针芯，脑脊液即可流出	10	
	6. 嘱患者充分放松，缓慢伸直双下肢，接上测压管测量压力，正常侧卧脑脊液压力为 80 ~ 180 mmH_2O	5	
	7. 压颈试验。测初压后，由助手压迫颈静脉，持续压迫 10 s，脑脊液压力迅速升高一倍左右，解除压迫 10 ~ 20 s，迅速降至原来水平，表示蛛网膜下腔通畅。若压迫后不能使脑脊液柱升高，表示蛛网膜下腔完全梗死	5	
	8. 撤去测压管，留脑脊液 2 ~ 5 ml 送检	5	
	9. 术闭插入针芯，拔出穿刺针，覆盖消毒纱布，用胶布固定	5	
	10. 嘱去枕俯卧或平卧 4 ~ 6 h，多饮水	5	

续表

项目	评分标准	分值	得分
终末质量标志	1. 态度认真，关心体贴患者	5	
	2. 操作熟练，无菌观念强，术后物品整理有序	5	
问题 1	口述适应证：①留取脑脊液做各种检查以助诊。②测量颅内压或行动力学试验以明确颅内压高低及脊髓腔、横窦通畅情况。③动态观察脑脊液变化以助判断病情、预后及指导治疗。④注入放射性核素行脑、脊髓扫描。⑤注入液体或放出脑脊液以维持、调整颅内压平衡，或注入药物治疗相应疾病	10	
问题 2	口述禁忌证有：①颅内压明显升高，或已有脑疝迹象，特别是怀疑后颅窝存在占位性病变，穿刺部位有感染者，颅后窝有占位病变。②穿刺部位有感染灶、脊柱结核或开放性损伤。③明显出血倾向或病情危重不宜搬动。④脊柱压迫症的脊柱功能处于即将丧失的临界状态	10	
总分		100	

医学人文关怀评分标准

项目		分值
操作前	是否衣帽整洁、自我介绍	5　4　3　2　1
	与患者及家属谈话时语音是否清晰，语气是否得体，语言表述是否准确，肢体语言使用是否良好	5　4　3　2　1
	是否具备“急患者之所急、想患者之所想”的态度	5　4　3　2　1
	对患者及家属的疑虑是否解答到位	5　4　3　2　1
	是否签署《腰椎穿刺知情同意书》	5　4　3　2　1
	是否表达出对患者及家属的尊重	5　4　3　2　1
	操作前是否提示患者感觉不适或异常，需停止穿刺时，如何示意医生	5　4　3　2　1
	物品准备是否齐全	5　4　3　2　1
	是否注意保护患者隐私，请出无关人员等	5　4　3　2　1
操作中	是否测量生命体征	5　4　3　2　1
	查体前是否说明目的，自行温暖双手后再查体	5　4　3　2　1
	消毒前是否提示有凉的感觉	5　4　3　2　1
	注射麻药前是否提示“有轻微疼痛感”	5　4　3　2　1
	穿刺前是否提示“不要咳嗽、移动身体等”避免出现意外	5　4　3　2　1
	穿刺抽出脑脊液，是否及时反馈给患者，并反复提示患者不要移动、咳嗽等，对患者的配合给予赞赏	5　4　3　2　1
操作后	穿刺结束后，是否及时告知患者	5　4　3　2　1
	术后是否询问患者自我感受	5　4　3　2　1
	是否帮助患者穿好衣物、协助其卧床休息	5　4　3　2　1
	是否复查生命体征	5　4　3　2　1
	术后医嘱：去枕平卧 4～6 h。测量血压、脉搏。术后穿刺点局部清洁干燥 3 天。是否交代清楚。	5　4　3　2　1
总分		

模块十九
数字资源

模块十九　脓肿切开引流术

知识目标

1. 判断患者局部感染是否需要切开引流（适应证和禁忌证）
2. 掌握脓肿切开引流术的诊断和手术要点。
3. 熟悉脓肿切开引流术的术后处理。
4. 严格执行无菌操作，技术操作熟练，理论知识扎实。

能力目标

在实施脓肿切开引流术的过程中，操作轻柔，能体现人文关怀，操作中尊重、关爱患者，保护患者隐私，减轻患者的痛苦。

★ 问题 1
如何判断感染局部形成脓肿？

脓肿（abscess）是由器官或组织病变感染，造成组织坏死、液化，形成的局限性脓液积聚，其周围有一完整脓腔壁。常见致病菌为毒力强且有凝固血浆能力的金黄色葡萄球菌。根据其所在的不同部位，有不同的名称。

脓肿切开引流术（abscess incision drainage）是一种简单、有效的用外科手术的方式治疗感染性病变的方法，是将脓肿切开，把里面的液体引流出来，一般用于治疗皮下组织和深部组织脓肿、化脓性炎症等。

【目的】

1. 组织感染形成脓肿应及时切开引流，以减少毒素的吸收，减轻中毒症状，防止脓液向周围蔓延而造成感染扩散。

2. 将脓液送细菌培养并做药敏试验，以指导抗感染治疗。

【适应证】

1. 浅表脓肿已有明显波动。

2. 深部脓肿经穿刺证实有脓液。

3. 口底蜂窝织炎、手部感染及其他特殊部位的脓肿，应于脓液尚未聚集成脓肿前实施切开引流。

4. 脓肿已自行破溃而引流不畅时，也应切开引流。

【禁忌证】

1. 结核性冷脓肿，无混合感染。

2. 全身出血性疾病。

★ 人文关怀
熟知禁忌证，避免不必要的手术，以免增加患者的痛苦。

3. 感染早期尚未形成脓肿及经抗感染治疗后，炎症有吸收、消散趋势时。

【并发症】

1. 脓腔内出血。

2. 损伤大血管、神经。

3. 感染扩散。

4. 脓肿切开经久不愈。

【操作前准备】

1. 医生准备

（1）核对患者姓名、床号及腕带信息。

（2）协助患者摆放舒适体位，同时将感染脓肿局部充分暴露。

（3）评估患者的病情、临床诊断、皮肤黏膜情况，了解患者的意识（清醒、嗜睡、昏迷）、生命体征、心理状态等。判断患者的合作、理解程度。

（4）再次查看患者的影像学检查资料（CT、MRI、超声检查结果等）。

（5）知情同意：与患者或者获得授权的家属谈话，说明手术的必要性、可能出现的并发症及术后注意事项，签署手术知情同意书。

（6）着装规范、整洁，戴好帽子、口罩，洗手。

2. 患者准备

（1）测量呼吸、心率、血压、血糖。

（2）患者和家属理解手术的目的、必要性，知道术中、术后需要配合治疗及术后注意事项。

（3）术前清洗局部，剪去毛发，涂有油质类药物时可用松节油轻轻擦去。

（4）如为局麻，告知手术过程中如有不适（头晕、心悸、气短等）或恐惧等不能继续配合的情况，可及时言语或摆手示意。

3. 物品准备

治疗车上载有以下物品：

（1）清创缝合包：包括弯盘、无菌巾、洞巾、持物钳、止血钳、组织剪、平口镊子、鼠齿镊、持针钳、圆针、角针、手术刀柄、11 号尖头手术刀片、纱布、丝线、棉球等。

（2）消毒用品：0.5% 聚维酮碘溶液。

（3）麻醉药：2% 利多卡因。

（4）其他：细菌培养管、注射器、生理盐水、凡士林油纱布、无菌手套、胶带等。

【操作步骤】

1. 核对　携用物至治疗室患者床旁，再次核对患者姓名、床号及腕带信息，告知患者接下来要进行的治疗，取得患者配合。

2. 体位

（1）操作者站在患者右侧，协助患者摆放较舒适体位，同时将感染脓肿部位充分暴露，并注意保暖及保护患者隐私。

（2）患者体下垫一次性隔湿垫巾。

★ 提示

熟悉手术部位的解剖，特别是大血管、神经的解剖位置。

★ 人文关怀

做好环境准备，为患者创造安静、舒适的诊疗环境，注意保暖，遮挡隐私部位。

★ 人文关怀

用通俗易懂的语言向患者及家属交代手术风险及并发症，不能过于教条，造成患者及家属过于恐惧。建立相互信任的医患关系。

★ 人文关怀

组织感染形成脓肿时，局部疼痛，活动受限，有的会并发高热，患者会心情烦躁、精神苦闷。医务人员应理解患者，给予耐心解释和安慰，操作时动作轻柔，避免增加其痛苦，使其树立信心，积极配合治疗。

★ 提示

选用适当的麻醉方式，大多数局麻即可，小儿可用静吸复合或分离基础麻醉。

★ 人文关怀

严格执行查对制度，向患者做好解释沟通工作。

★ 人文关怀

减少暴露区域，如患者因病情不能配合，可协助患者维持适当姿势完成手术。

> ★ 人文关怀
>
> 脓肿切开引流术是一种破坏性外科手术，术后势必会在切口处留下瘢痕愈合，特别是在皮肤裸露部位，愈合后影响美观。所以在选择切口时，尽量选择在隐藏位置，切口大小是在能够满足引流的前提尽量减小。

> ★ 人文关怀
>
> 告知患者要进行手术部位消毒，让患者有心理准备，如有任何不适，请及时沟通。

> ★ 提示
>
> 铺单完成后，嘱患

> ★ 人文关怀
>
> 告知患者要麻醉了，嘱患者缓慢深呼吸，肢体勿移动。

3. 切口选择　切口宜选择在皮肤最隆起、波动和压痛最明显的部位，切口方向应与皮纹方向一致，用记号笔标记。切口长度应与脓肿大小相符。

4. 消毒、铺单

（1）消毒：于治疗车上打开清创包外包装。充分暴露患者的手术部位，助手外科洗手消毒后，打开清创包内层包装。以预行手术切口为中心，用持物钳夹持聚维酮碘棉球消毒 3 遍，自内向外环形扩展消毒，第一遍消毒范围距切口至少 15 cm，每一遍略小于上一遍的范围，最后一遍消毒范围略大于切口。

（2）铺无菌孔巾：铺盖无菌孔巾时，中心对准脓肿中央，铺盖到位后用巾钳固定孔巾。

5. 麻醉

（1）助手取 2% 利多卡因 1 支，以消毒剂消毒安瓿瓶颈处，之后打开安瓿。使安瓿印刷药品名称一侧面对术者，术者确认所用药品无误。

（2）术者用 5 ml 注射器抽取利多卡因 3 ~ 5 ml，排空注射器内气体备用。

（3）术者再次确认切开部位，通过左手示指触摸脓肿波动最明显处，如为深部脓肿，可用 20 ml 注射器于皮肤发红或脓肿中央边回抽边刺入，直至抽出脓液后即刻停止。

（4）术者以左手拇指、示指（或示指、中指）绷紧切口部位的皮肤。右手持注射器，沿靠近术者的切口一端倾斜约 5°刺入皮内，回抽无血后注射约 0.1 ml 利多卡因，形成一个皮丘，然后沿切口线继续皮下进针，少许进针→回抽注射器→无血抽出→缓慢推注利多卡因，重复上述过程，直至切口的另一端（图 19-1）。

6. 留取标本　在脓肿波动最明显处，用 5 ml 注射器垂直刺入，边穿刺边回抽，直至抽出脓液 1 ~ 2 ml，放置于培养管内待检验（图 19-2）。

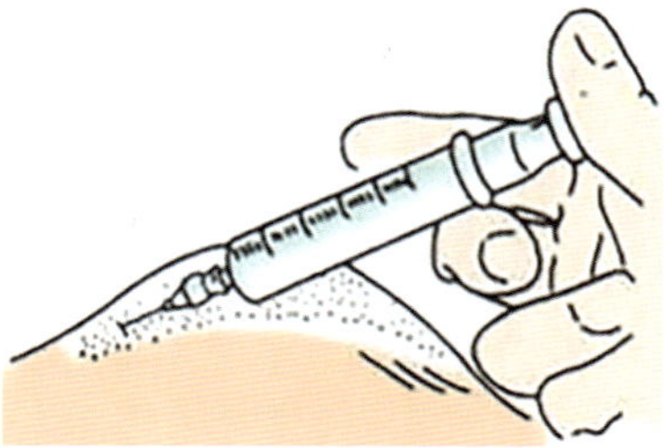

图 19-1　局麻

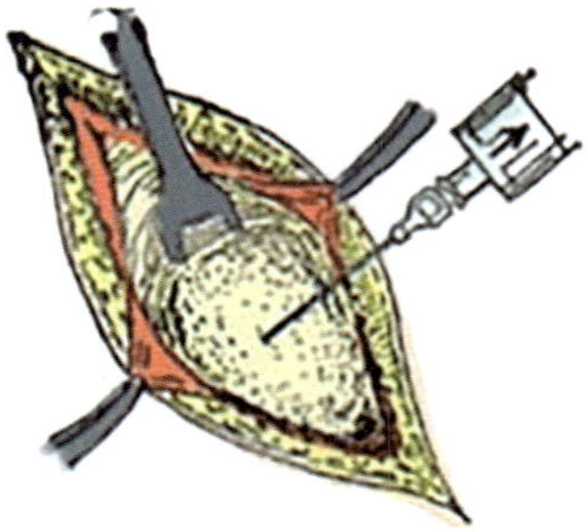

图 19-2　留取标本

> ★ 问题 2
>
> 切开皮肤后，为什么要将刀刃翻转？

> ★ 问题 3
>
> 对于深部脓肿，怎样避免损伤周围血管和神经？

7. 脓肿切开引流

（1）切开脓肿

1）用尖头刀在脓肿中央及波动感最明显处适当刺入。先将脓肿切开一小口，长约 1 cm，先行引流出一部分脓液，以减轻局部皮肤的张力（图 19-3）。

2）再把刀翻转，刀刃朝上，由里向外挑开脓肿壁，将其逐步扩大成一个大切口，起到彻底排出脓液的作用（图 19-4）。

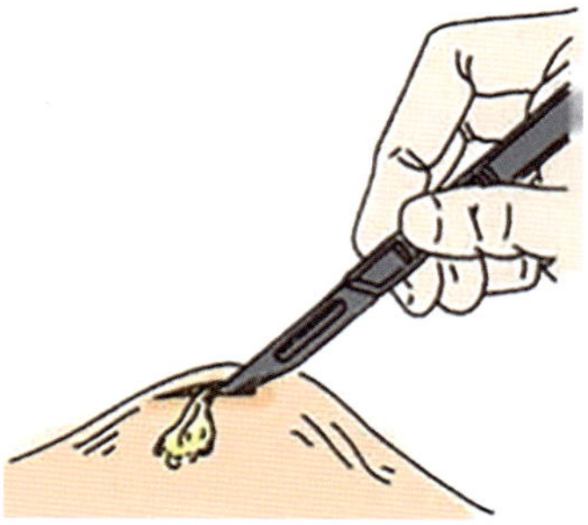

图 19-3 切开脓肿

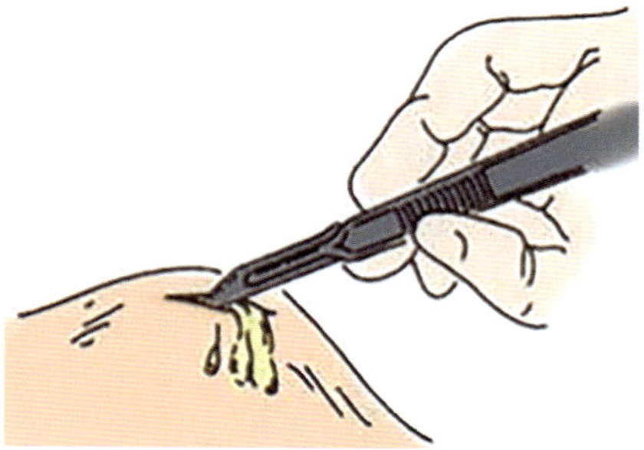

图 19-4 扩大切口

（2）探查脓腔

1）脓腔切开后用右手示指伸入脓腔，探查时注意脓腔大小、形状、最低位置以及切口引流是否通畅（图 19-5）。

2）脓腔内有纤维隔膜时，轻轻钝性分开脓腔内间隔组织，使之成为一个单一的脓腔（图 19-6）。

★ 问题 4
为什么将脓腔内的纤维隔膜分开？

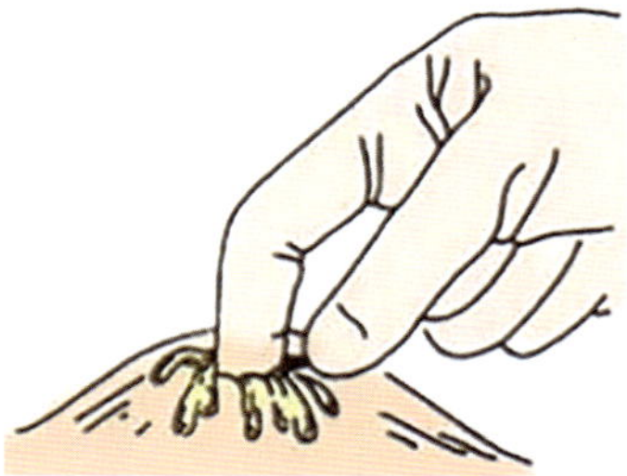

图 19-5 探查脓腔

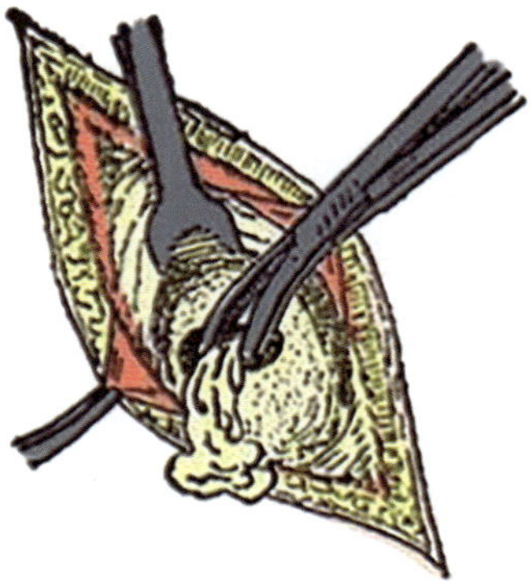

图 19-6 分离脓腔内纤维隔膜

3）脓肿较大者，可用止血钳作引导，向两端延长切口，达脓肿边缘，将脓肿前壁完全切开（图 19-7）。

（3）冲洗脓腔：排净脓液后，先用生理盐水做第一遍冲洗，然后用 3% 过氧化氢溶液做第二遍冲洗，待创面呈现泡沫后，再用生理盐水做第三遍冲洗。脓液较多时，可以反复冲洗，直至创面脓液冲洗干净，液体基本清亮为止。

★ 问题 5
什么情况下需要做对穿引流？（图 19-8）

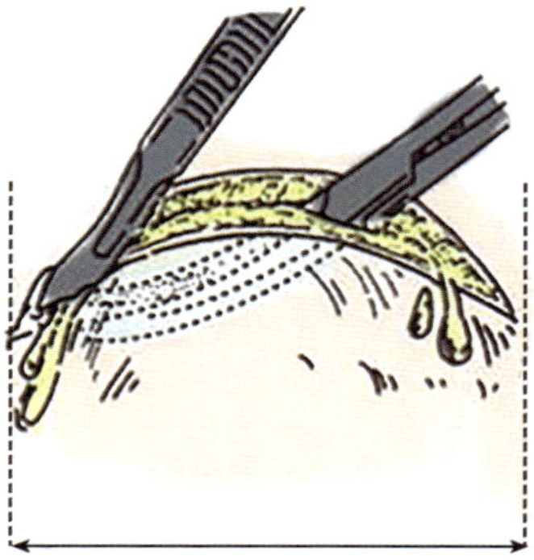

图 19-7 敞开脓腔

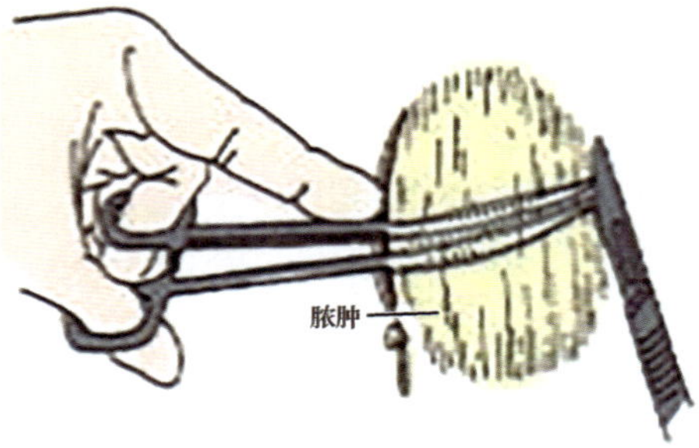

图 19-8 对穿引流

★ 问题 6

怎样避免引流条遗留在切口内？

（4）脓腔引流：脓腔的脓液排尽冲洗干净后，用止血钳把凡士林油纱条一直送到脓腔底部，另一端留在脓腔外，尽量选用完整、连续的长条形纱条，防止取出时个别小纱布遗留在切口内。凡士林油纱条压迫止血和引流脓液时的松紧度以不出血为宜。随即盖以干纱布，清洁周围皮肤，适当加压包扎即可（图 19-9，图 19-10）。

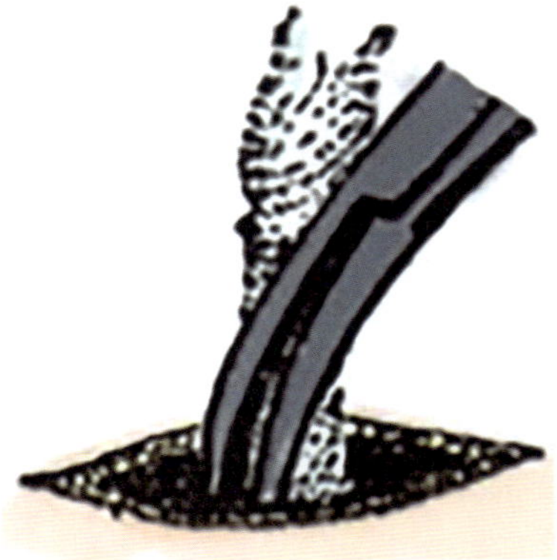

图 19-9　留置油纱条

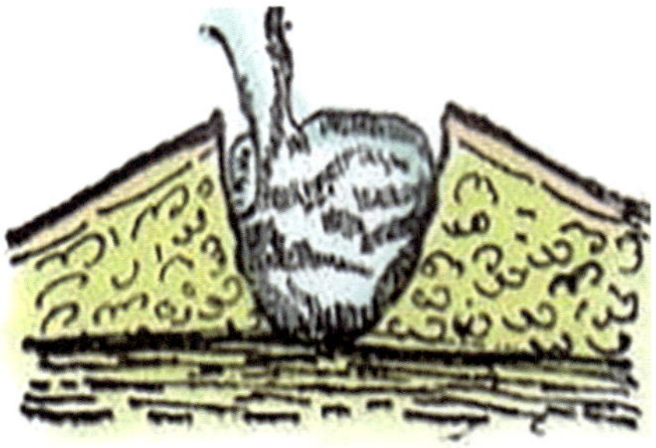

图 19-10　填塞脓腔

8. 标本处理

根据临床需要，将留取脓液送检，做脓液培养 + 药物敏感试验，指导临床敏感抗生素的选用。

★ 提示

脓液培养 + 药敏试验是临床调整抗生素使用的依据，使用敏感抗生素可以缩短患者的病程，加速患者的康复。

9. 术后处理

（1）测量生命体征。

（2）嘱患者及家属观察包扎部位有无渗出，如渗透，需及时更换。

（3）术者做好手术记录，记录脓腔位置、大小、脓液量及性质，引流条的种类及数量。

（4）脓肿切开引流术后第 2 天，应更换引流条和敷料。在拔除脓腔内引流条后，检查脓腔引流情况，重新放置引流条后包扎。以后每日或隔日换药 1 次。脓液多者应每日换药 1 ~ 2 次。

★ 人文关怀

因切开引流初期渗出较多，包括渗血、渗液，患者及家属容易产生情绪紧张。耐心解答其提出的问题，向其交代术后及恢复期的注意事项，缓解患者及家属的焦虑。叮嘱患者减少手术部位活动，如疼痛较明显，可对症用药；如敷料渗透，应及时更换。

【问题与解答】

问题	解答
1. 如何判断感染局部形成脓肿？	表浅脓肿病变局部有红、肿、热、痛的炎症表现，邻近关节部位有活动受限。深部脓肿患者会有发热、白细胞计数增高、核左移等情况出现。同时，可应用超声、CT 等辅助检查协助诊断
2. 切开皮肤后，为什么要将刀刃翻转？	手术刀切开皮肤时，因脓腔内及其周围组织辨识不清，且刀刃较锋利，刀刃朝上既可避免损伤周围血管、神经，又易掌握切口大小
3. 对于深部脓肿，怎样避免损伤周围血管和神经？	较深的脓肿，应依次切开皮肤、皮下组织，结扎止血。再根据针头穿刺抽得脓液的方向，用血管钳钝性分开组织，插入撑开脓腔

续表

问题	解答
4. 为什么将脓腔内的纤维隔膜分开?	有利于排脓及清除坏死组织，加快肉芽组织增生
5. 什么情况下需要做对穿引流?	如脓腔较大或因局部解剖、美容的关系，不宜做大切口者，可做对穿引流
6. 怎样避免引流条遗留在切口内?	尽量选用完整连续的长条形纱条，尾端留在切口外，术后记录引流条数量

【并发症产生原因及处理】

并发症	原因及表现	预防及处理措施
脓腔内出血	原因：在示指或止血钳探查脓腔分开纤维间隔时，若脓腔内突然涌出多量鲜血 表现：多系暴露于脓腔中或脓腔壁未栓塞的血管出血	可用干纱布按次序紧紧地填塞整个脓腔压迫止血。术后2天，用0.09%氯化钠盐水浸湿填塞纱布后轻轻取出，并换凡士林纱条引流
损伤大血管、神经	原因：对脓肿局部的解剖不熟悉 表现：脓肿局部神经、血管变异，切开或分离时损伤	熟悉病变局部的解剖结构，勿盲目切开脓肿，损伤后及时吻合止血
感染扩散	表现：切开后脓肿范围扩大，全身症状无改善	切口勿穿过脓腔壁到达正常组织范围；应用抗生素，术前经验用药，术后根据药敏结果调整用药
瘢痕增生	表现：切口愈合局部肉芽组织、瘢痕增生，有碍美观	切口方向选择与大血管、神经、皮纹平行，避免跨越关节，以免瘢痕挛缩影响美观及功能。对于面颈部裸露部位，尽量将切口做在隐藏部位
脓肿切开经久不愈	原因：①脓腔引流不畅，常因切口过小、切口位置偏高或脓腔内纤维间隔未分开所致；脓腔内异物存留，如存留坏死组织、死骨、引流条、纱布或棉球等；结核性脓肿或皮脂腺囊肿继发感染切开后，切口也常不易愈合	首先检查引流是否通畅，并探查脓腔内是否有异物，疑为骨髓炎或骨结核者须做X线拍片检查，必要时可取局部组织做病理切片检查

脓肿切开引流术评分标准

项目	内容	分值	得分
准备（20分）	仪表规范、着装符合医务人员要求，戴帽子、口罩（去除手表及饰物）	3	
	核对患者信息。询问患者的身体状况，并向患者解释手术的目的、注意事项，取得患者的配合	5	
	用物准备：清创缝合包、0.5%聚维酮碘溶液、2%利多卡因1支、细菌培养管、3%过氧化氢溶液、0.9%氯化钠盐水、凡士林油纱条等	5	
	七步洗手法洗手	3	
	检查病变局部皮肤情况，协助摆体位、标记切口	4	
消毒铺单（12分）	打开清创包外层敷料后，外科洗手	3	
	戴无菌手套	2	
	5%聚维酮碘棉球消毒3遍，由内向外	5	
	铺无菌孔巾	2	

续表

项目	内容	分值	得分
切开脓腔（17分）	局部麻醉，皮丘技术，由近及远，避免刺入脓腔	5	
	注射器穿刺脓腔，确认诊断并留取标本，或切开后留取	5	
	选取尖刀，正确安装手术刀片	2	
	以穿刺点为中心切开皮肤，注意切开后刀刃翻转	5	
脓腔处理（21分）	切口排出脓液后，手指伸入脓腔探查，分离间隔，根据探查情况扩大切口，保证引流通畅	8	
	按生理盐水、3% 过氧化氢、生理盐水的顺序冲洗脓腔至冲洗液清亮	5	
	凡士林油纱条填塞脓腔，尾端留于脓腔外，并计数	5	
	再次消毒，顺序由外向内	3	
覆盖纱布、固定（6分）	纱布方向正确，光滑面接触皮肤；覆盖范围、层数符合病情需要	3	
	固定胶布长短、方向、位置恰当，松紧适度	3	
操作后处理（9分）	整理用物、处理医疗垃圾	3	
	与患者沟通，交代注意事项	3	
	洗手，写手术记录	3	
注意事项（15分）	操作规范、熟练	5	
	无菌观念强，全程无污染	5	
	人文关怀	5	
总分		100	

模块二十　伤口换药术

模块二十
数字资源

复习无菌术、围术期处理等相关理论知识；学习各种伤口形成特点及预后。

知识目标

1. 掌握清洁伤口及污染伤口换药的操作流程及换药方法。
2. 判断切口感染的程度；切口感染不同情况的处理原则。
3. 各种引流方式的应用。

能力目标

1. 能够根据病史、体征及体格检查完成伤口的判断。
2. 掌握伤口换药的适应证、禁忌证及并发症并能够熟练完成相关操作。
3. 在诊疗过程中能够做好人文关怀。

★ 问题 1
感染性伤口换药的主要目的是什么？

【目的】

1. 观察伤口的情况及其变化。

2. 针对各种伤口的清洁或污染程度选择相应的换药方法，通过规范的换药操作，促进伤口愈合。

3. 保护伤口，避免再损伤。

4. 预防及控制伤口继发性感染。

5. 判断伤口缝线拆除时间。

【适应证】

1. 手术后无菌伤口的换药。

2. 外伤及感染伤口的处理。

【禁忌证】

无绝对禁忌证。

【操作前准备】

1. 操作者准备

★ 问题 2
伤口换药过程中的无菌原则有哪些？

（1）了解换药部位情况，对操作过程可能出现的状况做出评估及应急预案。

（2）无菌准备。清洁的工作衣、帽、口罩，操作者洗手、剪指甲等。为多个患者换药时，先处理清洁伤口，再处理污染伤口，避免交叉感染。每次换药操作前、后均要规范洗手。

（3）换药地点。根据伤口大小及操作的复杂程度、用品多少、参与人员多

物品准备原则：
①用什么，取什么；②用多少，取多少；③先干后湿；④先无刺激性，后有刺激性；⑤先用后取，后用先取。

治疗车物品摆放：消毒液、无菌棉球罐、无菌纱布罐、无菌长镊及其装载罐成列放置于换药车最左侧或最右侧，以免换药包打开后在夹取用物时跨越无菌区域造成污染。

★ 人文关怀
换药前与患者进行有效沟通，缓解其焦虑与恐惧。

少等选择在病房或换药室进行。一些需要辅以麻醉措施的特大换药，必要时需要在手术室进行。

（4）与患者沟通取得配合，并协助患者采取相对舒适、适宜换药操作的体位，注意保护患者隐私。

2. 患者准备

（1）告知患者换药的目的、操作过程及可能出现的情况，取得患者配合。

（2）注意保暖，避免不必要的暴露。

（3）如伤口较复杂或疼痛较重，可适当给予镇痛或镇静药物以减轻或解除患者的痛苦和恐惧不安。

3. 物品准备

（1）治疗车：（载有以下物品，见图 20-1）

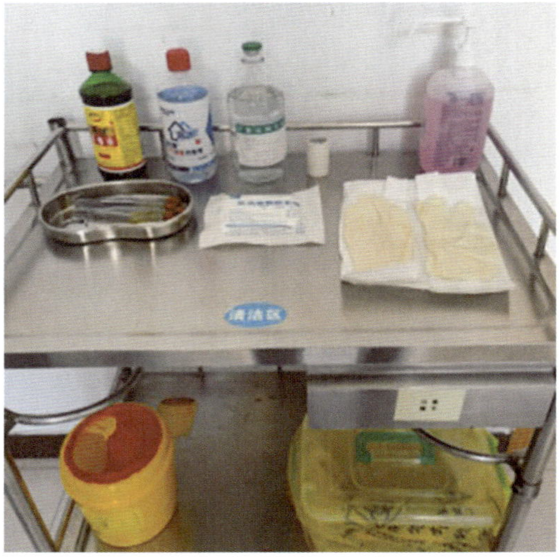

图 20-1　换药物品准备

1）换药包：内含治疗碗（盘）2 个，有齿、无齿镊各 1 把或血管钳 2 把，手术剪 1 把。

2）换药用品：聚维酮碘棉球、生理盐水、棉球若干；根据伤口所选择的敷料、胶布卷，无菌手套。

（2）其他用品：引流物品、探针、注射器（5 ml 或 20 ml）、汽油或松节油、棉签。

（3）根据伤口需要酌情备用胸、腹带或绷带。必要时备酒精灯、火柴、穿刺针等。

（4）合理放置器械：通常选择患者右侧床边适当位置，避免物品受污染。

【操作步骤】

1. 清洁伤口换药

（1）暴露伤口：用手揭去外层敷料（图 20-2），将玷污敷料内面向上放在弯盘中，再用镊子轻轻揭取内层敷料（图 20-3）。如分泌物干结黏着，可用盐水湿润后再揭下，以免损伤肉芽组织和新生上皮。

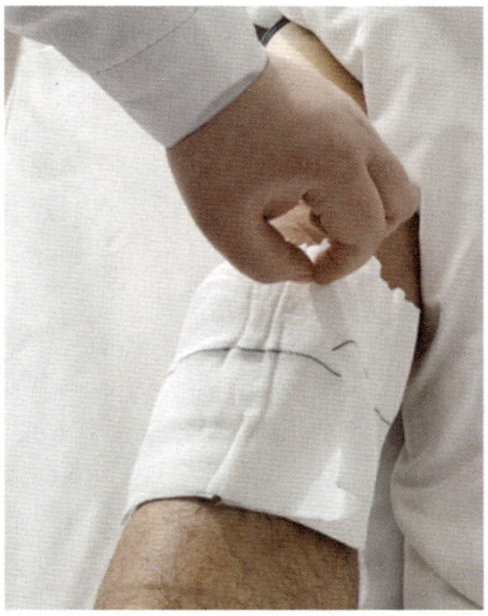
图 20-2　揭去外层敷料

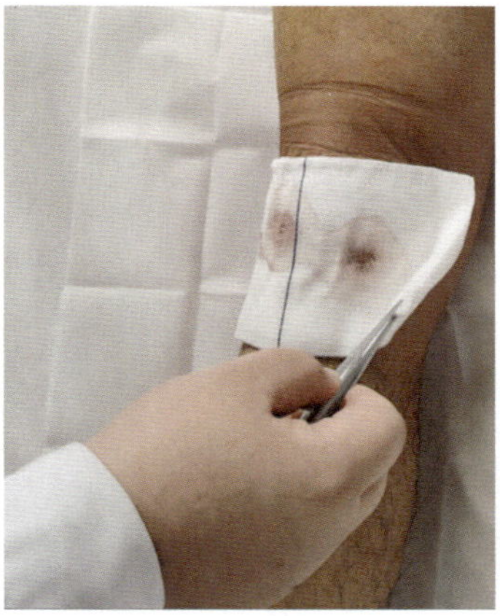
图 20-3　揭去内层敷料

（2）观察伤口：观察伤口有无红肿、出血，有无分泌物及其性质和量，注意创面皮肤、黏膜、肉芽组织的颜色变化；如有引流管，还需注意观察引流物和引流管固定状况。

（3）清理伤口：用双手执镊操作法。一把镊子可直接接触伤口，另一把镊子用于传递无菌物品（两镊不可接触）（图 20-4）。先以聚维酮碘棉球自内向外消毒伤口周围皮肤两次（如引流管周围有分泌物，在消毒皮肤时暂不触及，需另用聚维酮碘棉球擦拭管周分泌物并消毒），然后以生理盐水棉球轻轻拭去伤口内脓液或分泌物，拭净后根据不同伤口，适当安放引流物（纱布、凡士林油纱布、橡皮片或引流管）（图 20-5）。

★ 人文关怀

告知患者：现在开始消毒，可能有消毒剂凉感，不要紧张。

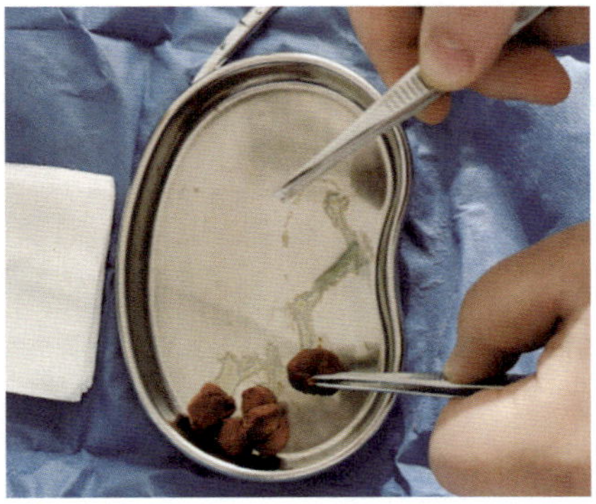
图 20-4　镊子传递物品

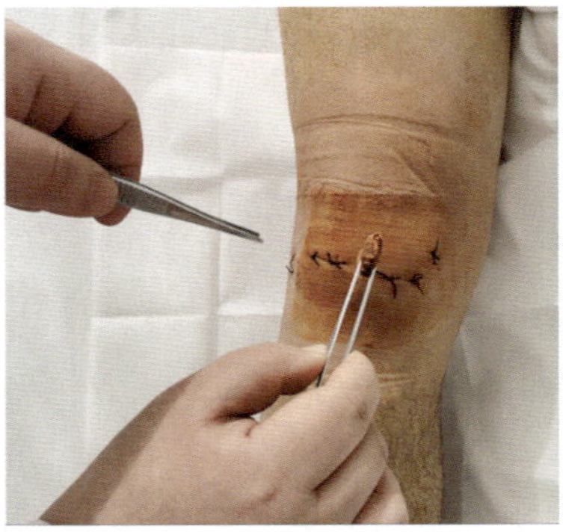
图 20-5　清洁伤口

（4）覆盖伤口：根据引流物种类或伤口渗出情况决定所需纱布量，覆盖无菌干纱布（图 20-6），以胶布粘贴固定（一般情况下胶布粘贴方向应与肢体或躯体长轴垂直，敷料宽度占粘贴胶布长度的 2/3，胶布距敷料的边缘约 0.5 cm）。如创面广泛、渗液多，可加用棉垫。关节部位胶布不易固定时可用绷带包扎（图 20-7）

（5）整理物品：医疗垃圾、生活垃圾、利器分别放置。

（6）七步洗手法洗手。

（7）向患者说明注意事项，如敷料不能沾水。

★ 重点

换药过程中，传递镊高于操作镊，两镊不能相碰，传递镊位置居上，消毒镊居下，始终保持镊子尖朝下，以免传递镊被污染。

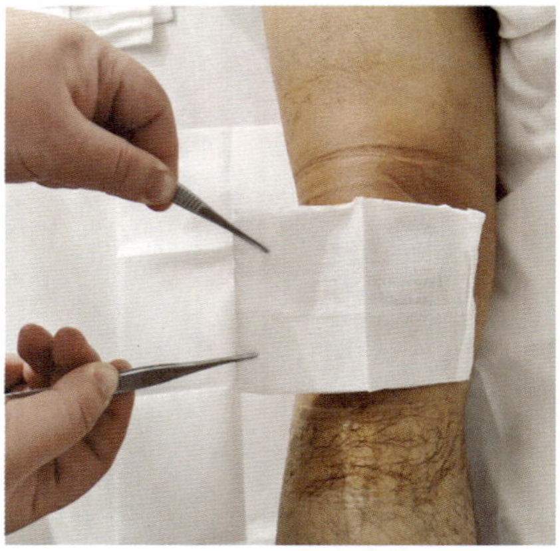

图 20-6　覆盖伤口

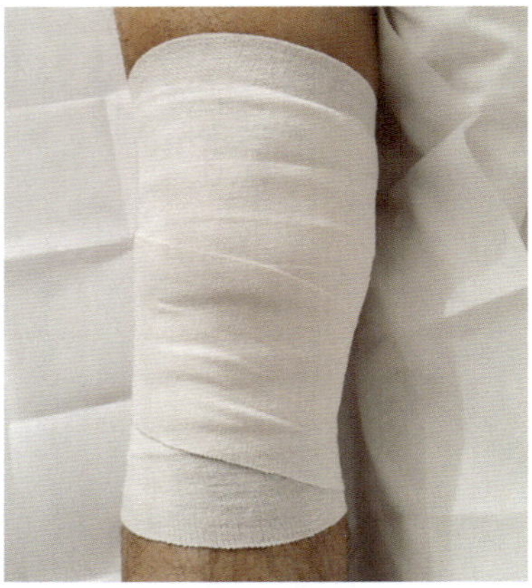

图 20-7　包扎伤口

（8）书写病程记录。

2. 感染伤口换药（图 20-8）

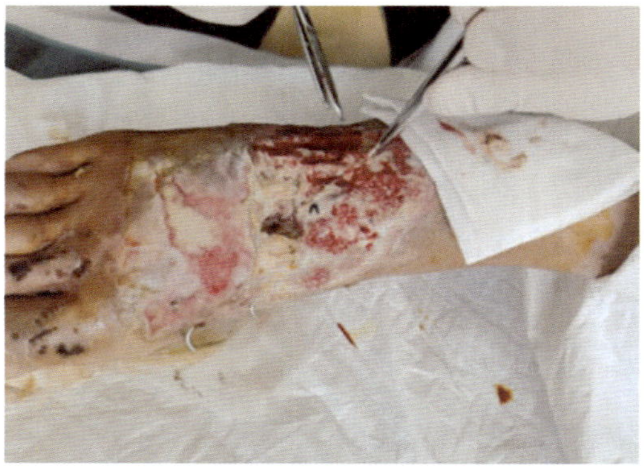

图 20-8　感染伤口换药

★ 问题 3
凡士林油纱布和聚维酮碘纱布的用途是什么？

★ 问题 4
粘贴胶布的方向是什么？

★ 人文关怀
询问患者感觉如何？表扬患者配合很好，过程顺利。

★ 换药次序
先无菌伤口，后感染伤口，对特异性感染伤口（如气性坏疽、破伤风等）应最后换药或指定专人负责。

（1）可疑感染伤口的判断　关注揭下敷料吸附的渗出物，观察伤口有无红肿、出血，有无分泌物及其性质，注意创面皮肤、黏膜、肉芽组织的颜色变化。如果患者伤口出现红、肿、热、痛等则考虑存在感染的可能。

（2）感染伤口的换药方法

1）针眼稍有红肿者可用聚维酮碘湿敷；如见针眼有小水疱，应拆去此处缝线；如局部红肿范围大并触及硬结甚至波动，应拆除缝线，伤口敞开引流，用无菌生理盐水棉球轻轻拭去伤口内脓液或分泌物，再根据不同伤口适当安放引流物。

2）肉芽过度生长的创面：正常的肉芽色鲜红、致密、洁净、表面平坦、易出血。如发现肉芽色泽淡红或灰暗，表面呈粗大颗粒状，水肿发亮高于创面，可将其剪除，再用无菌棉球拭干，压迫止血；若肉芽轻度水肿，可用 3% ~ 10% 高渗盐水湿敷。

3）脓液或分泌物较多的创面：此类伤口宜用消毒溶液湿敷，以减少脓液或分泌物。湿敷药物视创面情况而定，可用 1∶5000 呋喃西林或漂白粉硼酸溶液等。每天换药 2 ~ 4 次，同时可根据创面培养的不同菌种，选用敏感的抗生素。对于有较深脓腔或窦道的伤口，可用生理盐水或各种有杀菌去腐作用的溶液进行冲洗，伤口内放置适当的引流物。

★ 问题 5
气性坏疽患者伤口换药需要注意什么？

★ 问题 6
换药时常见伤口分泌物如何识别？

★ 问题 7
换药时发现伤口红肿肉芽组织，怎么处理？

知识拓展

常见引流物的种类和选择

（1）凡士林油纱条：用于新切开的脓腔或不宜缝合的伤口。优点是保护肉芽和上皮组织不与创面粘连，易于撕揭而不疼痛。缺点是不易吸收分泌物，不适宜渗出物较多或深部伤口。

（2）纱布引流条：生理盐水或药液浸湿后的纱布条对脓液有稀释和吸附作用。用于切开引流后需要湿敷的伤口。

（3）硅胶引流条：用于术后渗血或脓腔开口较小的伤口。

（4）硅胶引流管：用于腹腔引流、深部感染引流或预防深部感染。

【并发症产生原因及处理】

并发症	原因及表现	处理措施
伤口疼痛	换药操作时，患者诉伤口疼痛	暂停换药，评估疼痛的原因，采取针对性措施。如因伤口敷料与组织粘连引起，则先用盐水充分湿润敷料，待充分松解粘连后，采用边轻压皮肤边撤出敷料的方法减轻疼痛
交叉感染	原因：①环境污染；②医源性感染；③医疗器械消毒不彻底；④自身感染：正常人体表细菌，一般不致感染，一旦转移到易感染部位（如伤口）就可能引起感染 表现： 1. 清洁伤口可出现局部红肿、热、痛和功能减退 2. 可有发热，血象改变及头痛、精神不振、乏力、纳差等一系列全身不适症状 3. 严重感染可出现代谢紊乱、营养不良、贫血，甚至发生感染性休克	1. 换药者严格遵循各项规章制度和无菌技术操作原则，着装整洁，操作前后注意洗手，减少交叉感染的机会 2. 伤口有感染时，用无菌生理盐水或伤口清洗液彻底清洗 3. 伤口有波动感或有脓腔，应拆除一部分缝线，放置引流条和引流管利于引流 4. 观察记录伤口引流液的颜色、性质、量、黏稠度、有无异味等 5. 伤口愈合缓慢时，可做伤口创面培养加药敏试验，并根据培养结果，给予有效抗菌药物治疗

【问题与解答】

问题	解答
1. 感染性伤口换药的主要目的是什么？	1. 观察伤口的情况和变化 2. 清洁伤口去除坏死组织及异物 3. 保持引流通畅 4. 保护伤口，避免再损伤 5. 固定患部，局部保暖 6. 预防及控制伤口感染

续表

问题	解答
2. 伤口换药过程中的无菌原则有哪些?	1. 严格区分无菌区和污染区 2. 无菌区设置合理，避免跨越无菌区 3. 手与物品接触的无菌原则： 无菌 + 无菌 = 无菌 无菌 + 污染 = 污染 污染 + 污染 = 污染 4. 多个操作遵循先无菌后感染，再特殊感染的原则 5. 任何无菌物品都要检查有效期
3. 凡士林油纱布和聚维酮碘纱布的用途是什么?	凡士林油及聚维酮碘纱布用于防止纱布与创面粘连，具有润滑、不粘伤口、促进肉芽生长、促进伤口愈合的作用
4. 粘贴胶布的方向是什么?	盖上无菌干纱布，以胶布粘贴固定，胶布粘贴方向应与肢体或躯体长轴垂直。如创面广泛、渗液多，可加用棉垫，关节部位胶布不易固定时须用绷带包扎
5. 气性坏疽患者伤口换药需要注意什么?	换药时要注意隔离，换药后必须焚毁污物，器械特殊消毒
6. 换药时常见伤口分泌物如何识别?	1. 血液　血性、淡血性、鲜红血性、陈旧血性 2. 血浆　淡黄色清亮液体 3. 脓液　颜色、气味、黏稠度等根据细菌种类而不同 4. 空腔脏器漏出液　胆汁、胰液、胃肠道液体和尿液等
7. 换药时发现伤口红肿肉芽组织，怎么处理?	3% ~ 5% 的盐水是高渗盐水，利用高渗盐水湿敷，可以减轻肉芽水肿

换药、拆线评分标准

项目	内容	分值	得分
准备（15 分）	穿工作服，戴帽子、口罩，洗手	3	
	核对患者床号、姓名	2	
	告知患者操作的目的，操作过程及可能出现的情况，取得配合	3	
	评估环境，注意保暖，保护患者隐私	2	
	物品准备	3	
	协助患者摆好体位	2	
操作标准（60 分）	取换药包，检查有效期	4	
	打开换药包，将此次操作需要的物品放入包内	5	
	暴露患者换药部位，用手沿切口方向揭开外层敷料，将污敷料内面向上，放在弯盘内，再次洗手	4	
	用镊子或血管钳轻轻揭去内层敷料，如分泌物干燥黏着，可用生理盐水润湿后揭下	5	
	观察伤口愈合情况，及有无感染现象	5	

续表

项目	内容	分值	得分
操作标准（60分）	一只镊子或血管钳直接用于接触伤口、另一只镊子或血管钳专用于传递换药碗中的物品	5	
	用沾有消毒液的棉球自内向外消毒伤口及周围皮肤两次，范围稍大于纱布敷料覆盖的范围	5	
	用镊子夹起线头轻轻提起，把埋在皮内的线段拉出：针眼之外 1 ~ 2 mm，将剪尖插进线结下空隙，紧贴针眼，在由皮内拉出的部分将线剪断	5	
	将皮外缝线向切口的缝线剪断侧拉出，避免向对侧硬拉	5	
	用消毒液再擦拭一次，覆盖敷料，胶布固定（长短适宜、方向、位置适当）	4	
	整理患者衣物和床单	4	
	整理用物，垃圾分类处理，洗手	5	
	向患者及家属交代拆线换药后的注意事项，保持伤口干燥清洁，不要剧烈运动	4	
人物关怀（5分）	操作过程中要询问患者是否疼痛，体现人文关怀	5	
无菌原则（20分）	严格无菌操作，每次违反扣 5 分，最多 20 分	20	
总分		100	

医学人文关怀评分标准

项目		分值
操作前	是否衣帽整洁、自我介绍	5　4　3　2　1
	与患者及家属谈话时语音是否清晰、语气是否得体，语言表述是否准确，肢体语言使用是否良好	5　4　3　2　1
	是否具备“急患者之所急、想患者之所想”的态度	5　4　3　2　1
	对患者及家属的疑虑是否解答到位	5　4　3　2　1
	是否表达出对患者及家属的尊重	5　4　3　2　1
	操作前是否提示患者感觉不适或异常，需停止换药时，如何示意医生	5　4　3　2　1
	物品准备是否齐全	5　4　3　2　1
	是否注意保护患者隐私，请出无关人员等	5　4　3　2　1
	查体前是否说明目的，自行温暖双手后再查体	5　4　3　2　1
	消毒前是否提示有凉的感觉	5　4　3　2　1
	换药前是否提示“不要咳嗽、移动身体等”避免出现意外	5　4　3　2　1
	有刺激性操作时，是否及时反馈给患者，并反复提示患者不要移动、咳嗽等，对患者的配合给予赞赏	5　4　3　2　1
操作后	换药结束后，是否及时告知患者	5　4　3　2　1
	是否询问患者自我感受	5　4　3　2　1
	是否帮助患者穿好衣物、协助其卧床休息	5　4　3　2　1
	术后医嘱：卧床休息时长、换药处保持干燥等是否交代到位	5　4　3　2　1
总分		

模块二十一　四肢骨折的固定

模块二十一
数字资源

知识目标

掌握四肢常见骨折（尺、桡骨骨折、胫、腓骨骨折）的临床表现、诊断和复位固定方法。

能力目标

1. 能够根据病史、体征及辅助检查完成四肢常见骨折的诊断。
2. 熟练完成四肢常见骨折的复位固定操作。
3. 在诊疗过程中能够做好医学人文关怀。

★ 问题 1
尺、桡骨骨折的原因有哪些？如何分类？

★ 问题 2
尺、桡骨骨折有哪 4 种畸形？

★ 问题 3
胫、腓骨骨折致伤原因及骨折类型有哪些？

【目的】

稳定骨折断端，防止骨折断端移位；缓解疼痛；减少出血；便于搬运。

【适应证】

四肢骨折伴有或不伴有移位。

【操作前准备】

1. 物品准备　绷带、三角巾、夹板、石膏及衬垫物（图 21-1）。

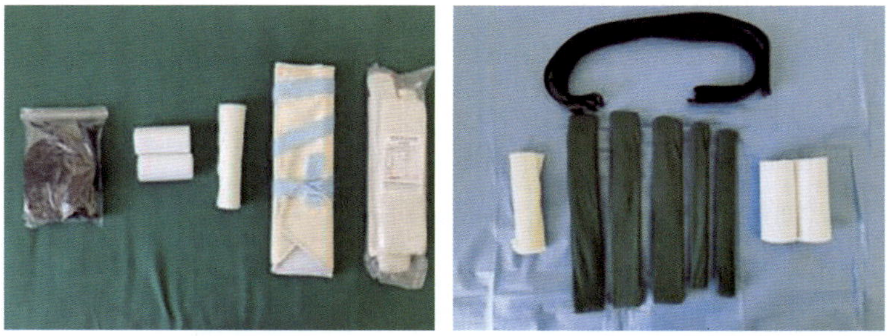

尺、桡骨骨折外固定　　胫腓骨骨折外固定

图 21-1　物品准备

2. 操作者准备　表明身份，告知伤者即将进行的操作，消除伤者紧张恐惧心理，协助伤者采取舒适体位，检查患肢，根据伤情准备相应的固定器材。

【操作步骤】（上肢以尺、桡骨骨折为例，下肢以胫、腓骨骨折为例。）

1. 尺、桡骨骨折固定　将夹板置于伤肢前后及内外两侧，注意前侧夹板加分骨垫，而后用 3 条固定带固定，注意松紧度，观察末梢血运。再用一块燕尾三角巾或托板悬吊伤肢（图 21-2）。

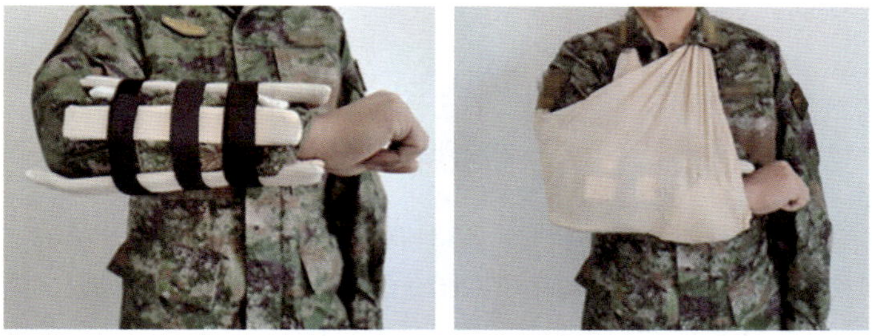

图 21-2　尺、桡骨骨折固定

2. 肱骨干骨折固定（了解）　夹板置于伤肢前后及内外两侧，骨突部位注意加棉垫，而后用 3 条固定带固定，注意松紧度，观察末梢血运。再用一块燕尾三角巾或托板悬吊伤肢（图 21-3）。

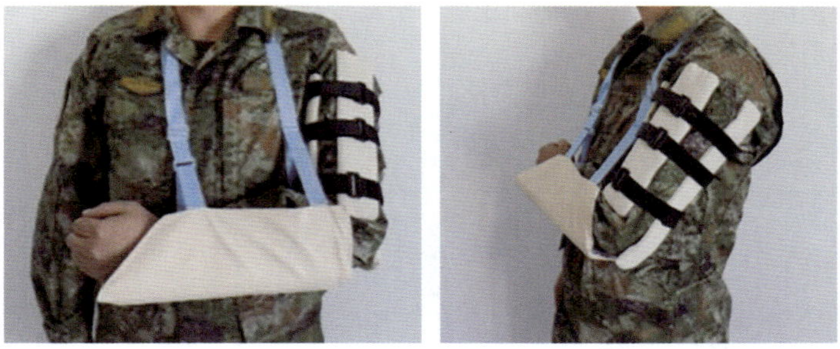

图 21-3　肱骨干骨折固定

3. 胫、腓骨骨折固定：将 3 块宽夹板分别置于小腿内、外侧、后侧，夹板长度可根据骨折位置决定，可超膝关节，而后用两块窄夹板置于小腿前侧，骨突部位注意加棉垫，最后用至少 3 条固定带固定，注意肢体末梢血运（图 21-4）。

★ 问题 4
胫、腓骨骨折临床表现与诊断依据有哪些?

★ 问题 5
缺血挛缩与筋膜间隙综合征如何鉴别?

★ 问题 6
尺、桡骨骨折应注意避免哪些神经损伤?

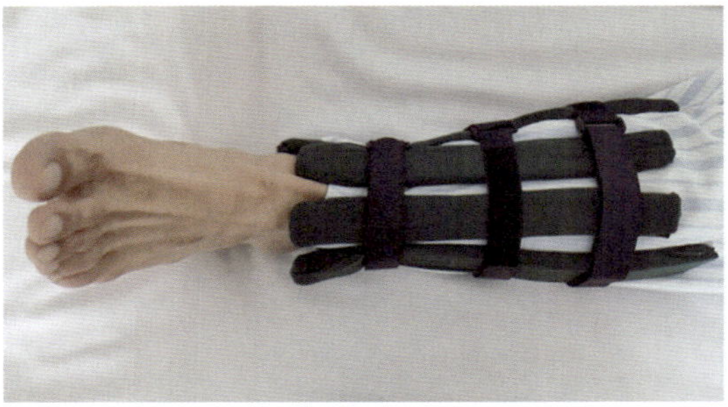

图 21-4　胫腓骨骨折固定

【问题与解答】

问题	解答
1. 尺、桡骨骨折的原因有哪些？如何分类？	1. 直接暴力　骨折为横型或粉碎型，骨折线在同一平面 2. 间接暴力　跌倒手掌触地，暴力向上传导。桡骨为横型或锯齿状，尺骨为短斜型 3. 扭转暴力　跌倒时身体向一侧倾斜，前臂过度旋前或旋后，发生双骨螺旋型骨折。多数由尺骨内上斜向桡骨外下，尺骨骨折线在上，桡骨骨折线在下

续表

问题	解答
2. 尺、桡骨骨折有哪4种畸形?	重叠、成角、旋转及侧方移位
3. 胫、腓骨骨折致伤原因及骨折类型有哪些?	1. 直接暴力　多为压砸、冲撞、打击致伤，骨折线为横断或粉碎型。同一平面骨折，软组织损伤非常严重，易造成开放性骨折。有时挫伤严重，血循环不良发生坏死，致骨外露，感染而成骨髓炎 2. 间接暴力　多见为高处跌下、跑跳所致的扭伤或滑倒所致的骨折。骨折线常为斜型或螺旋型，胫骨与腓骨多不在同一平面骨折。在儿童可见胫、腓骨的“青枝骨折”；在长跑运动员可见到腓骨的“疲劳性骨折” 骨折移位的方向取决于外力作用的方向、腓肠肌的收缩和伤肢远端的重力
4. 胫、腓骨骨折临床表现与诊断依据有哪些?	临床表现：疼痛、肿胀、畸形，肢体异常活动，可闻及骨擦音及触及骨擦感 诊断依据：伤肢肿胀、畸形，局部压痛，异常活动，可闻及骨擦音及触及骨擦感
5. 缺血挛缩与筋膜间隙综合征如何鉴别?	缺血挛缩表现：剧痛、麻木、感觉异常、苍白、脉搏减弱 筋膜间隙综合征表现：剧痛、压痛、被动牵拉痛、肿胀、运动感觉障碍、脉搏减弱或消失
6. 尺、桡骨骨折应注意避免哪些神经损伤?	尺神经、桡神经、正中神经的损伤

【并发症产生原因及处理】

并发症	原因及表现	预防及处理措施
固定失效	由于固定过程中，绷带及三角巾固定打结不牢、固定力度不够导致	需重新固定
皮肤及软组织损伤	由于固定过程中未使用足够的夹板内衬、固定过程中力度过大，导致皮肤受压而引起的继发损伤	注意使用软垫衬（尤其在有骨性突起处），固定过程中包扎力度适中，可有效减少此类并发症
肢体缺血坏死	固定过紧、时间过长可使受伤的组织缺血加重，严重者可导致肢体缺血坏死	固定后应观察肢体远端血运情况，适当调整固定的松紧程度
神经损伤	急救固定时要特别注意保护伤处及需固定部位的重要神经组织，避免固定造成神经损伤	可在固定物与皮肤间加软衬垫等避免神经损伤

骨折小夹板固定术评分标准

项目	内容	分值	得分
操作前准备（10分）	着装整洁、戴帽子口罩、准备用具（小夹板、普通绷带、固定带、三角巾、棉衬、托板、标记笔等）	2	
	与患者或家属进行沟通，介绍自己及将要进行的操作，取得合作	3	
	核对患者信息及影像学检查	5	
手法复位（5分）	术者将骨折伤肢整复固定于功能位，请助手维持固定	5	

续表

项目	内容	分值	得分
夹板固定操作（55分）	小夹板准备：选择合适的小夹板（各部位夹板形状有差异）；普通绷带、固定带、三角巾、棉衬、托板、标记笔等	10	
	伤肢外敷适当厚度的棉衬，骨性凸起部位加衬垫保护	5	
	首先将肢体最底端夹板放置于合适位置，而后放置两侧夹板，最后放置最顶端夹板	10	
	用固定带（绷带）捆绑夹板，按顺序自中间向两端固定	10	
	调整夹板松紧度；调整每条固定带（绷带）松紧度，夹板固定松紧度以一指能插入夹板与肢体间隙为宜，伤肢末梢外露（观察末梢血运）	15	
	用三角巾或托板悬吊于功能位，注明操作日期	5	
术后处理（15分）	检查，伤肢固定于功能位，小夹板固定紧度适宜	5	
	检查，伤肢末端血液循环及感觉无异常	5	
	交代术后注意事项：注意患肢血运，如感患肢肿痛、青紫、麻木、速至医院就诊；小夹板松动或过紧至医院就诊；抬高患肢；适当进行功能锻炼；定期复查	5	
注意事项（15分）	操作规范	5	
	拆除夹板无明显组织压迫痕迹	5	
	人文关怀	5	
总分		100	

医学人文关怀评分标准

项目		分值
操作前	是否衣帽整洁、自我介绍	5　4　3　2　1
	与患者及家属谈话时语音是否清晰，语气是否得体，语言表述是否准确，肢体语言使用是否良好	5　4　3　2　1
	是否具备“急患者之所急、想患者之所想”的态度	5　4　3　2　1
	对患者及家属的疑虑是否解答到位	5　4　3　2　1
	是否签署《治疗同意书》	5　4　3　2　1
	是否表达出对患者及家属的尊重	5　4　3　2　1
	操作前是否提示患者感觉不适或异常，需停止穿刺时，如何示意医生	5　4　3　2　1
	物品准备是否齐全	5　4　3　2　1
	是否注意保护患者隐私，请出无关人员等	5　4　3　2　1
操作中	是否测量生命体征	5　4　3　2　1
	查体前是否说明目的，自行温暖双手后再查体	5　4　3　2　1
	消毒前是否提示有凉的感觉	5　4　3　2　1
	是否提示“有轻微疼痛感”	5　4　3　2　1
	是否提示“不要咳嗽、移动身体等”避免出现意外	5　4　3　2　1
	是否及时反馈给患者，并反复提示患者不要移动、咳嗽等，对患者的配合给予赞赏	5　4　3　2　1

续表

项目		分值
操作后	结束后，是否及时告知患者	5　4　3　2　1
	术后是否询问患者自我感受	5　4　3　2　1
	是否帮助患者穿好衣物、协助其卧床休息	5　4　3　2　1
	是否复查生命体征	5　4　3　2　1
	术后医嘱：卧床休息时长是否交代到位	5　4　3　2　1
总分		

模块二十二　脊柱损伤患者搬运

模块二十二
数字资源

知识目标

对于明确存在脊柱损伤的患者，能够在理论上判断损伤程度，是否合并脊髓神经损伤，知道如何进行脊柱损伤患者的搬运，操作流程熟练，理论知识扎实。

能力目标

1. 能够根据病史、体征及辅助检查完成脊柱损伤的诊断。
2. 评估是否合并脊髓神经损伤。
3. 能够熟练完成脊柱损伤患者的搬运操作。
4. 在搬运过程中能够做好医学人文关怀。

脊柱损伤（spinal injury）是常见的骨科创伤，以胸腰段损伤最为多见，其次为颈腰椎和胸椎，脊柱损伤后其稳定结构存在不同程度的破坏，可导致脊柱失稳，搬运过程中需要维持脊柱稳定，防止出现继发性的损伤（如骨折加重、出现脊髓神经损伤或原脊髓神经损伤加重），脊柱损伤搬运操作是创伤急救需要掌握的重要技能之一。

【目的】

掌握正确的脊柱损伤搬运方法，可减轻患者的痛苦，防止脊柱损伤患者在搬运过程中出现继发性损伤，加重病情。

【适应证】

1. 颈椎损伤。
2. 胸腰椎损伤。

【并发症】

1. 骨折加重。
2. 神经损伤加重（搬运前无神经损伤，搬运后出现神经损伤；搬运前存在神经损伤，搬运后原神经损伤加重）。

【操作前准备】

1. 受伤机制评估（致伤因素和受伤体位），询问病史。
2. 症状体征评估，体格检查。

★ 问题 1

按照 Denis 三柱理论，脊柱的前中后柱分别为？

★ 问题 2

脊柱骨折按形态学分类可分为？

★ 症状体征评估

颈部损伤：出现颈项部疼痛，活动受限，上肢或四肢疼痛麻木、活动无力或不能活动，颈项部肿胀、压痛，甚至触及畸形突起。

胸腰椎损伤：腰背部脊椎有肿胀、压痛，或有后凸畸形，活动受限。双下肢可有感觉、运动障碍，严重者可出现二便失禁。

★ 神经功能评估

有无神经损伤，神经损伤是完全性的，还是不完全性的。

3. 神经功能评估（感觉、运动）。

4. 对于已有影像资料的患者，结合病史、查体及影像资料情况，做出诊断。

【操作步骤】

1. 四人搬运方法（图 22-1）

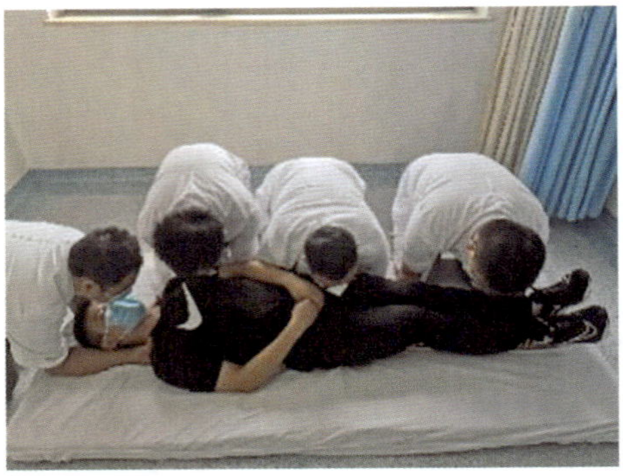

图 22-1 颈椎损伤搬运 - 四人法

（1）1 人在患者的头部，双手掌虎口部位固定于肩部，同时用前臂内侧抱紧患者头部两侧。

（2）另外 3 人在患者的同侧，分别从患者的肩背部、腰臀部、下肢等部位，将双手掌平伸到患者的对侧。

（3）4 人均单膝跪地。

（4）4 人同时用力，保持脊柱为一轴线，平稳将患者抬起，放于担架或木板上。

（5）如有颈托，可用颈托固定颈部；如无颈托，可将折叠好的衣物、毛巾、卫生纸卷或盐袋等放于颈部两侧临时固定。

（6）用固定带将患者头部、胸腰部、骨盆和膝踝部固定于担架或木板上。

2. 三人搬运方法（图 22-2）

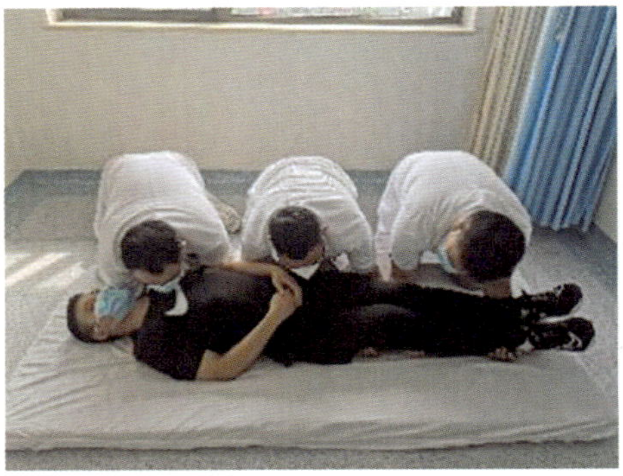

图 22-2 胸腰椎损伤搬运 - 三人法

（1）3 人在患者的同侧，分别从患者的颈背部、腰臀部、下肢等部位，将双手掌平伸到患者的对侧。

（2）3 人均单膝跪地。

（3）3 人同时用力，保持脊柱为一轴线，平稳将患者抬起，放于担架或木板上。

（4）用固定带，将患者头部、胸腰部、骨盆和膝踝部固定于担架或木板上。

【注意】

1. 对于颈椎损伤的患者在搬运过程中务必要维持其颈椎的稳定，搬运中可适当给予纵向牵引。

2. 搬运中脊柱保持为一轴线，颈胸腰椎相对位置不变（同轴运动），避免颈椎和躯干的弯曲或扭转。

3. 患者可疑脊柱损伤的情况，搬运过程按脊柱损伤患者处理。

4. 对于严重创伤的患者，脊柱损伤的同时可能合并休克、胸腹部开放伤等情况，根据患者生命体征情况及现场条件，可先给予必要的急救处理，待病情相对稳定后，再进行正确的急救搬运。

★ 人文关怀

搬运过程中会引起患者的疼痛和不适，部分患者甚至会十分恐惧，搬运前应该做好宣教，征得患者的理解和同意，搬运方法正确，操作流畅，最大程度减轻患者痛苦。

【问题与解答】

问题	解答
1. 按照 Denis 三柱理论，脊柱的前中后柱分别为?	前柱：椎体和椎间盘前 2/3、前纵韧带 中柱：椎体及椎间盘后 1/3，后纵韧带 后柱：关节突关节、关节囊、椎板、黄韧带、棘间和棘上韧带
2. 脊柱骨折按形态学分类可分为?	压缩骨折、爆裂骨折、撕脱骨折、Chance 骨折、骨折 - 脱位

脊柱损伤搬运评分标准

项目	检查内容与评分要点	分值	得分
操作前准备（16 分）	着装整洁、规范，戴口罩、帽子	3	
	评估现场环境安全	3	
	介绍自己，表明身份，核对患者	5	
	向患者宣教目前情况、需要进行的操作	5	
操作步骤（60 分）	1. 评估伤情，测量生命体征	10	
	2. 一人在患者的头部，双手掌虎口部位固定于肩部，同时用前臂内侧抱紧头部两侧	10	
	3. 另外 3 人在患者的同侧（一般为右侧），分别从患者的肩背部、腰臀部、下肢，将双手掌平伸到患者的对侧	10	
	4. 四人均单膝跪地	5	
	5. 四人同时用力，保持脊柱为一轴线，平稳将患者抬起，放于担架或木板上	5	
	6. 如有颈托，可有颈托固定颈部，如无颈托，可利用折叠好的衣物、毛巾、卫生纸卷或盐袋等放于颈部两侧临时固定	5	
	7. 用固定带，将患者头部、胸腰部、骨盆和膝踝部固定于担架或木板上	10	
	8. 复测生命体征，平稳转运	5	

续表

项目	检查内容与评分要点	分值	得分
总体评价（24分）	手法正确	5	
	操作步骤有次序，不杂乱	5	
	在规定时间内按时完成	4	
	操作者着装整洁	3	
	操作时态度严肃认真	3	
	体现人文关怀	4	
	附加分：理论提问		
总分		100	

医学人文关怀评分标准

项目		分值
操作前	是否衣帽整洁、自我介绍	5 4 3 2 1
	与患者及家属谈话时语音是否清晰、语气是否得体，语言表述是否准确，肢体语言使用是否良好	5 4 3 2 1
	是否具备“急患者之所急、想患者之所想”的态度	5 4 3 2 1
	对患者及家属的疑虑是否解答到位	10 8 6 4 2
	是否取得了患者的理解与配合	10 8 6 4 2
	是否表达出对患者及家属的尊重	5 4 3 2 1
	是否注意保护患者隐私，请出无关人员等	5 4 3 2 1
操作中	查体前是否说明目的，自行温暖双手后再查体	5 4 3 2 1
	搬运前是否提示可能有疼痛的感觉	5 4 3 2 1
	是否注意患者感受，及时交流，给予安慰	10 8 6 4 2
	是否对患者的配合给予赞赏	5 4 3 2 1
	是否注意隐私保护，隐私部位是否遮挡	5 4 3 2 1
操作后	操作结束后，是否及时告知患者	5 4 3 2 1
	术后是否询问患者自我感受，给予鼓励和安慰	10 8 6 4 2
	是否帮助患者整理衣物、协助其休息	5 4 3 2 1
	是否复查生命体征	5 4 3 2 1
总分		

模块二十三　直肠指检

模块二十三
数字资源

知识目标

明确存在便血、肛门下坠、排便困难、肛周肿痛等临床表现的患者，能够在理论上判断是否需要进行肛门指诊（适应证和禁忌证的掌握），知道如何进行肛门指诊，操作流程熟练，理论知识扎实。

能力目标

能够熟练完成操作，在诊疗过程中能够做好医学人文关怀。

> 直肠指检为无创的常规检查，并发症极为少见。操作过程中患者可有肛门不适、排便感，操作结束后即可缓解。

> 【重要提示】男医师为女性患者进行操作检查时，须有一名女医护人员在场，避免尴尬及不必要的麻烦。

直肠指检（digital rectal examination）又称肛门指诊，简称肛诊，就是医生用一个手指（通常为右手示指）伸进患者的肛门，对肛管、直肠进行触诊，以检查疾病的一种简便、实用却非常重要的临床检查方法。一般来讲，直肠指检可分为肛外指检和肛内指检两部分。

【目的】

1. 筛查肛门、直肠病变，查找病因。
2. 排查疾病　直肠癌、痔疮、直肠息肉、前列腺疾病等。

【适应证】

1. 排便习惯改变、大便变细或变形等。
2. 便血，大便性状改变，大便变稀，大便带血和黏液。
3. 肛门疼痛，常见的是血栓性外痔、肛裂，肛周脓肿、疖、痈等。
4. 肛门肿痛流脓血反复发作，多是肛瘘的症状，指诊能明确诊断。
5. 痔疮便血，临床上极易同直肠癌相混淆，直肠指检可作初步鉴别。
6. 男性前列腺疾病。
7. 女性盆腔疾病。
8. 体检，直肠癌筛查。

> ★ 问题1
> 如何鉴别痔疮出血和直肠癌的便血？

> 肥胖患者及高位肛瘘患者不能触及瘘管走向。

> 直肠指检可触及前列腺，明确其大小及硬度。
> 妇科疾病有时需做直肠、阴道双合诊检查以明确诊断。

【禁忌证】

1. 不能合作的患者：病情危重、意识障碍躁动不安患者。
2. 急性肛裂，疼痛明显者为相对禁忌证。
3. 婴幼儿肛门不能容纳检查者手指者，应谨慎检查。

> 肛裂非绝对禁忌证，必要时可在麻醉下进行。

> ★ 人文关怀
> 对于肛门疼痛患者，直肠指检动作要轻柔，必要时可于麻醉下进行，不能过于教条，造成患者心理阴影。

> ★ 人文关怀
> 婴幼儿肛门指诊用小指进行，以免给患儿造成痛苦。

【并发症】

1. 疼痛引发反应性晕厥，极为少见。

2. 出血，多为操作不当，暴力指检导致肛管、直肠黏膜撕裂出血，极为少见。

3. 肛门不适，常见。

【操作前准备】

1. 检查者准备

（1）复习受检者病情：病史，确定受检者符合直肠指检适应证，没有禁忌证。

（2）知情同意：与受检者或家属谈话，说明检查的目的、大致过程、可能出现的并发症。

（3）戴好帽子、口罩，清洗双手。

（4）若为女性受检者，男医生操作时，须有一名女医护人员在场。

2. 物品准备（图 23-1）

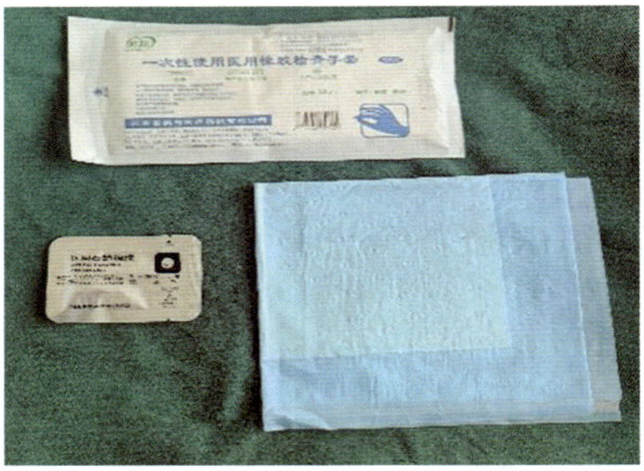

图 23-1　直肠指检　物品准备

（1）一次性检查手套。

（2）润滑剂——液状石蜡。

（3）臀垫。

（4）治疗车。

（5）专科检查室，或无不相关人员在场的安静病房。

> ★ 人文关怀
> 直肠指检涉及受检者隐私部位，封闭的检查环境尤为重要。

3. 受检者准备

（1）排净大便，排空膀胱。

（2）告知操作过程中需要配合的事项，如有不适（如难以忍受的疼痛等）无法继续配合操作的情况，及时通过摆手示意。

> ★ 人文关怀
> 直肠指检过程中可能会出现尿、便的溢出，诊室需准备卫生纸帮助患者清洁。

（3）对于精神过度紧张、行动不便等配合欠佳的受检者，可由家属陪同，协助检查。

【操作步骤】

1. 体位

（1）常用体位为左侧卧位，双腿屈膝（图 23-2）。

（2）肥胖者采取膝胸卧位（图 23-3）。

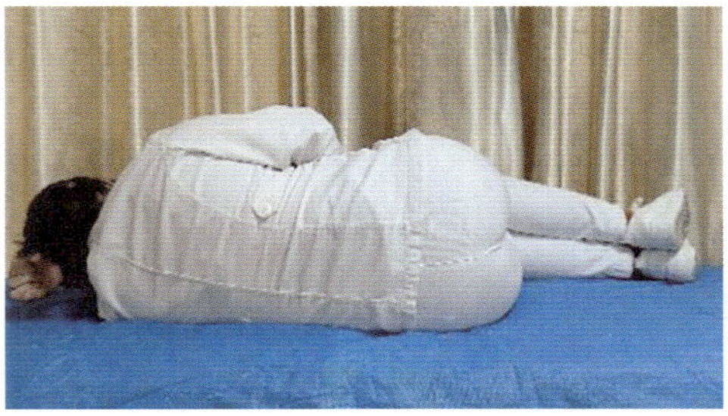

图 23-2　直肠指检　左侧卧位

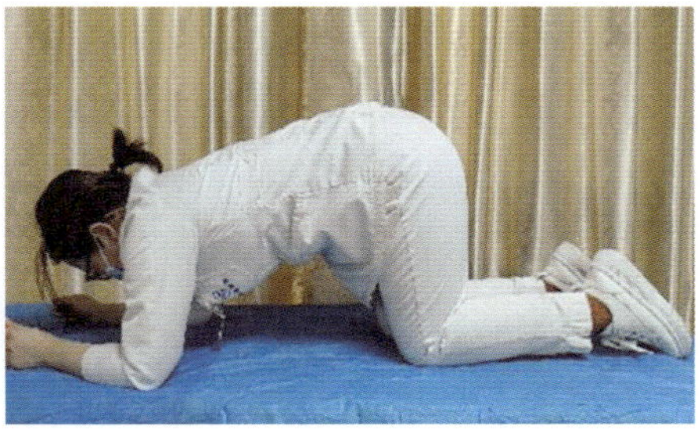

图 23-3　直肠指检　膝胸卧位

（3）团体检查，体检筛查多采取弯腰扶椅位（图 23-4）。

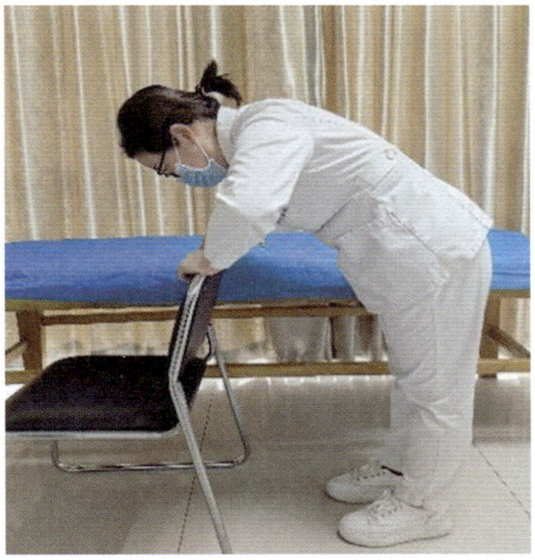

图 23-4　直肠指检　弯腰扶椅位

2. 准备

（1）确认环境安静温暖。

（2）核对患者信息。

（3）七步洗手法洗手。

（4）嘱受检者左侧卧位。

（5）检查者戴好手套。

3. 肛外指检

（1）用示指触及肛门周围有无硬结、肿物和压痛，有无波动感。

（2）检查肛外皮下有无瘘管、索条及走向等。

4. 肛内指检

（1）在示指和肛门部位涂润滑油，轻轻按摩肛门，使其松弛后将示指伸入直肠内检查。

（2）检查肛门括约肌和肛管直肠环的松紧度，排便困难者需做肛门括约肌协调性的检查。

（3）检查肛管直肠前、后壁及其周围有无触痛、搏动、肿块，并应注意肿块的大小、硬度、活动性。

（4）在直肠前壁，男性可触及前列腺，女性可触及子宫颈，不应误认为是病理肿块。

★ 人文关怀

在此过程中注意与受检者交流，尽量减少其紧张，嘱其做深呼吸，放松肛门。

★ 问题 2

肛外指检能触及的肿物有哪些？

★ 问题 3

肛门括约肌的张力、协调性如何检查？

★ 问题 4

如何判断肿物的硬度？如何鉴别其性质？

两者均在肠壁外，前列腺固定，宫颈可有轻度活动。

> ★ 人文关怀
> 询问患者感觉如何？表扬患者配合很好，过程顺利。

【标本处理】

1. 检查者要记录手指套上是否染有血迹或黏液及其颜色。
2. 根据临床需要送检标本，如血、分泌物的涂片检查。

【术后处理】

1. 协助受检者整理衣物，感谢其配合；整理物品，垃圾分类处理。
2. 若有肛门不适，嘱咐受检者温水坐浴。
3. 检查用润滑剂不易清洗，嘱咐受检者用肥皂水清洁。

【问题与解答】

问题	解答
1. 如何鉴别痔疮出血和直肠癌的便血？	痔疮出血多为鲜红色，直肠癌出血多为暗红色，多伴有污秽黏液
2. 肛外指检能触及的肿物有哪些？	1. 肛周疖　表面红肿热痛，与肛门无相关性 2. 肛周脓肿　肛周肿块疼痛，指诊肛窦多有硬结、触痛 3. 血栓性外痔　肛缘肿块，其内紫黑色血栓 4. 肛周囊肿、肛周肿块　边界清晰，囊性感，无压痛
3. 肛门括约肌的张力、协调性如何检查？	肛门括约肌张力描述分为正常、低、高 肛门括约肌张力低，肛门松弛，无明显的夹手感，常见原因有直肠脱垂反复发作肛门括约肌撕裂、手术损伤、神经源性损伤等 肛门括约肌张力高，夹手感明显，多伴有触痛，常见原因多为肛裂、肛周脓肿、耻骨直肠肌肥厚等 存在出口梗阻性便秘的受检者需检查肛门括约肌的协调性，嘱咐受检者做排便动作，观察肛门括约肌是否能够完全松弛，是否存在矛盾运动
4. 如何判断肿物的硬度？如何鉴别其性质？	1. 肿物硬度描述分为软、韧、硬；软如口唇，韧如鼻尖，硬如额头 2. 质软多为良性，质韧多为实体瘤，质硬多为恶性，但是最终判断标准为病理检查

【并发症产生原因及处理】

并发症	原因及表现	预防及处理措施
疼痛引起反应性晕厥	指诊刺激迷走神经张力升高，诱发直肠心反射，受检者出现头晕、心悸、出冷汗、面色苍白、脉缓，严重者晕厥	1. 立即停止操作 2. 让受检者平卧，监测生命体征 3. 监测血压，防止休克
暴力指诊导致肛管直肠损伤出血	多见于初学者操作不当，或暴力操作，表现为肛门疼痛、出血	1. 注意严格遵守指诊规则，涂润滑剂，待肛门松弛后再徐徐进入 2. 若出血能自止，可应用红霉素软膏外涂 3. 若直肠黏膜损伤，出血较多不能自止，则需缝扎止血

直肠指检评分标准

项目	内　容	分值	得分
准备（10分）	1. 仪表端庄，态度和蔼。向患者确认身份，嘱咐其排空膀胱	3	
	2. 戴好帽子、口罩，洗手。准备物品：一次性手套、臀垫、润滑剂、治疗车	4	
	3. 向受检者或家属作简单说明，取得合作。若为女性患者，男医师操作须有一名女医护人员在场	3	

续表

项目	内　容	分值	得分
操作标准（80 分）	环境安静温暖，核对受检者信息，用七步洗手法洗手，嘱受检者左侧卧位	5	
	检查者戴好手套	5	
	肛外指检： 用示指触及肛门周围有无硬结、肿物和压痛，有无波动感（10 分） 检查肛外皮下有无瘘管、索条及走向等（10 分）	20	
	肛内指检： 1. 在示指和肛门部位涂抹润滑油，将示指伸入直肠内检查（10 分） 2. 肛门括约肌和肛管直肠环的松紧度检查（10 分） 3. 检查肛管直肠前、后壁及其周围有无触痛、搏动、肿块，并应注意肿块的大小、硬度、活动性（10 分） 4. 在直肠前壁，男性可触到前列腺，女性可触及子宫颈，不应误认为是病理肿块（10 分） 5. 检查完毕手指抽出后，要看手指套上是否染有血迹或黏液，必要时应作涂片检查（10 分）	50	
注意事项（10 分）	1. 检查完毕，帮受检者整理衣物，感谢配合，收拾物品，垃圾分类处理。洗手，记录	4	
	2. 操作规范、操作熟练	3	
	3. 工作态度认真	3	
总分		100	

医学人文关怀评分标准

项目		分值	得分
操作前	是否衣帽整洁、自我介绍	10　8　6　4　2	
	与受检者及家属谈话时语音是否清晰、语气是否得体，语言表述是否准确，肢体语言使用是否良好，对患者及家属的疑虑是否解答到位	10　8　6　4　2	
	操作前是否提示受检者感觉不适或异常，需停止时如何示意医生	10　8　6　4　2	
	是否注意保护受检者隐私，请出无关人员等	10　8　6　4　2	
操作中	是否待物品准备齐全后再嘱受检者暴露检查部位	10　8　6　4　2	
	查体前是否说明目的	10　8　6　4　2	
	是否嘱受检者放松，做深呼吸动作	10　8　6　4　2	
	是否随时观察受检者感受，不能勉强进行	10　8　6　4　2	
操作后	操作结束后，是否及时告知受检者	10　8　6　4　2	
	术后是否询问患者自我感受，帮助受检者穿好衣物	10　8　6　4　2	
总分		100	

模块二十四　妇科检查

★ 人文关怀

检查前告知患者妇科检查可能引起不适，不必紧张并尽可能放松腹肌。

如为男性检查者，检查时应有女性工作者在场。

知识目标

1. 掌握妇科检查的基本要求。
2. 掌握妇科检查方法及记录内容。
3. 熟悉操作流程，理论知识扎实。

能力目标

1. 独立完成病史采集。
2. 熟练完成全面的妇科检查。
3. 根据病史、症状、体征及辅助检查做出初步诊断。
4. 在诊疗过程中能够做好医学人文关怀。

妇科检查又称盆腔检查（pelvic examination），包括外阴、阴道、宫颈、宫体及双侧附件检查。

【基本要求】

1. 检查者应关心体贴受检者，做到态度和蔼、语言亲切、检查仔细、动作轻柔、保护隐私。

2. 除尿失禁患者外，检查前应排空膀胱，必要时导尿。大便充盈者应于排便或灌肠后检查。

3. 为避免交叉感染，置于臀部下面的垫单或纸单应一人一换，一次性使用。

4. 受检者取膀胱截石位。臀部置于台缘，头部略抬高，两手平放于身旁，以使腹肌松弛。检查者面向受检者，立在受检者两腿之间。不宜搬动的危重症患者，可在病床上检查。

5. 应避免于经期做妇科检查。若为阴道异常流血则必须检查。检查前消毒外阴，使用无菌手套及器械，以防发生感染。

6. 对无性生活史者，禁做阴道窥器检查及双合诊检查，应行直肠 - 腹部诊。确有检查必要时，应先征得受检者及其家属同意后，方可做阴道窥器检查或双合诊检查。

7. 疑有盆腔内病变的腹壁肥厚、高度紧张不合作者，若双合诊检查不满意时，应行超声检查，必要时可在麻醉下进行检查。

【检查方法及步骤】

1. 外阴部检查　观察外阴发育及阴毛多少和分布情况（女性型或男性型），外阴有无畸形、皮炎、溃疡、赘生物或肿块，注意皮肤和黏膜色泽或色素减退及质地变化，有无增厚、变薄或萎缩。分开小阴唇，暴露阴道前庭观察尿道口和阴道口、阴蒂（长度一般不超过 2.5 cm），查看尿道口周围黏膜色泽及有无赘生物。处女膜是否完整，有无会阴后 - 侧切或陈旧性撕裂瘢痕。检查时还应让患者用力向下屏气，观察有无阴道前后壁膨出、子宫脱垂或尿失禁等。

2. 阴道窥器检查　使用阴道窥器检查阴道和宫颈时，要注意阴道窥器的结构特点（图 24-1）。

★ 人文关怀

阴道窥器检查时要有医学人文关怀，嘱患者放松，臀部不要抬起，避免强行打开窥器。

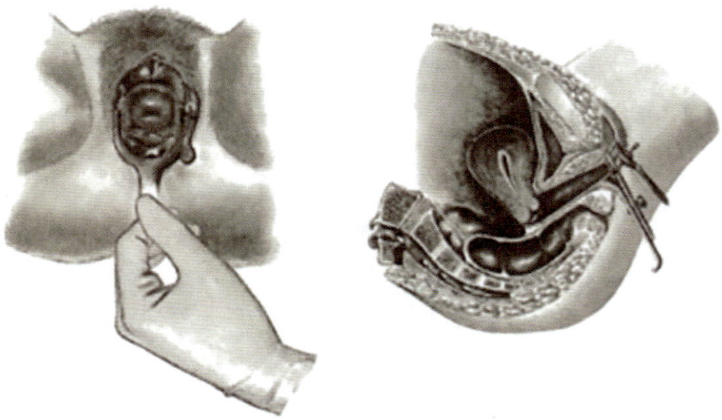

图 24-1　妇科检查　阴道窥器检查

（1）放置和取出：临床常用鸭嘴形阴道窥器，阴道窥器有大小之分，根据阴道宽窄选用。当放置窥器时，应先将其前后两叶前端并合，表面涂润滑剂以利插入，避免损伤。若拟做宫颈细胞学检查或取阴道分泌物做涂片检查时，不应用润滑剂，改用生理盐水润滑，以免影响涂片质量。放置窥器时，检查者用一手拇指、示指将两侧小阴唇分开，另一手将窥器避开敏感的尿道周围区，斜行沿阴道侧后壁缓慢插入阴道内，边推进边将窥器两叶转正并逐渐张开，暴露宫颈、阴道壁及穹隆部，然后旋转窥器，充分暴露阴道各壁以利于视诊。检查结束取出窥器前，先将前后叶合拢再沿阴道侧后壁缓慢取出。

（2）视诊：①检查阴道：观察阴道前后壁和侧壁及穹隆黏膜颜色、皱襞多少，是否有阴道隔或双阴道等先天畸形，有无溃疡、赘生物或囊肿等。注意阴道内分泌物量、性质、色泽，有无臭味。阴道分泌物异常者应做滴虫、假丝酵母菌、淋病奈瑟菌及线索细胞等检查。②检查宫颈：暴露宫颈后，观察宫颈大小、颜色、外口形状，有无出血、肥大、糜烂样改变、撕裂、外翻、腺囊肿、息肉、赘生物，宫颈管内有无出血或分泌物。同时可采集宫颈外口鳞、柱交接部脱落细胞做宫颈细胞学检查和 HPV 检测。

3. 双合诊（bimanual examination）：是妇科检查中最重要的项目。检查者一手的两指或一指放入阴道，另一手在腹部配合检查，称为双合诊。

★ 问题 1

双合诊检查的目的有哪些？

★ 问题 2
内诊检查需要注意哪些方面?

★ 问题 3
何谓子宫倾位和屈位?

检查方法：检查者戴无菌手套，一手示、中两指蘸润滑剂，顺阴道后壁轻轻插入，检查阴道通畅度、深度、弹性，有无畸形、瘢痕、肿块及阴道穹隆情况。再扪触宫颈大小、形状、硬度及外口情况，有无接触性出血。随后检查子宫体，将阴道内两指放在宫颈后方，另一手掌心朝下手指平放在患者腹部平脐处，当阴道内手指向上向前方抬举宫颈时，腹部手指往下往后按压腹壁，并逐渐向耻骨联合部位移动，通过内、外手指同时分别抬举和按压，相互协调，即能扪清子宫位置、大小、形状、软硬度、活动度及有无压痛。子宫位置一般是前倾略前屈。扪清子宫后，将阴道内两指由宫颈后方移至一侧穹隆部，尽可能往上向盆腔深部扪触；与此同时，另一手从同侧下腹壁髂嵴水平开始，由上往下按压腹壁，与阴道内手指相互对合，以触摸该侧附件区有无肿块、增厚或压痛。

4. 三合诊（rectovaginal examination）：经直肠、阴道、腹部联合检查，称为三合诊。方法是双合诊结束后，一手示指放入阴道，中指插入直肠，其余检查步骤与双合诊时相同（图 24-2）。

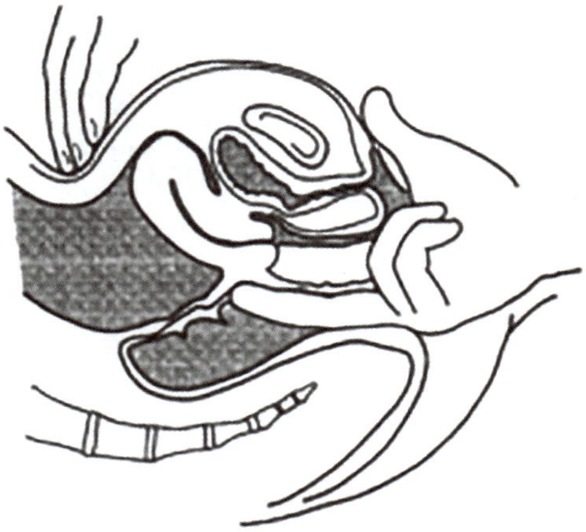

图 24-2　妇科检查　三合诊

5. 直肠 - 腹部诊：检查者一手示指伸入直肠，另一手在腹部配合检查，称为直肠 - 腹部诊。适用于无性生活史、阴道闭锁或有其他原因不宜行双合诊的受检者。

【记录】

将检查结果按下列解剖部位先后顺序记录。

1. 外阴　发育情况，婚产式（未婚式、已婚未产式或经产式），有异常时应详加描述。

2. 阴道　是否通畅，黏膜情况，分泌物量、色、性状，以及有无臭味。

3. 宫颈　大小、硬度，有无柱状上皮异位、撕裂、息肉、腺囊肿，有无接触性出血、举痛等。

★ 问题 4
如触及盆腔包块，应关注哪些问题?

4. 宫体　位置、大小、硬度、活动度、有无压痛等。

5. 附件　有无块状物、增厚或压痛。若扪及块状物，记录其位置、大小、硬度、表面光滑与否，活动度，有无压痛以及与子宫及盆壁关系。左右情况需分别记录。

6. 实验室与特殊诊断仪器检查　抄录已有的实验室常规检查（血、尿或粪）、其他实验室检查及各种特殊诊断仪器的检查结果。外院检查结果应注明医院名称及检查日期。

【问题与解答】

问题	解答
1. 双合诊检查的目的有哪些?	目的在于检查阴道、宫颈、宫体、输卵管、卵巢、宫旁结缔组织以及骨盆腔内壁有无异常
2. 内诊检查需要注意哪些方面?	①当两手指放入阴道后，受检者感到疼痛不适时，可单用示指替代双指进行检查；②三合诊时，在将中指伸入肛门时，嘱受检者像解大便一样用力向下屏气，使肛门括约肌自动放松，可减轻受检者疼痛和不适感；③若受检者腹肌紧张，可边检查边与受检者交谈，使其张口呼吸而使腹肌放松；④当检查者无法查明盆腔内解剖关系时，不要强行扪诊，此时应停止检查。待下次检查时，多能获得满意结果
3. 何谓子宫倾位和屈位?	“倾”指宫体纵轴与身体纵轴的关系。宫体朝向耻骨，称为前倾（anteversion）；宫体朝向骶骨，称为后倾（retroversion）。“屈”指宫体与宫颈间的关系。若两者间的纵轴形成的角度朝向前方，称为前屈（anteflexion），形成的角度朝向后方，称为后屈（retroflexion）
4. 如触及盆腔包块，应关注哪些问题?	若扪及肿块，应查清其位置、大小、形状、软硬度、活动度、与子宫的关系以及有无压痛等

外阴检查、阴道窥器检查及双合诊评分标准

项目	内容	分值	得分
准备（10分）	1. 仪表端庄，态度和蔼。向受检者确认身份，嘱咐其排空膀胱	3	
	2. 戴好帽子、口罩，洗手。准备物品：一次性手套、窥器、臀垫、润滑剂、治疗车	4	
	3. 向受检者或家属作简单说明，取得合作。若为男性检查者操作须有一名女医护人员在场	3	
操作标准（80分）	1. 环境安静温暖，核对受检者信息，七步洗手法洗手。嘱患受检者充分暴露外阴，坐在臀垫上，帮助其取膀胱截石位。检查者左右手各戴2只一次性手套	5	
	2. 撕开窥器包装，检查者戴好手套，拿出窥器	5	
	3. 检查外阴发育和阴毛分布。观察外阴发育、阴毛的分布和多少，观察外因有无畸形，有无色素减退，有无溃疡，有无肿物，有无增厚、变薄或萎缩，有无手术瘢痕，有无阴道壁松弛等。左手分开大小阴唇，观察大小阴唇的颜色，黏膜是否光滑，有无赘生物，尿道口及阴道口有无畸形和赘生物。脱左手1只手套	5	
	4. 将一次性窥器涂以润滑剂，沿阴道后壁缓慢放入阴道，边进入边打开，充分暴露阴道及宫颈，并旋转一次性窥器，观察：阴道（是否通畅，黏膜有无充血及其深度，分泌物的量、性质、颜色及有无臭味）和宫颈（大小、有无糜烂、息肉、肥大、有无黏膜下肌瘤）的情况。脱左右手各1只手套。未描述阴道和宫颈各扣5分	10	
	5. 单手示指和中指涂润滑剂后沿阴道后壁放入阴道再触摸宫颈大小、形状、质地，抬举宫颈，检查是否有宫颈举痛及摇摆痛。阴道穹隆有无触痛及包块。每丢一项扣3分	15	

续表

项目	内容	分值	得分
	6. 将阴道内的两指放在宫颈后方，另一手掌心朝下，手指平放在受检者下腹部平脐水平，当阴道内手指向上向前方抬举宫颈时，腹部手指往下往后按压腹壁，并逐渐向耻骨联合部移动，通过内外手指同时抬举和按压，扪清子宫位置、大小、形状、质地、活动度及有无压痛。腹部手法错误扣 10 分，子宫的情况触不清扣 15 分	20	
	7. 检查双侧附件：将阴道内两指由宫颈后方移至一侧穹隆部，同时另一手从同侧髂脊水平开始，由上向下按压腹壁，与阴道内手指相对合，扪清该侧附件有无肿块、增厚或压痛，如有肿块需描述肿块大小、质度、边界、活动度等。同理检查另一侧。两侧附件各占 10 分	20	
注意事项（10 分）	1. 检查完毕，帮受检者整理衣物，感谢配合，收拾物品，垃圾分类处理。洗手，记录	4	
	2. 操作规范、操作熟练	3	
	3. 工作态度认真	3	
总分		100	

医学人文关怀评分标准

项目		分值
操作前	是否衣帽整洁、自我介绍	5 4 3 2 1
	与受检者及家属谈话时语音是否清晰、语气是否得体，语言表述是否准确，肢体语言使用是否良好	10 8 6 4 2
	是否具备“急患者之所急、想患者之所想”的态度	5 4 3 2 1
	对受检者及家属的疑虑是否解答到位	5 4 3 2 1
	男性检查者检查时是否有女性工作人员在场	10 8 6 4 2
	是否表达出对受检者及家属的尊重	5 4 3 2 1
	检查前是否告知受检者感觉不适或异常，需停止检查时，如何示意医生	10 8 6 4 2
	物品准备是否齐全	10 8 6 4 2
	是否注意保护受检者隐私	5 4 3 2 1
操作中	查体前是否说明目的，自行温暖双手后再查体	5 4 3 2 1
	如受检者腹肌紧张，是否嘱其张口呼吸	10 8 6 4 2
	检查时对受检者的配合给予赞赏	5 4 3 2 1
操作后	检查结束后，是否及时告知受检者	5 4 3 2 1
	检查后是否询问受检者自我感受	5 4 3 2 1
	是否帮助受检者穿好衣物	5 4 3 2 1
总分		

模块二十五　诊断性刮宫（诊刮）

知识目标

针对异常子宫出血的患者，能够在理论上判断是否需要进行诊断性刮宫术（适应证和禁忌证的掌握），操作流程熟练，理论知识扎实。

能力目标

1. 能够根据病史、症状、体征及辅助检查完成异常子宫出血的诊断。

2. 签署治疗同意书（对适应证、禁忌证、并发症及其处理的掌握运用）。

3. 能够熟练完成操作，在诊疗过程中能够做好医学人文关怀。

诊断性刮宫（诊刮）是诊断宫腔疾病的常用方法之一，其目的是刮取子宫内膜和内膜病灶行组织活检，做出病理学诊断。怀疑同时有宫颈管病变时需对宫颈管和宫腔分别刮取组织送检，简称分段诊刮。

注意一般诊断性刮宫与分段诊断性刮宫的区别。

【目的】

1. 诊断　明确子宫内膜或宫颈管内膜病理情况，查找病因。

2. 治疗　快速止血，避免长时间出血造成贫血等不良反应。

【适应证】

★ **问题 1**

阴道出血可能的原因包括哪些？

1. 一般诊断性刮宫

（1）阴道异常出血或阴道排液，可疑子宫内膜癌、子宫颈管癌，或流产、子宫内膜炎、子宫内膜结核等疾病时。

（2）判断月经失调类型。

（3）不孕症行诊刮有助于了解有无排卵，并能发现子宫内膜病变。

（4）疑有子宫内膜结核。

（5）辅助检查提示宫腔内占位、组织物残留时，彻底刮宫有助于明确诊断，并能迅速止血。

2. 分段诊断性刮宫

（1）异常子宫出血可疑子宫内膜癌者。

（2）区分子宫内膜癌和子宫颈管癌。

【禁忌证】

1. 急性、亚急性生殖器炎症或盆腔炎性疾病。
2. 可疑妊娠。
3. 急性严重全身性疾病。
4. 体温＞37.5 ℃。

要熟知并发症临床表现及处理方法。

【并发症】

1. 出血。
2. 子宫穿孔。
3. 感染。
4. 人工流产综合反应。

★ 人文关怀

交代并发症时要有医学人文关怀，不能过于教条，造成患者及家属恐惧。

【操作前准备】

1. 操作者准备

（1）复习患者病情：病史、过敏史，确定患者符合刮宫适应证、没有禁忌证。

（2）再次进行体格检查（生命体征、妇科检查）。

（3）再次查对患者辅助检查资料（血常规、血 HCG、盆腔超声结果等）。

（4）与患者或者获得授权的家属谈话，说明检查的目的、大致过程、可能出现的并发症，签署治疗同意书。

★ 人文关怀

在此过程中注意跟患者交流，尽量减少其紧张。

（5）戴好帽子、口罩，清洗双手。

2. 物品准备（图 25-1）

★ 问题 2

检查诊刮包需要注意哪些内容？

（1）无菌诊刮包：经过灭菌的诊刮包。

（2）消毒剂：0.5% 聚维酮碘消毒液。

（3）无菌手套、无菌纱布。

（4）10% 甲醛固定液。

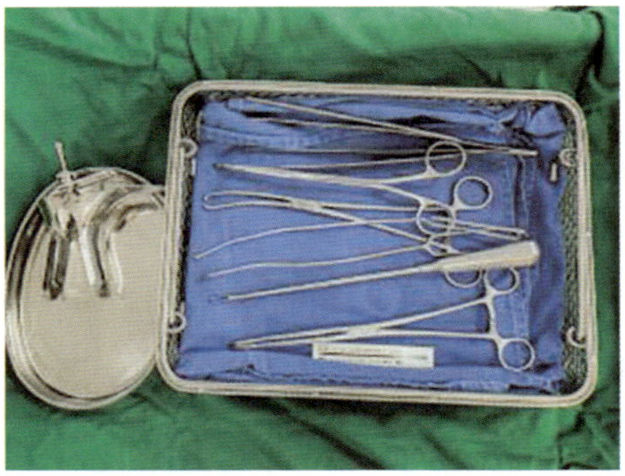

图 25-1　诊断性刮宫术　物品准备

3. 患者准备

（1）测量呼吸、心率、血压，疑有心脏病者需做心电图检查。

（2）告知操作过程中需要配合的事项：避免转动身体。如有不适（如头晕、心悸、气短、难以忍受的疼痛）或任何不能继续配合操作的情况，及时通过摆手示意。

【操作步骤】

1. 一般诊断性刮宫

（1）患者排空膀胱，取膀胱截石位，戴无菌手套，消毒外阴、阴道各 3 遍，铺孔巾。

（2）查体：双合诊确定子宫大小、方向、质地、活动度、形态及与周围脏器的关系，两侧附件有无异常。

（3）脱无菌手套，重新戴新的无菌手套，阴道窥器暴露宫颈，再次消毒宫颈及宫颈外口。用宫颈钳钳夹宫颈前唇，向外牵拉，使子宫呈水平位。

（4）探查宫腔：以子宫探针顺子宫方向轻轻探查宫底，测其深度并证实曲度及大小和检查是否相符，遇有阻力不可强探，可改变方向寻找无阻力且变异的宫腔位置。明确宫腔内部有无内壁不平整或粘连，有无肿瘤压迫所致探针受阻感（图 25-2）。

> ★ 人文关怀
> 告知患者：现在开始消毒，可能有消毒剂凉感，不要紧张。

> 打开内层包装时需要注意手不要触碰污染包装内侧面，可以使用消毒后的卵圆钳打开。
> 取出手套时，手不要触碰其他物品！
> 开放式戴无菌手套要避免污染手套外表面。术者手套不得触碰患者皮肤或衣物；助手尽量减少触碰无菌孔巾范围。

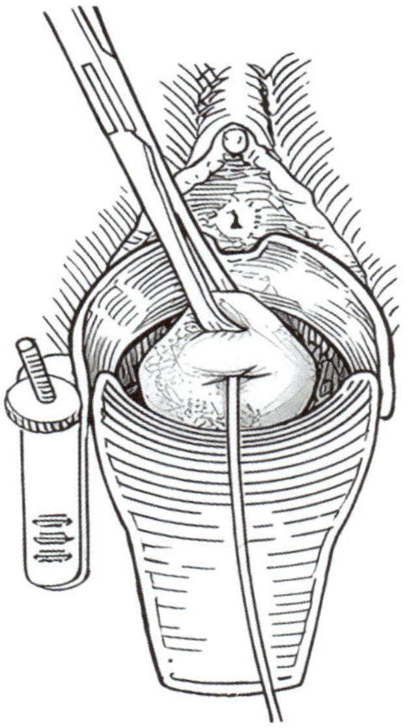

图 25-2　诊断性刮宫术　探查宫腔

（5）扩张宫颈：先将扩宫棒按号排序，由小至大逐一扩张，扩宫棒前端可蘸拭润滑剂。以右手拇指、示指、中指将扩张棒循子宫方向及屈度，轻、稳、缓慢送入到宫颈内口以上 1 cm，如遇阻力不可强行进入，需查明原因。如内口过紧，可放置 2～3 min，逐渐扩张，一般从 2～4 号扩张至 6～7 号。

（6）刮宫：取一块纱布，一端置于宫颈后方穹隆处，用小刮匙顺子宫方向进入宫腔达宫底，从宫底开始刮取内膜，达宫颈内口。按顺时针或逆时针方向依次前壁→右侧壁（或左侧壁）→后壁→左侧壁（或右侧壁）→双宫角→宫底，遍及整个宫腔。刮出物置于阴道后穹窿纱布上，取下纱布放于操作台待送检（图 25-3）。

（7）刮宫完毕，取下宫颈钳，注意宫腔及宫颈钳夹处有无出血。

观察刮出物的外观特性、颜色并记录。将全部刮出物放入 10% 甲醛溶液中送病理检查。

> ★ 人文关怀
> 再次叮嘱患者诊刮过程中切勿移动身体，如有不适必要时以手示意通知医生。

> ★ 问题 3
> 诊刮术中及术后需要体会宫腔的哪些变化?

> ★ 问题 4
> 刮出不同性状的子宫内膜可考虑什么对应疾病?

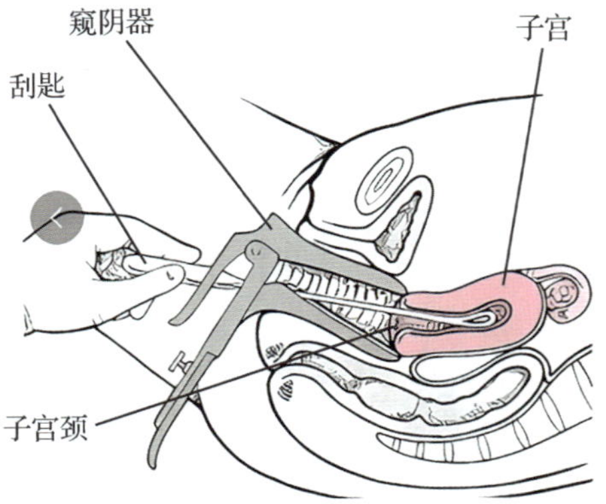

图 25-3　诊断性刮宫术　刮宫

2. 分段诊断性刮宫

（1）同一般性诊刮术的 1、2、3。

（2）探针探宫腔前，取一块纱布一端置于宫颈后方穹隆处，先以小刮匙进入宫颈管 2.5 ~ 3 cm，按顺时针方向刮取宫颈管组织（图 25-4）。刮出物置于无菌纱布上，取下纱布待送检。

（3）同一般性诊刮术 4、5、6、7、8。

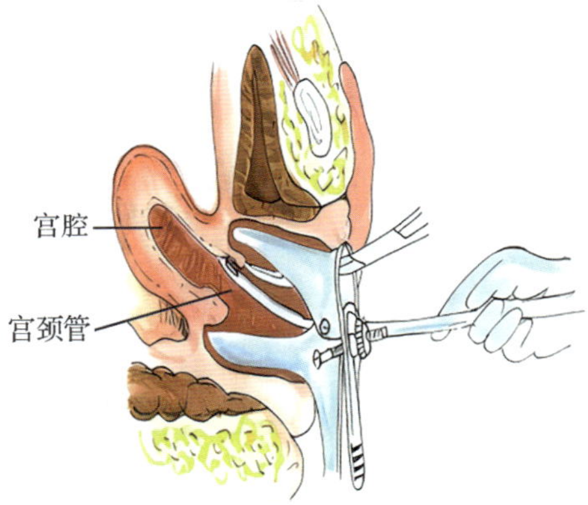

图 25-4　诊断性刮宫术　搔刮宫颈管

> ★ **人文关怀**
> 询问患者感觉如何，表扬患者配合很好，过程顺利。再次提醒患者标本送病理。

3. 术后处理

（1）协助患者整理衣物，测量生命体征。

（2）嘱患者术后 2 周内避免性生活及盆浴，适当休息。

（3）预防性应用抗生素治疗 3 天。

【问题与解答】

问题	解答
1. 阴道出血可能的原因包括哪些？	1. 与妊娠有关的子宫出血：流产、异位妊娠、葡萄胎等 2. 生殖器炎症：阴道炎、宫颈息肉、子宫内膜炎等 3. 生殖器良性疾病：子宫内膜息肉、子宫腺肌病等 4. 生殖器肿瘤：子宫肌瘤、宫颈癌、子宫内膜癌等 5. 损伤、异物、外源性激素：阴道骑跨伤、宫内节育器、避孕药等

续表

问题	解答
	6. 与全身疾病相关的阴道出血：血小板减少性紫癜、再生障碍性贫血等 7. 卵巢内分泌功能失调：无排卵性和排卵性异常子宫出血等
2. 检查诊刮包需要注意哪些内容？	注意诊刮包灭菌有效期、是否保持干燥以及其内包含物品是否齐全：消毒钳、镊子、扩宫棒号码是否齐全、取环钩、大小刮匙、无菌手套等
3. 诊刮术中及术后需要体会宫腔的哪些变化？	术中注意体会宫腔是否对称、表面是否平坦、内膜厚度、有无黏膜下肌瘤、组织粘连、结节等。刮宫完毕时可感宫腔呈粗糙感，有子宫收缩而无出血
4. 刮出不同性状的子宫内膜可考虑什么对应疾病？	正常子宫内膜为粉红色，光亮呈条状；可疑子宫内膜癌者，刮出物为鱼肉状、白色、烂肉样物；怀疑子宫内膜结核者，刮出物为干酪样；葡萄胎刮出物为大小不等水泡状胎块；绒癌可疑者，刮出物为变性、坏死不规则组织

【并发症产生原因及处理】

并发症	原因及表现	预防及处理措施
出血	宫颈裂伤、子宫穿孔、子宫收缩不良、葡萄胎、胎盘刮取不全等均可在刮宫时发生出血。患者可表现为头晕、心悸、出冷汗、面色苍白、脉细弱、四肢发冷、胸闷、血压下降，严重者晕厥	术前做好充分准备，出现穿孔、裂伤立即停止操作。如为小的穿孔、子宫收缩不良，可酌情使用缩宫素。如宫颈裂伤出血较多，应尽快缝合止血。如为胎盘刮取不全，要果断、迅速地刮出残留组织。让患者平卧，监测生命体征 监测血压，防止休克
子宫穿孔	主要表现为操作过程中忽然感觉不能探到宫底，手术器械进入深度超过原来所测的深度，伴较多阴道出血，患者腹痛不适，严重者出现腹膜刺激征、失血性休克表现	提示子宫穿孔，应立即停止手术。应予心电监护严密监测患者生命体征，开放静脉通路，完善腹部立位平片、B 超检查等明确是否合并肠管损伤、肠管嵌顿等。如无肠管损伤、肠嵌顿，对单纯的子宫穿孔，可予缩宫素促进子宫收缩。一般单纯性子宫穿孔可保守治疗，合并严重失血、肠损伤、肠嵌顿者及时开腹探查治疗
感染	主要由于手术中未严格无菌操作、原有慢性炎症的扩散或急性发作引起。主要表现为发热、进行性加重的腹痛，严重者合并压痛、反跳痛等典型腹膜刺激征。B 超下可见盆腔积液、积脓等	注意无菌操作。一旦确诊，应予广谱抗生素足疗程抗感染治疗，治疗原则同急性盆腔炎
人工流产综合反应	主要由术中钳夹、牵拉宫颈、扩宫等操作造成的疼痛刺激引起。患者术中或术毕出现恶心呕吐、心动过缓、心律不齐、面色苍白、头晕、胸闷等，严重者出现血压下降、晕厥、抽搐等迷走神经兴奋症状	一旦出现以上症状应立即停止手术操作，给予吸氧，轻症者一般能自行恢复。严重者给予阿托品 0.5 ~ 1 mg 静脉注射。手术中应动作轻柔，减少不必要的反复搔刮，可减低该不良反应的发生率

外阴检查、阴道窥器检查及双合诊评分标准

项目	内容	分值	得分
准备（10分）	1. 仪表端庄，态度和蔼。向患者确认身份，嘱咐其排空膀胱	3	
	2. 戴好帽子、口罩，洗手。准备物品：一次性手套、窥器、臀垫、润滑剂、治疗车	4	
	3. 向患者或家属作简单说明，取得合作。若为男性操作者操作须有一名女性医护人员在场	3	
操作标准（80分）	1. 环境安静温暖，核对患者信息，七步洗手法洗手。嘱患者充分暴露外阴，坐在臀垫上，帮助患者取膀胱截石位。操作者左右手各戴 2 只一次性手套	5	
	2. 撕开窥器包装，检查者戴好手套，拿出窥器	5	
	3. 检查外阴发育和阴毛分布，观察外阴发育、阴毛的分布和多少、有无畸形，观察外阴皮肤颜色、有无色素减退、有无溃疡、肿物、增厚、变薄或萎缩、有无手术瘢痕，有无阴道壁松弛等。左手分开大小阴唇，观察大小阴唇的颜色，黏膜是否光滑，有无赘生物，尿道口及阴道口有无畸形和赘生物。脱左手 1 只手套	5	
	4. 将一次性窥器涂以润滑剂，沿阴道后壁缓慢放入阴道，边进入边打开，充分暴露阴道及宫颈，并旋转一次性窥器，观察：阴道（是否通畅，黏膜有无充血及其深度，分泌物的量、性质、颜色及有无臭味）和宫颈（大小、有无糜烂、息肉、肥大、有无黏膜下肌瘤）的情况。脱左右手各 1 只手套（未描述阴道和宫颈各扣 5 分）	10	
	5. 单手示指和中指涂润滑剂后沿阴道后壁放入阴道再触摸宫颈大小、形状、质地，抬举宫颈，检查是否有宫颈举痛及摇摆痛。阴道穹隆有无触痛及包块（每丢一项扣 3 分）	15	
	6. 将阴道内的两指放在宫颈后方，另一手掌心朝下，手指平放在患者下腹部平脐水平，当阴道内手指向上向前方抬举宫颈时，腹部手指往下往后按压腹壁，并逐渐向耻骨联合部移动，通过内外手指同时抬举和按压，扪清子宫位置、大小、形状、质地、活动度及有无压痛（腹部手法错误扣 10 分，子宫的情况触不清扣 15 分）	20	
	7. 检查双侧附件：将阴道内两指由宫颈后方移至一侧穹隆部，同时另一手从同侧髂脊水平开始，由上向下按压腹壁，与阴道内手指相对合，扪清该侧附件有无肿块、增厚或压痛，如有肿块需描述肿块大小、质地、边界、活动度等。同理检查另一侧（两侧附件各占 10 分）	20	
注意事项（10分）	1. 检查完毕，帮患者整理衣物，感谢配合，收拾物品，垃圾分类处理。洗手，记录	4	
	2. 操作规范、操作熟练	3	
	3. 工作态度认真	3	
总分		100	

医学人文关怀评分标准

项目		分值
操作前	是否衣帽整洁、自我介绍	5 4 3 2 1
	与患者及家属谈话时语音是否清晰、语气是否得体、语言表述是否准确、肢体语言使用是否良好	10 8 6 4 2
	是否具备“急患者之所急、想患者之所想”的态度	5 4 3 2 1
	对患者及家属的疑虑是否解答到位	5 4 3 2 1
	男性操作者检查时是否有女性工作人员在场	10 8 6 4 2
	是否表达出对患者及家属的尊重	5 4 3 2 1
	检查前是否告知患者感觉不适或异常，需停止检查时，如何示意医生	10 8 6 4 2
	物品准备是否齐全	10 8 6 4 2
	是否注意保护患者隐私	5 4 3 2 1
操作中	查体前是否说明目的，自行温暖双手后再查体	5 4 3 2 1
	如患者腹肌紧张，是否嘱患者张口呼吸	10 8 6 4 2
	检查时是否对患者的配合给予赞赏	5 4 3 2 1
操作后	检查结束后，是否及时告知患者	5 4 3 2 1
	检查后是否询问患者自我感受	5 4 3 2 1
	是否帮助患者穿好衣物	5 4 3 2 1
总分		

模块二十六
数字资源

模块二十六　经阴道后穹隆穿刺术

知识目标

掌握经阴道后穹隆穿刺术适应证和禁忌证及操作方法，操作流程熟练、动作规范，理论知识扎实。

能力目标

1. 能够根据病史、体征及辅助检查完成盆腔积液的诊断。

2. 签署治疗同意书（对适应证、禁忌证、并发症及其处理的掌握运用）。

3. 能够熟练完成操作，在诊疗过程中能够与患者有效沟通并做好医学人文关怀。

直肠子宫陷凹是腹腔最低部位，腹腔内的积血、积液、积脓易积存于该处。阴道后穹隆的组织相对较薄，顶端与直肠子宫陷凹贴接，经阴道后穹隆穿刺术（transvaginal culdocentesis）抽取盆腔积液、注射药物、取卵等损伤小、操作方便，经阴道后穹隆穿刺术对于诊断、治疗许多妇产科疾病是必不可少的临床常用的辅助方法。

【目的】

经后阴道穹隆穿刺术可以明确盆腔积液性质、进行相应检查，查找病因，并针对相应疾病进行诊断和治疗。

【适应证】

1. 对疑有腹腔内出血的患者，如异位妊娠、黄体破裂等的辅助诊断。

2. 怀疑腹腔内积液或积脓时，了解积液性质，协助明确诊断。如为腹腔积脓，可以穿刺做病原学检查、穿刺引流及局部药物治疗。

3. 对于可疑恶性肿瘤的患者，可以通过穿刺留取腹水进行细胞学检查，也可以对阴道后穹隆肿物进行细针穿刺病理检查（但目前对后者存在争议）。

4. 超声引导下行卵巢子宫内膜异位囊肿穿刺治疗、包裹性积液穿刺治疗、输卵管妊娠部位药物注射。

5. 辅助生殖技术　利用超声引导经阴道后穹隆穿刺术取卵。

【禁忌证】

1. 严重的盆腔粘连，疑有肠管与子宫后壁粘连。

2. 直肠子宫陷凹完全被巨大肿物占据。

3. 异位妊娠拟用非手术治疗时，无需行经阴道后穹隆穿刺术，以免引起感染。

4. 对于高度怀疑恶性肿瘤的患者，一部分学者主张尽量避免行经阴道后穹隆穿刺术，以免肿瘤细胞种植。

5. 合并严重的阴道炎症。

【并发症】

要熟知并发症临床表现及处理方法。

1. 误伤血管。

2. 误伤直肠。

3. 感染。

【操作前准备】

★ 人文关怀
与患者及家属进行有效沟通，讲清操作的重要性、必要性及可能出现的并发症，交代并发症时不能过于教条，以免造成患者及家属恐惧。

1. 操作者准备

（1）熟悉患者病情、病史、过敏史，内科合并症及盆腹腔手术史，确定患者符合穿刺适应证、没有禁忌证。

（2）测量血压、脉搏，必要时开放静脉，心电监护。

（3）行盆腔检查，了解阴道分泌物性状，确认无急性生殖道炎症，并了解子宫大小、位置及双侧宫旁情况，注意阴道后穹隆是否膨隆，有无触痛。

（4）再次查对患者术前检查，血常规、凝血功能、血 HCG、阴道分泌物及超声报告等。

（5）与患者或者获得授权的家属谈话，说明操作的目的、大致过程、可能出现的并发症，签署治疗同意书，嘱其排空膀胱。

★ 人文关怀
在此过程中注意跟患者交流，尽量减少其紧张。

（6）戴好帽子、口罩，清洗双手。

2. 物品准备（图 26-1）

（1）无菌后穹隆穿刺包：包含窥器、宫颈钳、22 号穿刺针。

（2）消毒剂：聚维酮碘，如碘过敏，备 1/1000 苯扎溴铵溶液。

（3）无菌纱布、棉球数块，5 ml 注射器。

（4）血压计。

（5）无菌手套。

（6）一次性垫单。

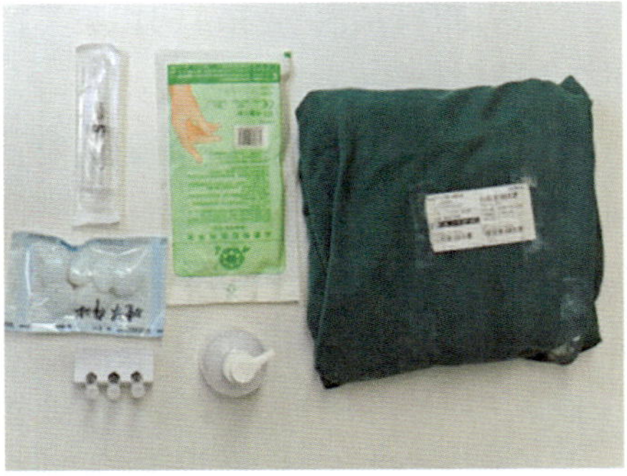

图 26-1　经阴道后穹隆穿刺术　物品准备

3. 患者准备

（1）测量心率、血压。

（2）告知操作过程及注意事项，提醒患者如有不适（如头晕、心悸、气短，难以忍受的咳嗽）及时告知医生。

【操作步骤】

1. 体位　患者排空膀胱后取膀胱截石位，臀下垫一次性垫单，调整好光源（图 26-2）。

2. 检查后穹隆穿刺包是否在有效期内。

3. 再次洗手，打开穿刺包外包装，放置于器械车台面，打开内层包装，检查灭菌指示卡，清点物品是否齐全，放入棉球、纱布、5 ml 注射器、一次性窥器，倒入聚维酮碘。

嘱患者在开始消毒之后，手臂不能接触消毒部位以免破坏无菌。

4. 戴无菌手套，常规消毒外阴 2 遍，顺序是大阴唇、小阴唇、阴阜、大腿内上 1/3、会阴及肛门周围，叠瓦状，不留白，第 2 遍范围小于第 1 遍（图 26-3）。

★ 人文关怀

告知患者：现在开始消毒，可能有消毒剂凉感，不要紧张。

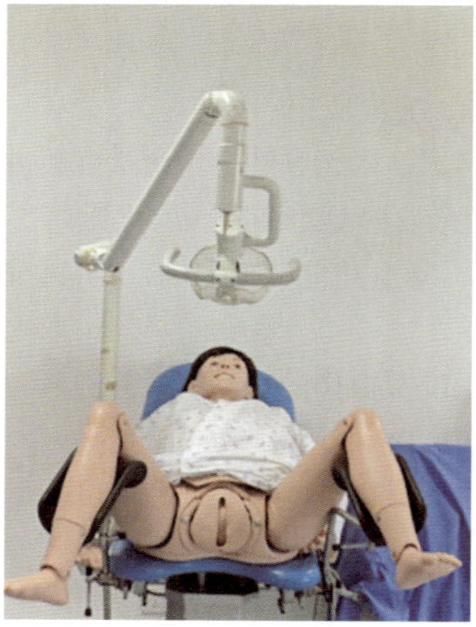

图 26-2　经阴道后穹隆穿刺术穿刺体位

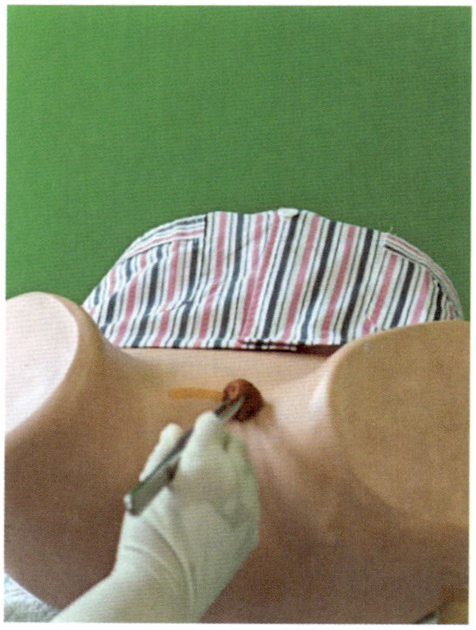

图 26-3　经阴道后穹隆穿刺术消毒外阴

5. 铺无菌孔巾（图 26-4），置入窥器暴露阴道及宫颈，边旋转窥器边消毒阴道 2 遍（图 26-5），退出窥器。

6. 通过双合诊了解子宫、附件情况，注意阴道后穹隆是否饱满，是否存在宫颈举痛或摇摆痛（图 26-6）。

7. 更换无菌手套、更换窥器，暴露宫颈及阴道后穹窿，固定窥器，以宫颈钳钳夹宫颈后唇，向前提拉，充分暴露阴道后穹隆（图 26-7），再次消毒阴道尤其是后穹隆穿刺部位。

★ 人文关怀

术者告知患者，现在开始穿刺，稍微有些疼痛，不要移动。

8. 用穿刺针接 5 ml 注射器，检查并确认穿刺针通畅后（图 26-8），左手向前上方牵拉宫颈钳，右手持注射器在阴道后穹隆中央或稍偏患侧，即阴道后壁与宫颈后唇交界处稍下方，平行宫颈管方向进针（图 26-9），当穿刺针穿过阴

★ 人文关怀

再次叮嘱患者穿刺过程中切勿咳嗽、活动，如有不适及时告知医生。

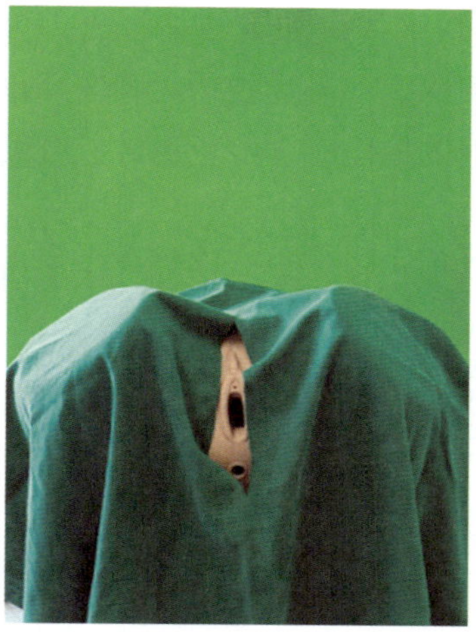

图 26-4　经阴道后穹隆穿刺术铺孔巾

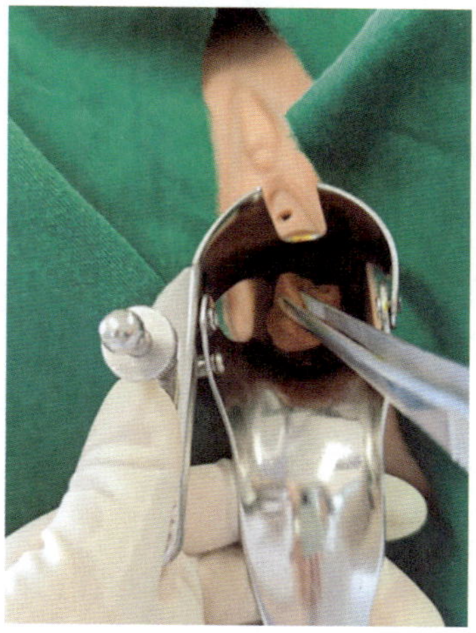

图 26-5　经阴道后穹隆穿刺术消毒阴道

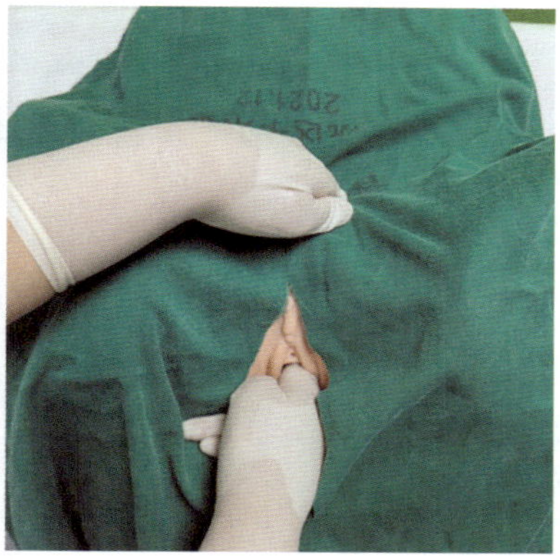

图 26-6　经阴道后穹隆穿刺术妇科检查

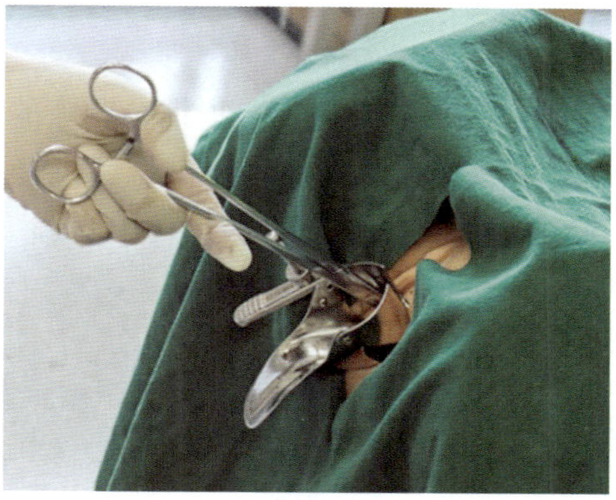

图 26-7　经阴道后穹隆穿刺术上提宫颈

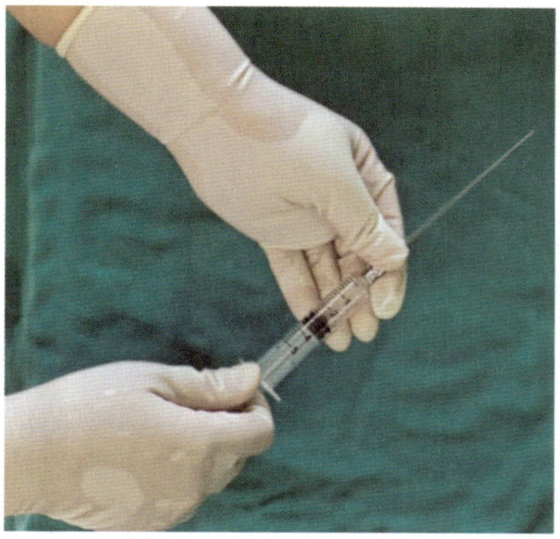

图 26-8　经阴道后穹隆穿刺术检查穿刺针通畅性

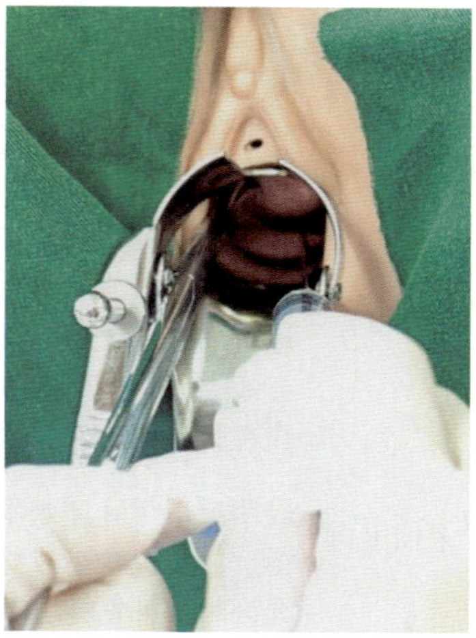

图 26-9　经阴道后穹隆穿刺术穿刺

道壁，有落空感后（进针约 2～3 cm），开始抽取液体。如无液体抽出，可以边抽吸边缓慢退针，必要时适当改变进针方向和深度；若为肿物，则选择最突出或囊性感最明显的部位穿刺。见注射器内有液体抽出时，停止退针，继续抽吸至满足化验检查需要时停止。

★ 问题 1
穿刺液性质和结果如何判断？

9. 操作结束时轻轻拔出针头，观察穿刺点有无出血，如有活动性出血可用棉球压迫止血。

★ 问题 2
经阴道后穹隆穿刺术未抽出血液能除外腹腔内出血吗？

10. 再次消毒穿刺点，检查阴道内无异物残留后，取下宫颈钳，取出窥器，取下孔巾，擦拭外阴。

【标本处理】

1. 操作者要记录穿刺液的外观特性、颜色，本次抽取液体量。
2. 根据初步诊断，穿刺液分别行常规涂片、细胞学检查或细菌培养。
3. 穿刺液如为血性，静置 10 min 观察是否为不凝血。

★ 问题 3
穿刺液若为血液，如何判断是血管内血液还是腹腔内出血？

【术后处理】

1. 协助患者恢复体位，整理衣物，感谢配合。
2. 测量生命体征。
3. 嘱患者及家属：根据穿刺液的结果给予相应的医嘱（对考虑腹腔内出血，需要急诊手术的患者，嘱其暂禁食水）。
4. 整理物品，垃圾分类处理，洗手。
5. 完成操作记录。

★ 人文关怀
询问患者感觉如何？表扬患者配合很好，过程顺利。

【问题与解答】

问题	解答
1. 穿刺液性质和结果如何判断？	1. 血液 （1）新鲜血液：放置后迅速凝固，为血管刺伤，应改变穿刺针方向，或重新穿刺 （2）陈旧性暗红色血液：放置 10 min 以上不凝固，表明有腹腔内出血。多见于异位妊娠、卵巢黄体破裂等 （3）小血块或不凝固陈旧性血液：多见于陈旧性宫外孕 （4）巧克力色黏稠液体：多为卵巢子宫内膜异位囊肿破裂 2. 脓液呈黄色、黄绿色、淡巧克力色，质稀薄或浓稠，有臭味，提示盆腔或腹腔内有化脓性病变或脓肿破裂。脓液应行细胞学涂片、细菌培养、药物敏感试验 3. 炎性渗出物呈粉红色、淡黄色混浊液体，提示盆腔及腹腔内有炎症。应行细胞学涂片、细菌培养、药物敏感试验 4. 腹腔积液有血性、浆液性、黏液性等。应送常规及细胞学检查。肉眼血性腹腔积液，多疑为恶性肿瘤，应行脱落细胞检查
2. 经阴道后穹隆穿刺术未抽出血液能除外腹腔内出血吗？	经阴道后穹隆穿刺术未抽出血液，不能完全除外腹腔内出血，内出血量少、血肿位置高或与周围组织粘连时，均可造成假阴性。有条件或病情允许时，可先行超声检查，协助诊断直肠子宫陷凹有无液体及液体量
3. 穿刺液若为血液，如何判断是血管内血液还是腹腔内出血？	穿刺液放置 5 min，若凝固则为血管内血液；若滴在纱布上出现红晕，亦为血管内血液。放置 10 min 后仍不凝固，可判定为腹腔内出血

【并发症产生原因及处理】

并发症	原因及表现	预防及处理措施
误伤血管	原因：进针方向错误 表现： （1）抽出血液静置后可以凝固 （2）患者穿刺后出现腹痛、肛门坠胀感，甚至血压下降	1. 立即进行盆腔检查 2. 超声检查，了解有无血肿 3. 监测生命体征，防止休克 4. 穿刺前明确患者凝血功能是否异常 5. 多数情况可自行止血，无需特殊处理，个别需要外科手术止血
误伤直肠	原因：进针方向过于靠后 表现： （1）回抽困难或穿刺液为粪便 （2）患者穿刺后出现腹痛、肛门坠胀感，严重者可出现腹膜炎体征	1. 一般小损伤无需特殊处理 2. 如破口较大出现相应症状，应请外科会诊，决定治疗方案 3. 对于盆腔轻度粘连，确需穿刺时可以超声引导下进行
感染	原因： （1）操作者无菌观念不强 （2）患者合并阴道炎 表现：患者术后出现发热、腹痛等感染征象	1. 如合并阴道炎需先治疗后穿刺，必要时同时应用抗生素 2. 严格按无菌原则进行操作，一旦发生感染，则积极给予抗感染治疗，必要时需要外科治疗

经阴道后穹隆穿刺术评分标准

项目	内容	分值	得分
准备（20分）	仪表端庄，态度和蔼，环境温暖，拉好屏风，保护患者隐私，男医生检查时需要女性医务人员在场	2	
	核对患者姓名、年龄及病史	2	
	向患者交代操作目的及注意事项，签署知情同意书，嘱排空膀胱	5	
	测量生命体征，核对血常规、凝血、血 HCG、阴道分泌物及超声报告	5	
	准备物品：阴道后穹隆穿刺包、聚维酮碘、无菌棉球、无菌纱布、血压计、一次性垫单、一次性手套、5 ml 注射器、一次性窥器、手消毒液。检查物品是否在有效期内，包装是否完好	4	
	检查者戴好帽子、口罩，洗手	2	
操作标准（70分）	协助患者取膀胱截石位，垫一次性臀垫，打开并对好光源	5	
	检查阴道后穹隆穿刺包是否在有效期内	2	
	再次洗手，打开阴道后穹隆穿刺包，检查灭菌指示卡	2	
	清点物品是否齐全，放入棉球、纱布、5 ml 注射器、一次性窥器，倒入聚维酮碘	2	
	戴无菌手套	2	
	常规消毒外阴 2 次	2	
	铺无菌孔巾，转动窥器消毒阴道 2 次	2	
	双合诊了解子宫、附件情况，注意阴道后穹隆是否饱满，是否存在宫颈举痛或摇摆痛	2	
	更换无菌手套	2	

续表

项目	内容	分值	得分
操作标准（70分）	更换窥器，暴露宫颈及阴道后穹窿，固定窥器	2	
	以宫颈钳钳夹宫颈后唇，向前提拉，充分暴露阴道后穹窿，再次消毒	5	
	用穿刺针接 5 ml 注射器，检查穿刺针通畅性	2	
	于阴道后穹窿中央或稍偏病侧，即阴道后壁与宫颈后唇交界处稍下方平行宫颈管方向进针 2 ~ 3 cm	5	
	当穿过阴道壁有落空感后开始抽吸	5	
	如无液体抽出，边抽吸边缓慢退针，必要时适当改变方向，若为肿物，则选择最突出或囊性感最明显的部位穿刺	5	
	见注射器内有液体抽出时，停止退针，继续抽吸至满足化验检查需要为止	4	
	目测穿刺液性质，如为血性，静止 10 min 观察是否凝固	2	
	根据初步诊断，穿刺液分别行常规涂片、细胞学检查或细菌培养	2	
	针头拔出后，观察穿刺点有无出血，如有活动性出血，可用棉球压迫止血	5	
	再次消毒穿刺点，检查阴道内无异物残留后，取下宫颈钳，取出窥器，擦拭外阴	5	
	复测生命体征，协助患者恢复体位，整理衣物，感谢配合，根据穿刺液的结果给予相应的医嘱（对考虑腹腔内出血，需要急诊手术的患者，嘱其暂禁食水）	5	
	收拾物品，垃圾分类处理，洗手，完成操作记录	2	
注意事项（10分）	操作规范、动作熟练	5	
	无菌观念、人文关怀	5	
总分		100	

医学人文关怀评分标准

项目		分值
操作前	是否衣帽整洁、自我介绍	5 4 3 2 1
	与患者及家属谈话时语音是否清晰、语气是否得体、语言表述是否准确、肢体语言使用是否良好	5 4 3 2 1
	是否具备“急患者之所急、想患者之所想”的态度	5 4 3 2 1
	对患者及家属的疑虑是否解答到位	5 4 3 2 1
	是否签署《知情同意书》	5 4 3 2 1
	是否表达出对患者及家属的尊重	5 4 3 2 1
	操作前是否提示患者感觉不适或异常，需停止穿刺时，如何示意医生	5 4 3 2 1
	物品准备是否齐全	5 4 3 2 1
	是否注意保护患者隐私，男性操作者是否有女性工作人员陪同等	5 4 3 2 1

续表

项目		分值
操作中	是否测量生命体征	5 4 3 2 1
	查体前是否说明目的，自行温暖双手后再查体	5 4 3 2 1
	消毒前是否提示有凉的感觉	5 4 3 2 1
	放置窥器前是否提示“有轻微不舒服”	5 4 3 2 1
	穿刺前是否提示“不要移动身体、咳嗽等”避免出现意外	5 4 3 2 1
	穿刺抽出液体，是否及时反馈给患者，并反复提示患者不要移动、咳嗽等，对患者的配合给予赞赏	5 4 3 2 1
操作后	穿刺结束后，是否及时告知患者	5 4 3 2 1
	术后是否询问患者自我感受	5 4 3 2 1
	是否帮助患者穿好衣物、协助其取舒适体位	5 4 3 2 1
	是否复查生命体征	5 4 3 2 1
	术后医嘱：注意观察腹痛及阴道出血情况，后续处理等是否交代到位	5 4 3 2 1
总分		

模块二十七
数字资源

模块二十七　四步触诊、骨盆外测量

知识目标

1. 掌握四步触诊、骨盆外测量的适应证和禁忌证。

2. 掌握四步触诊、骨盆外测量的操作方法，操作流程熟练，理论知识扎实。

能力目标

1. 能够根据病史、体征及辅助检查完成孕周的诊断。

2. 能够熟练完成操作，在诊疗过程中能够做好医学人文关怀。

四步触诊法（four maneuvers of Leopold）徒手检查子宫大小、胎产式、胎先露、胎方位以及胎先露部是否衔接。骨盆外测量可间接了解骨盆的大小及形态，尤其是怀疑骨盆出口狭窄时，需测量坐骨结节间径和耻骨弓角度。

胎儿大小及胎位与骨盆大小及形状是决定能否顺利经阴道分娩的重要因素，但骨盆受种族、体型、身高、遗传等影响可呈现多样化、个体化，对体表标志点进行骨盆外测量难以准确估计骨盆腔大小及形态。

【目的】

1. 四步触诊是孕中晚期产科腹部检查方法，检查子宫大小、胎产式、胎先露、胎方位及胎先露部是否衔接。

2. 当怀疑骨盆出口狭窄时，可进行骨盆外测量坐骨结节间径和耻骨弓角度。

【适应证】

1. 四步触诊　孕中、晚期孕妇（通常在24周后）。

2. 骨盆外测量　妊娠期间任何时间均可进行，首次产检即可进行。

【禁忌证】

1. 四步触诊　无绝对禁忌证，但对子宫敏感、晚期先兆流产或先兆早产者检查时务必轻柔，并且需避开宫缩时间，尽量减少检查的时间和次数，对足月已经有宫缩者，应在宫缩间歇期检查。

2. 骨盆外测量　无绝对禁忌证。

【操作前准备】

1. 检查者准备

（1）核对孕妇姓名、年龄、孕周及产检情况，询问有无骨盆外伤骨折史。

（2）测量孕妇生命体征。

（3）知情同意：向孕妇解释检查的目的、操作过程、可能出现的风险及注意事项。

（4）戴好帽子、口罩，清洗双手。

2. 物品准备（图 27-1）

（1）软尺。

（2）血压计。

（3）多普勒胎心仪。

（4）骨盆外测量仪、汤姆斯出口测量仪。

（5）一次性垫单、一次性手套、耦合剂、纸巾、手消毒液。

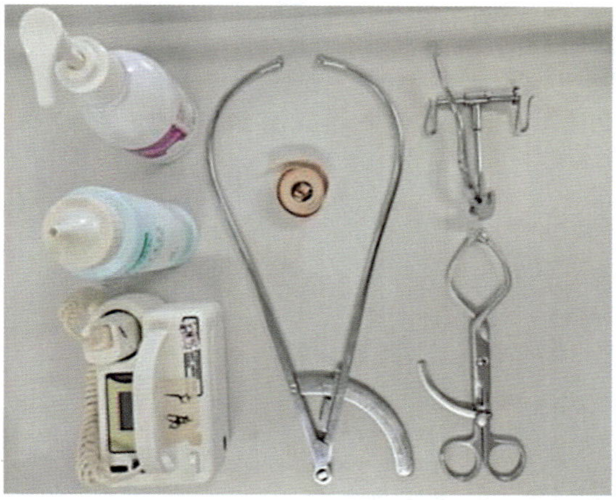

图 27-1　四步触诊、骨盆外测量　物品准备

3. 受检者准备

（1）排空膀胱。

（2）测量体重。

（3）告知操作过程中需要配合的事项：放松腹肌、双腿屈曲，变换体位。如有宫缩等情况，及时告知。

> ★ **人文关怀**
> 在此过程中注意跟患者交流，尽量减少其紧张。

【操作步骤】

1. 协助孕妇仰卧于检查床上，头部略垫高，暴露腹部，双腿略屈曲稍分开（图 27-2）。

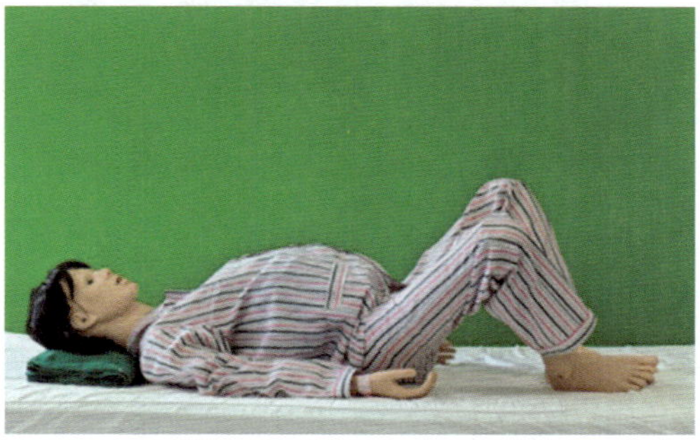

图 27-2　四步触诊　体位

★ 问题1
子宫大于相应孕周的原因有哪些?

★ 问题2
子宫小于相应孕周的原因有哪些?

2. 检查者洗手后站在孕妇右侧。

3. 视诊　观察腹型及大小，腹部有无妊娠纹、手术瘢痕及水肿等（图27-3）。

4. 四步触诊　检查者前三步面向孕妇头侧，第四步面向孕妇足端。嘱孕妇双腿伸直（图27-4）。

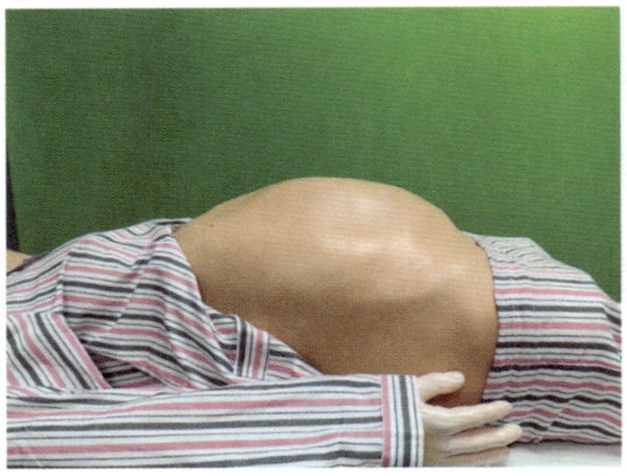

图 27-3　四步触诊　视诊

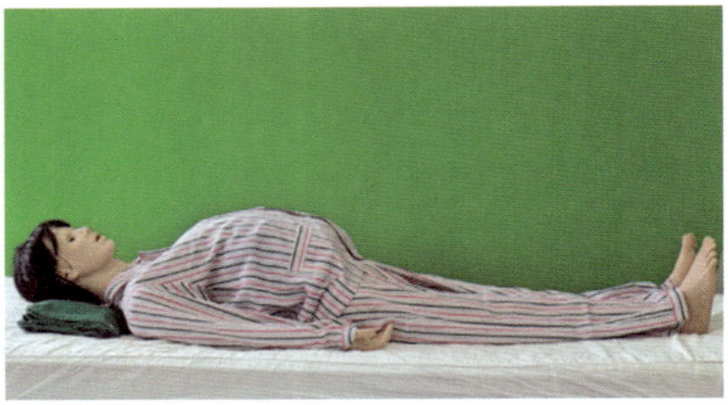

图 27-4　四步触诊　测宫高腹围体位

触诊时注意温暖双手以免冰凉的手诱发宫缩。

检查者温暖双手后，两手置于子宫底部，了解子宫外形并测得宫底高度，估计胎儿大小与妊娠周数是否相符。用软尺经脐测量宫高（耻骨联合上缘中点到宫底上缘）（图27-5）及腹围（图27-6）。

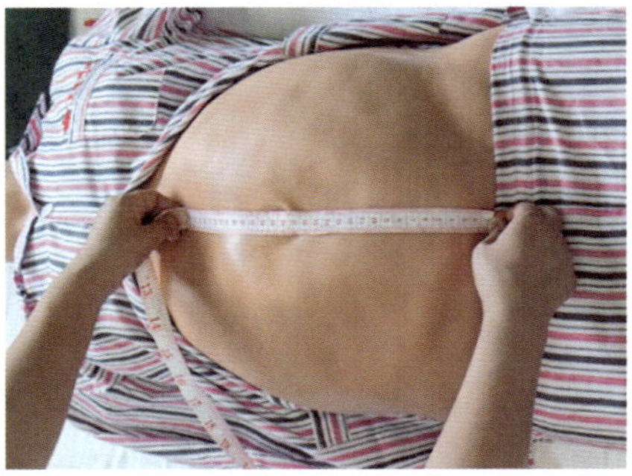

图 27-5　四步触诊　测量宫高

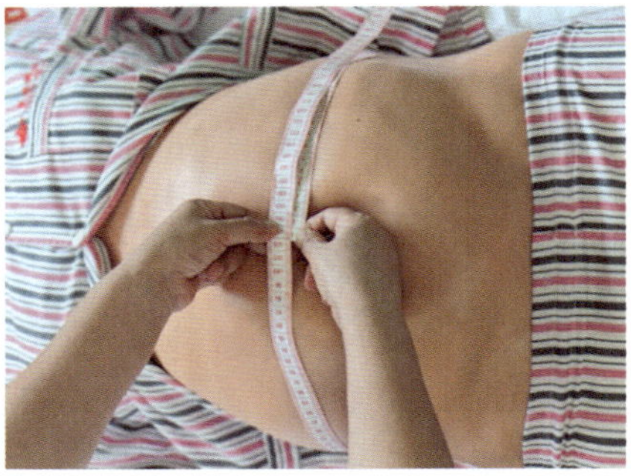

图 27-6　四步触诊　测量腹围

嘱孕妇双腿略屈曲稍分开（图27-7）进行四步触诊。

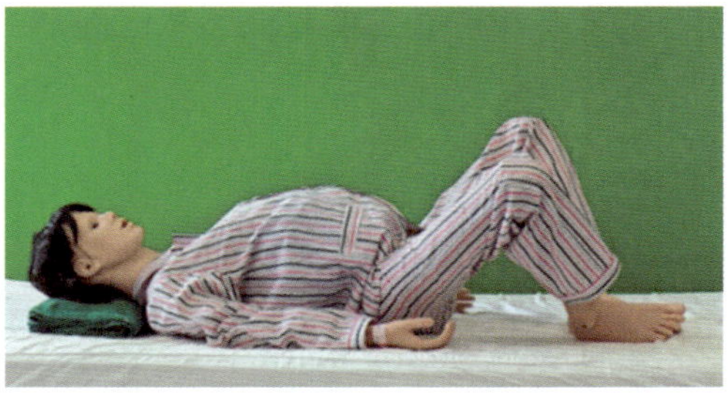

图 27-7　四步触诊　触诊体位

（1）第一步：检查者两手置于子宫底部，两手指腹相对轻推，判断在宫底的胎儿部分。若为胎头则硬而圆且有浮球感，若为胎臀则软而宽且形状不规则（图27-8）。

（2）第二步：检查者两手掌分别置于腹部左右侧，一只手固定，另一只手轻轻深按检查，两手交替，触到平坦饱满部分为胎背，触到可变形的高低不平部分为胎儿肢体，有时感到胎儿肢体在活动（图 27-9）。

★ 人文关怀

询问孕妇是否有不适。

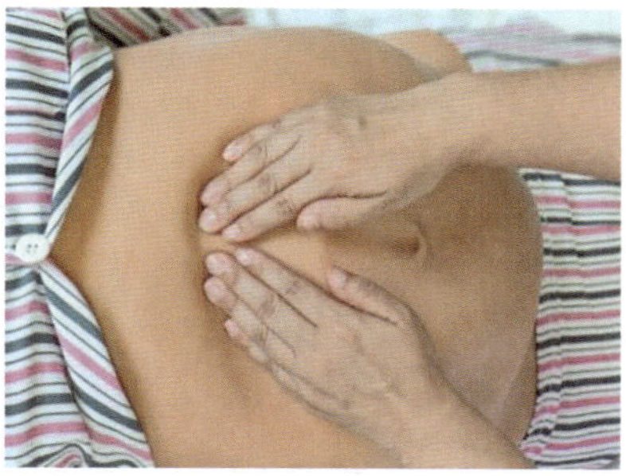

图 27-8　四步触诊　第一步

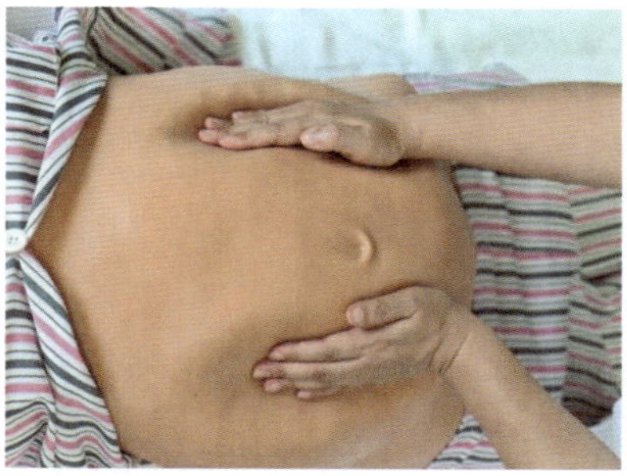

图 27-9　四步触诊　第二步

（3）第三步：检查者右手拇指与其余 4 指分开，置于耻骨联合上方握住胎先露部，进一步查清是胎头还是胎臀。左右推动以确定是否衔接。若胎先露部仍浮动，表示尚未入盆。若已衔接，则胎先露部不能推动（图 27-10）。

（4）第四步：检查者面向孕妇足端，左右手分别置于胎先露的两侧，向骨盆入口方向深按，再次核对胎先露部的判断是否正确，并确定胎先露部入盆的程度（图 29-11）。

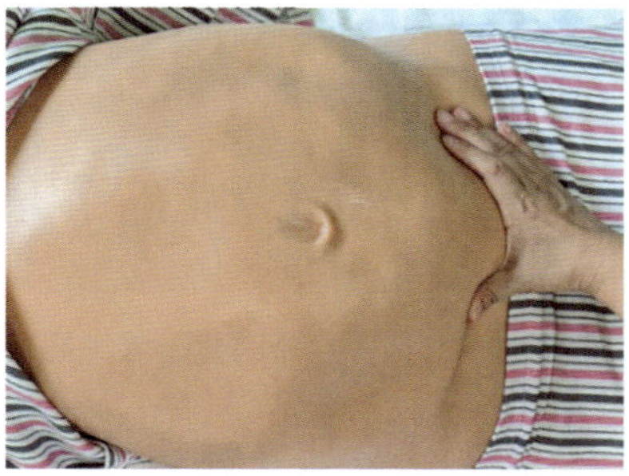

图 27-10　四步触诊　第三步

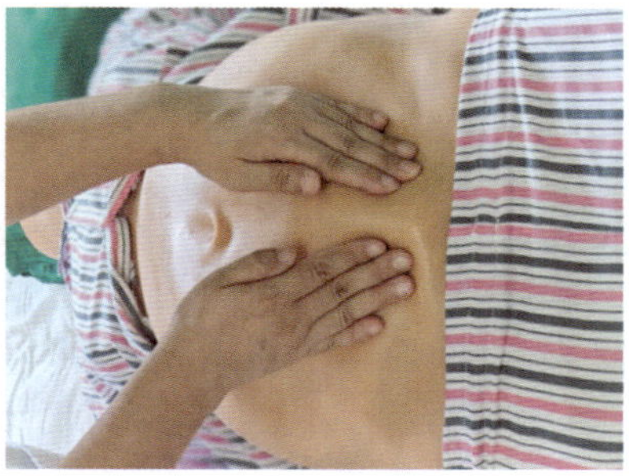

图 27-11　四步触诊　第四步

5. 听诊　在正确位置听诊胎心 1 min（图 27-12）。

6. 骨盆外测量　孕妇臀下垫一次性垫单，取伸腿仰卧位，暴露腹部至大腿根部（图 27-13）。

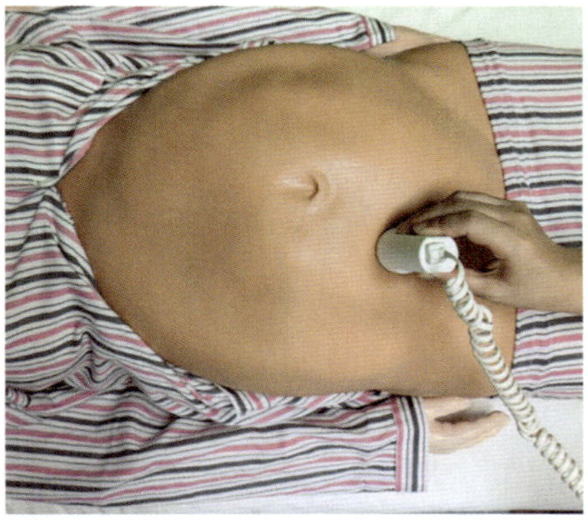

图 27-12　四步触诊　右枕前位听诊部位

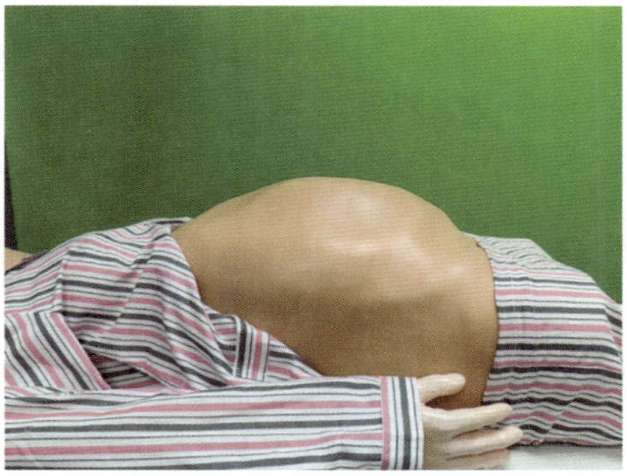

图 27-13　骨盆外测量　体位

（1）检查者站在孕妇右侧，手持骨盆外测量仪，测量两侧髂前上棘外缘间的距离为髂棘间径（图 27-14，图 27-15），正常值为 23 ~ 26 cm，此径线可间接推测骨盆入口横径。

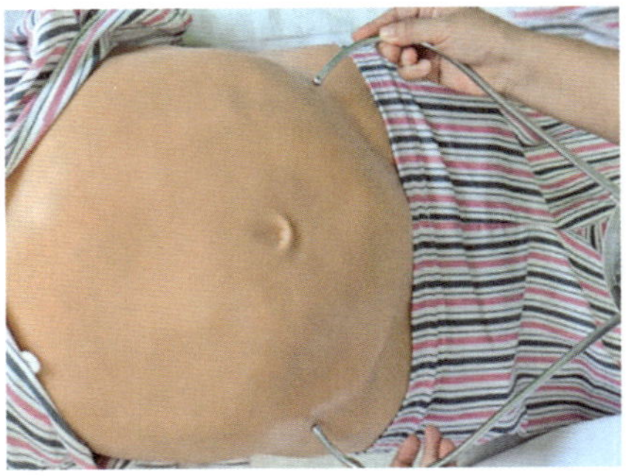

图 27-14　骨盆外测量　髂棘间径

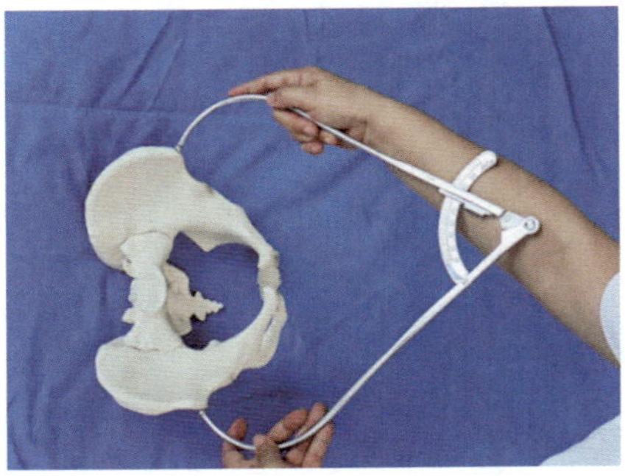

图 27-15　骨盆外测量髂棘间径

（2）测量两侧髂嵴外缘最宽的距离为髂嵴间径（图 27-16，图 27-17），正常值为 25 ~ 28 cm，此径线可间接推测骨盆入口横径。

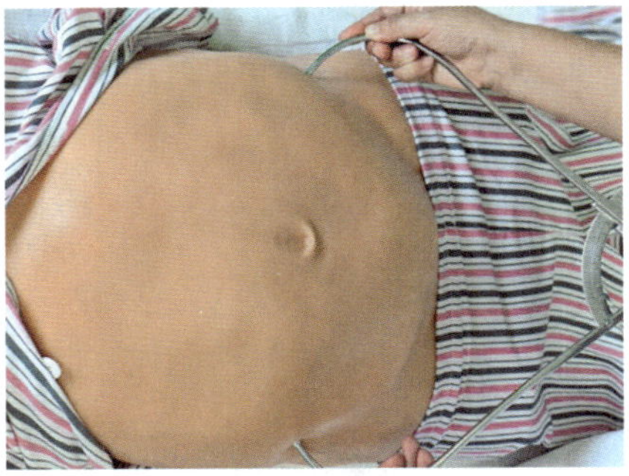

图 27-16　骨盆外测量　髂嵴间径

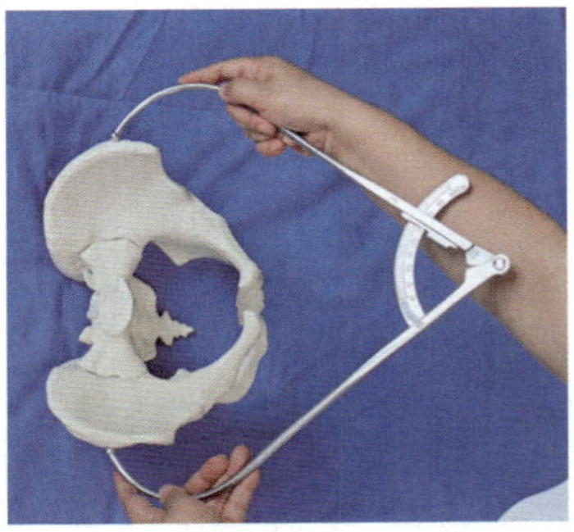

图 27-17　骨盆外测量　髂嵴间径

（3）孕妇取左侧卧位，右腿伸直，左腿屈曲（图 27-18，图 27-19）。

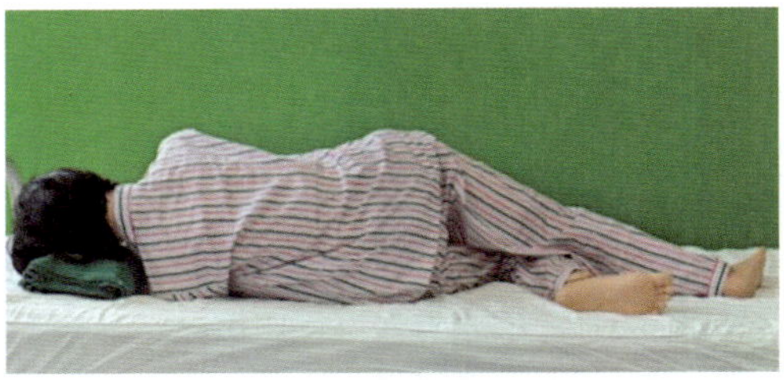

图 27-18　骨盆外测量　骶耻外径体位

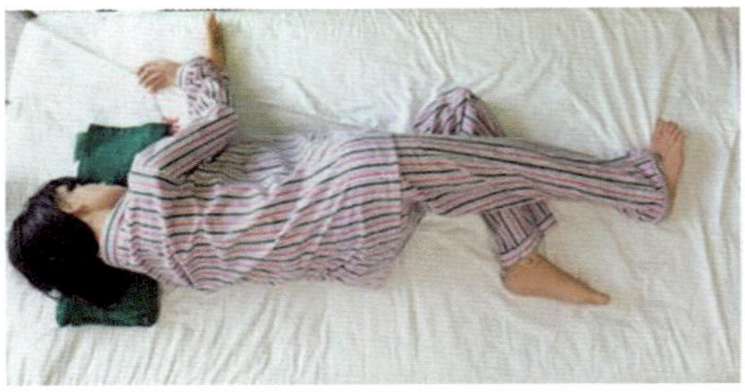

图 27-19　骨盆外测量骶耻外径体位

第 5 腰椎棘突下缘定位：髂棘后线连线中点下 1.5 cm，相当于米氏菱形窝上角。

测量第 5 腰椎棘突下缘至耻骨联合上缘中点的距离为骶耻外径（图 27-20，图 27-21），正常值 18 ~ 20 cm，此径线可间接推测骨盆入口前后径。

（4）孕妇取仰卧位，脱下一边裤腿，双腿向腹部弯曲，双手抱双膝，向两侧外上方充分展开。

检查者双手戴一次性检查手套后，面向孕妇，站于孕妇双腿之间，找到两侧坐骨结节内侧缘（图 27-22），右手持出口测量仪测量两坐骨结节内侧缘的距

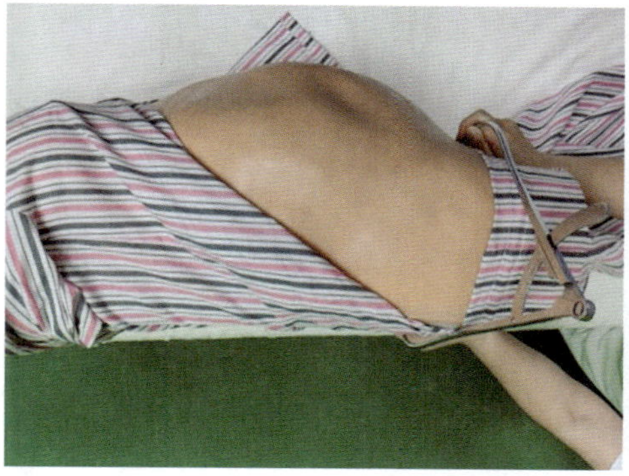

图 27-20　骨盆外测量　骶耻外径

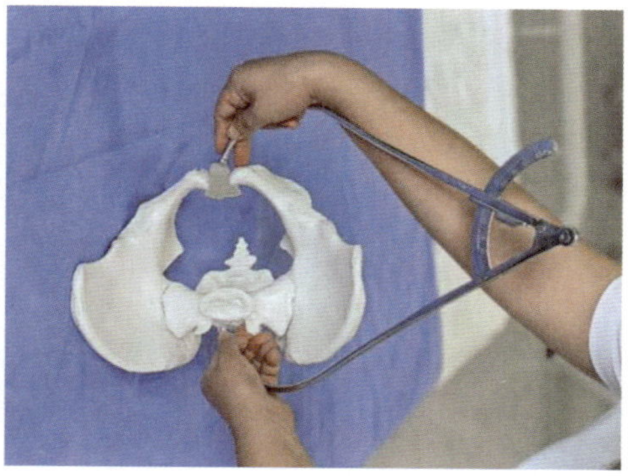

图 27-21　骨盆外测量　骶耻外径

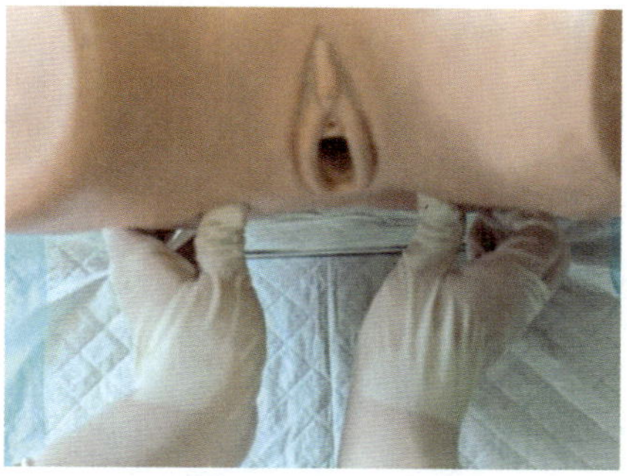

图 27-22　骨盆外测量　坐骨结节间径定位

离，即坐骨结节间径（图 27-23，图 27-24），正常值为 8.5 ~ 9.5 cm，此径线可直接测出骨盆出口横径。

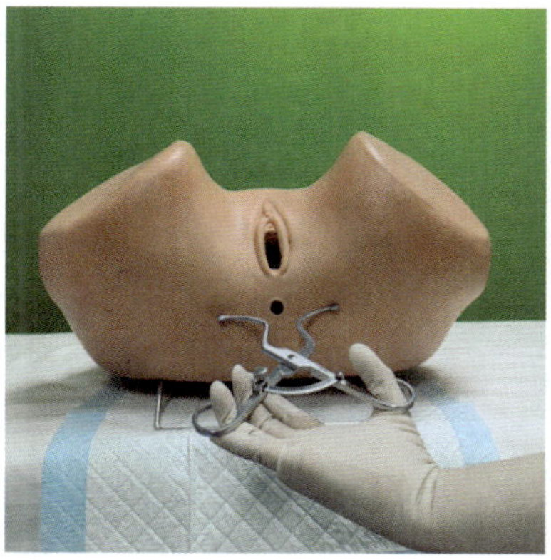

图 27-23　骨盆外测量　坐骨结节间径

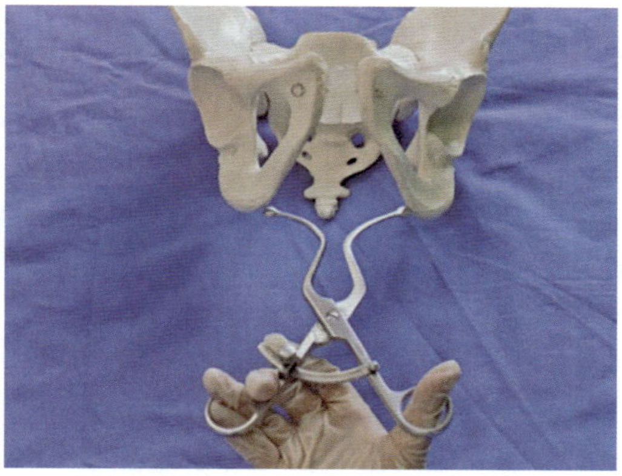

图 27-24　骨盆外测量　坐骨结节间径

也可用检查者的拳头测量，若能容纳成人拳头，则大于 8.5 cm，属正常（图 27-25）。

★ 问题 3

当出口横径＜ 8 cm 时，应如何处理？

（5）检查者戴一次性检查手套，用左右手拇指指尖对拢放置于耻骨联合下缘，两拇指分别平放在耻骨降支上面，测量两拇指间形成的角度，为耻骨弓角度（图 27-26，图 27-27），正常值为 90°，若＜ 80° 为不正常。此角度反映骨盆出口横径的宽度。

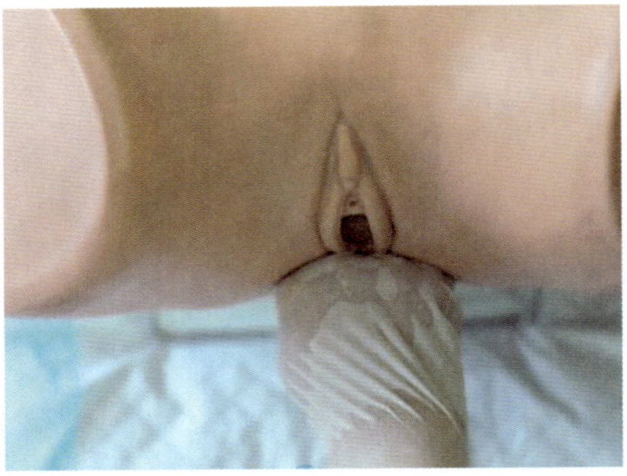

图 27-25　骨盆外测量　坐骨结节间径

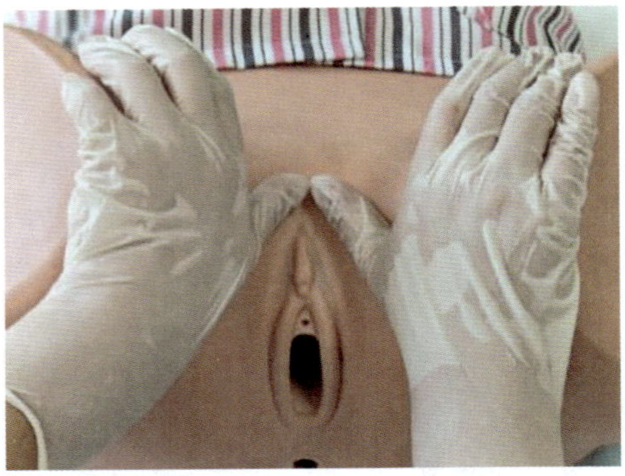

图 27-26　骨盆外测量　耻骨弓角度

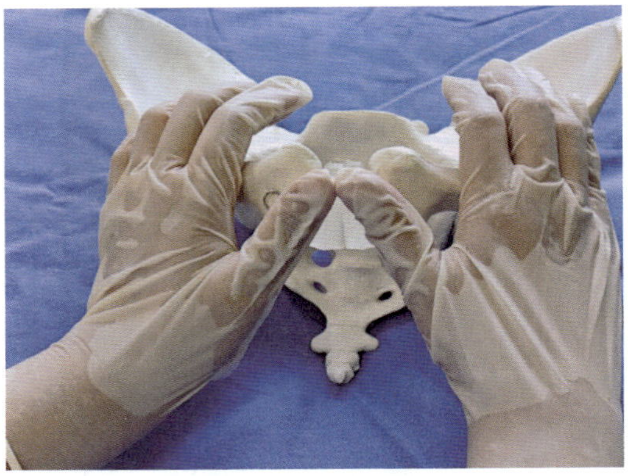

图 27-27　骨盆外测量　耻骨弓角度

★ 人文关怀

询问孕妇感觉如何，表扬孕妇配合很好，过程顺利。

【术后处理】

1. 协助孕妇恢复体位，整理衣物，告知检查结果，感谢配合。
2. 复测生命体征。
3. 收拾物品，垃圾分类处理。
4. 洗手，做好记录。

【问题与解答】

问题	解答
1. 子宫大于相应孕周的原因有哪些?	双胎妊娠、巨大胎儿、羊水过多、孕周推算错误等
2. 子宫小于相应孕周的原因有哪些?	胎儿生长受限、羊水过少、孕周推算错误等
3. 当出口横径＜8 cm时，应如何处理?	当出口横径＜8 cm时，应测出口后矢状径（posterior sagittal diameter of outlet）。出口后矢状径为坐骨结节间径中点至骶骨尖端的长度。检查者戴指套的右手示指伸入孕妇肛门向骶骨方向，拇指置于孕妇体外骶尾部，两指共同找到骶骨尖端，将骨盆出口测量器一端放在坐骨结节间径的中点，另一端放在骶骨尖端处，测量器标出的数字即为出口后矢状径值，正常值为8～9 cm。出口后矢状径值与坐骨结节间径值之和＞15 cm时，表明骨盆出口狭窄不明显

四步触诊、骨盆外测量评分标准

项目	内容	分值	得分
准备（10分）	仪表端庄，态度和蔼，环境温暖，拉好屏风，保护患者隐私，男医生检查时需要女性医务人员在场	1	
	核对孕妇姓名、年龄、孕周及产检情况，询问有无骨盆外伤骨折史	2	
	向孕妇交代检查目的及注意事项，嘱排空膀胱	2	
	测量孕妇体重、生命体征	2	
	准备物品：软尺、血压计、多普勒胎心仪、校准骨盆外测量仪及汤姆斯出口测量仪、一次性垫单、一次性手套、耦合剂、纸巾、手消毒液	2	
	检查者戴好帽子、口罩，洗手	1	
操作标准（80分）	协助孕妇仰卧于检查床上，头部略垫高，暴露腹部，双腿略屈曲稍分开	2	
	检查者洗手后站在孕妇右侧	2	
	视诊：观察腹型及大小，腹部有无妊娠纹、手术瘢痕及水肿等	2	
	嘱孕妇双腿伸直	2	
	温暖双手后，检查者两手置于子宫底部，了解子宫外形并测得宫底高度，估计胎儿大小与妊娠周数是否相符。用软尺经脐测量宫高（耻骨联合上缘中点到宫底上缘）及腹围	4	
	四步触诊时检查者前三步面向孕妇头侧	2	
	嘱孕妇双腿略屈曲，稍分开	2	
	第一步：检查者两手置于子宫底部，两手指腹相对轻推，判断在宫底的胎儿部分。若为胎头则硬而圆且有浮球感，若为胎臀则软而宽且形状不规则	6	
	第二步：检查者两手掌分别置于腹部左右侧，一只手固定，另一只手轻轻深按检查，两手交替，触到平坦饱满部分为胎背，触到可变形的高低不平部分为胎儿肢体，有时感到胎儿肢体在活动	6	
	第三步：检查者右手拇指与其余4指分开，置于耻骨联合上方握住胎先露部，进一步查清是胎头还是胎臀。左右推动以确定是否衔接。若胎先露部仍浮动，表示尚未入盆。若已衔接，则胎先露部不能推动	6	
	第四步：检查者面向孕妇足端，检查者左右手分别置于胎先露的两侧，向骨盆入口方向深按，再次核对胎先露部的判断是否正确，并确定胎先露部入盆的程度	6	
	听诊：在正确位置听诊胎心1 min	5	
	骨盆外测量时，孕妇臀下垫一次性垫单，取伸腿仰卧位，暴露腹部至大腿根部。检查者站在孕妇右侧，测量两侧髂前上棘外缘间的距离为髂棘间径，正常值为23～26 cm	8	
	测量两侧髂嵴外缘最宽的距离为髂嵴间径，正常值为25～28 cm	5	
	孕妇取左侧卧位，右腿伸直，左腿屈曲，测量第五腰椎棘突下（米氏菱形窝上角）至耻骨联合上缘中点的距离为骶耻外径，正常值为18～20 cm	6	
	孕妇取仰卧位，两腿弯曲，双手抱双膝，充分向两侧外上方展开，检查者戴一次性检查手套后面向孕妇，站于孕妇双腿之间，用左右手拇指指尖斜着对拢，放置于耻骨联合下缘，左右两拇指平放在耻骨降支上，测量两拇指间的角度，为耻骨弓角度，正常值为90°	6	

续表

项目	内容	分值	得分
操作标准（80 分）	测量两坐骨结节内侧缘的距离为坐骨结节间径（出口横径），正常值为 8.5 ~ 9.5 cm，也可用检查者的拳头测量，若能容纳成人手拳，则大于 8.5 cm，属正常		
	检查完毕，协助孕妇恢复体位，整理衣物，告知检查结果，感谢配合，复测生命体征。收拾物品，垃圾分类处理。洗手，记录	5	
注意事项（10 分）	操作规范、动作熟练	5	
	无菌观念、人文关怀	5	
总分			

医学人文关怀评分标准

项目		分值
操作前	是否衣帽整洁、自我介绍	5 4 3 2 1
	与孕妇及家属谈话时语音是否清晰、语气是否得体、语言表述是否准确、肢体语言使用是否良好	5 4 3 2 1
	态度是否和蔼	5 4 3 2 1
	对孕妇及家属的疑虑是否解答到位	5 4 3 2 1
	是否核对孕周及产检情况	5 4 3 2 1
	是否表达出对孕妇及家属的尊重	5 4 3 2 1
	检查前是否提示孕妇感觉不适或异常，需停止操作时，如何示意医生	5 4 3 2 1
	物品准备是否齐全	5 4 3 2 1
	是否注意保护孕妇隐私，男性检查者检查是否有女性工作人员陪同等	5 4 3 2 1
操作中	是否测量生命体征	5 4 3 2 1
	是否指导并协助孕妇变换体位	5 4 3 2 1
	检查前说明目的，是否自行温暖双手后再查体	5 4 3 2 1
	检查前是否提示“可能有点不舒服”	5 4 3 2 1
	检查时询问是否有不适，嘱孕妇放松	5 4 3 2 1
	检查完成后，是否将结果及时反馈给孕妇，对孕妇的配合给予赞赏	5 4 3 2 1
操作后	检查结束后，是否及时告知孕妇	5 4 3 2 1
	检查后是否询问孕妇自我感受	5 4 3 2 1
	是否帮助孕妇穿好衣物、协助其取舒适体位	5 4 3 2 1
	是否复查生命体征	5 4 3 2 1
	检查后医嘱：按时产检，自数胎动等是否交代到位	5 4 3 2 1
总分		

模块二十八　情景模拟
腹痛患者接诊

目标

1. 熟练掌握急性腹痛患者的接诊。

2. 依据患者临床表现、症状、体征、监护结果快速作出急性腹痛的诊断。

3. 腹痛的诊治。

4. 熟练进行休克早期判断、迅速适量扩容。

5. 诊疗过程中时刻注意人文关怀。

情景模拟

患者由家属陪同到达急诊。请按正确程序进行接诊及诊治。

学时分配：60 min。

学生分成 4～6 人 / 组，分角色情景模拟医生、护士等，实施具体的接诊，在此过程中教师记录学生表现，在接诊中及时反馈。

【情景一】

患者，男，36 岁。

医护人员到达床边，患者疼痛难忍，屈曲体位，不能安卧于诊床。

模拟患者：高级多功能教学模拟人。

学时分配：10 min。

任务分配：组长分配 2 名同学（1 名扮演医生、1 名扮演护士）。

【急救现场的查体】

检查结果：意识清楚，诉中上腹刀割样疼痛，伴恶心、呕吐，伴心悸、大汗。

医生：汇报结果（向组长）。

↓

急性腹痛——患者突发中上腹部刀割样疼痛。

★ 问题 1

患者的初步评估病情及依据是什么？

★ 分工协作

医护协同将患者转移至安全地带后开始分工救治：

医生：询问患者，发出指令（护士测量生命体征、建立静脉通路）

护士：完成医生指令。

★ 人文关怀

诊治过程中注意与患者沟通交流，尽量稳定患者情绪（既关心体贴患者又不失紧迫感）。

★ 问题 2

应立即采取的措施有哪些？

护士汇报患者病史及查体结果。

★ 问题 3
结合病史及查体患者的初步诊断及诊断依据是什么？

★ 问题 4
根据化验及检查结果，给出下一步处理措施。
2 人一组，医生指挥，护士执行。

★ 人文关怀
在此过程中注意跟患者沟通交流，尽量稳定患者情绪（既关心体贴患者又不失紧迫感）。

★ 问题 5
患者血压下降、心率增快，医生应立即采取的措施是什么？如何判断？

【场景二】

患者突发上腹部剧痛 5 h。体温 37.8 ℃，心率 110 次 / 分，呼吸 26 次 / 分，血压 130/80 mmHg，痛苦面容，腹式呼吸消失，板样腹，上腹及右下腹均有压痛、反跳痛，肝浊音界消失，肠鸣音消失。

模拟患者：模型

学时分配：10 min。

任务分配：要求一组学生在 5 min 内完成。

【情景三】

患者腹痛加重，心电图描记完成，心电图提示窦性心动过速。急诊床旁化验结果回报：血常规：HGB 122 g/L，RBC 4.0×10^{12}/L，WBC 19.5×10^{9}/L，N 0.90，PLT 250×10^{9}/L。肌钙蛋白正常，血气分析 pH 7.32，PO_2 52 mmHg，PCO_2 35 mmHg，腹部 X 线平片可见膈下游离气体。

模拟患者：（标准化患者扮演）。

学时分配：10 min。

任务分配：要求一组学生在 5 min 内完成。

【场景四】

患者出现烦躁不安，体温 38.2 ℃，血压下降 80/40 mmHg，心率 120 次 / 分，呼吸 33 次 / 分，少尿（小于 200 ml/8 h），指脉氧 95%

模拟患者：（表演）出现意识模糊等症状。

学时分配：10 min。

任务分配：要求一组学生（2 人）在 5 min 内完成。

患者出现意识模糊、呼吸浅快、收缩压降至 90 mmHg 以下，心率 100 次 / 分以上，尿少或无尿。

医生根据观察患者一般状况，发现患者出现意识模糊、呼吸浅快。

护士汇报患者收缩压 80 mmHg，心率 120 次 / 分。

根据患者查体及心电监护情况，判断患者进入休克状态。

【问题与解答】

问题	解答
1. 患者的初步评估病情及依据是什么？	初步诊断：急性腹痛 诊断依据：依据患者青年男性，以突发中上腹痛为主要表现，呈刀割样疼痛，屈曲体位，不能安卧诊床，可诊断急性腹痛
2. 应立即采取的措施有哪些？	1. 急诊留观，多功能监护，吸氧 2 L/min 2. 建立静脉通路 3. 测量体温、脉搏、呼吸、血压、指脉氧情况 4. 询问患者情况、主诉 5. 询问患者不适的部位，同时观察患者神志，面色及全部情况 6. 迅速必要的体格检查 7. 立即抽血化验，完善血常规、肝功能、肾功能、离子、凝血、淀粉酶、血糖、血气分析、肌钙蛋白、乳酸等检查，完善心电图、腹部 X 线平片，腹部彩超或 CT 等检查

续表

问题	解答
3. 结合病史及查体患者的初步诊断及诊断依据是什么?	依据患者突发中上腹疼痛，腹式呼吸消失，板样腹，上腹及右下腹压痛、反跳痛，肝浊音界消失，肠鸣音消失，首先考虑消化道穿孔可能
4. 根据化验及检查结果，给出下一步处理措施。	(1) 禁食水、胃肠减压 (2) 抑酸、补液、营养支持 (3) 抗感染治疗 (4) 依据情况适当给予镇痛药物 (5) 严格观察病情变化 (包括体温、心率、呼吸、血压、神志、皮肤、尿量、休克指数等)，病情不见好转，立即外科手术治疗
5. 患者血压下降、心率增快，医生应立即采取的措施是什么? 如何判断?	1. 休克的急救措施包括 (1) 多功能监护，吸氧，建立生命支持通道，快速建立静脉通路 (2) 液体复苏，纠正酸碱平衡失调和电解质紊乱 (3) 获取病原学标本送检，抗感染治疗 (4) 使用血管活性药物，以多巴胺和去甲肾上腺素为常用，多巴胺常用剂量 2 ~ 20 μg/ (kg · min)，去甲肾上腺素静脉输注时在 0.1 ~ 1 μg/ (kg · min) 剂量范围内 2. 休克早期判断: 体温大于 38 ℃，或小于 36 ℃; 心率大于 90 次 / 分; 过度通气 (呼吸大于 20 次 / 分或 PCO_2 小于 32 mmHg); 白细胞增多大于 12×10^9/L 或白细胞减少小于 4×10^9/L，或有超过 10% 的幼稚白细胞

工作任务完成质量评分标准

评价项目	20	16	12	8	4	得分
应急能力	反应迅速，检伤分类清晰，主次明确并立即采取各项急救措施，忙而不乱	能马上采取各项措施，但不能分清主次，有一点慌乱但无明显错误	需停顿片刻后才能采取措施，有明显慌乱，但无明显错误	需停顿片刻后才能采取措施，有明显慌乱感，可出现明显错误	完全手足无措，需经提醒才能采取措施	
病情观察	能及时准确地发现病情变化并汇报给医生	能及时，准确发现病情变化但没有汇报给医生	能发现病情变化，但不够及时，判断尚准确	能发现病情变化，但不够及时，判断不够准确	不能发现病情变化	
协作能力	配合默契，协调一致，抢救步骤紧凑	配合尚默契，抢救步骤欠紧凑	配合一般，抢救步骤不够紧凑	配合不好，但能完成抢救措施	无团队协作意识，无法完成抢救	
记录	记录书写及时，语言表达流畅	记录书写及时，语言表达欠流畅	记录书写及时，语言表达欠流畅，有少量错误	记录书写及时，语言表达前流畅，有较多错误	不能及时书写记录，错误较多	
沟通能力	能及时与患者及家属沟通，语言表达流畅、妥当，人文关怀表现良好	能及时与患者及家属沟通，语言表达欠流畅、妥当，人文关怀表现欠佳	有时能与患者及家属沟通，但言词生硬，忽视人文关怀	偶尔与患者及家属沟通，语言表达不够妥当，忽视人文关怀	与患者及家属无沟通，全程无人文关怀	
总分						

模块二十九　情景模拟急诊胸痛患者接诊

模块二十九
数字资源

知识目标

1. 掌握急诊致命性胸痛的临床表现。
2. 并掌握急性心肌梗死的救治原则。

能力目标

1. 能够快速评估急诊胸痛患者病情危重程度。
2. 依据患者临床表现、症状、体征、辅助检查等快速识别致命性胸痛。
3. 能够熟练掌握急性心肌梗死的救治流程。
4. 培养学生的心肺复苏及简易呼吸器急诊临床应用。
5. 诊疗过程中时刻注意人文关怀。

情景模拟

急诊：急性胸痛患者急诊就诊。请按正确程序进行急性胸痛急救及诊治。

学时分配：60 min。

学生分成 4～6 人 / 组，分角色情景模拟医生、护士等，实施具体的救护，教师记录学生救护过程表现，在救护中及时指导。

【情景一】

患者，男，65 岁，农民。

主因突发胸痛 6 小时急诊就诊。

模拟患者：标准化患者扮演。

学时分配：20 min。

任务分配：5 名学生分别扮演急诊分诊护士 A，急诊医生 B，抢救室护士 C，抢救室护士 D，高年资急诊医师 E（组长），注意每位角色标识醒目清晰，整个演练过程中角色固定。要求一组学生（5 人）10 min 内完成。

★ 问题 1

如何对急诊胸痛患者进行病情评估？

★ 人文关怀

诊治过程中注意与患者沟通交流，尽量稳定患者情绪（既关心体贴患者又不失紧迫感）。

1. 急诊分诊护士 A　接诊胸痛患者。

（1）急诊分诊护士 A 询问病史后考虑患者为高危胸痛，立即护送至急诊抢救室。

（2）立即呼叫急诊医生 B 立刻查看患者。

2. 急诊医生 B 发出指令

（1）立即给患者连接心电监护仪，监测生命体征。

（2）建立 2 路静脉通路。

（3）抽静脉血查肌钙蛋白、心肌酶、D- 二聚体化验。

（4）描记 18 导联心电图。

（5）开启除颤仪备用。

3. 抢救室护士 C

（1）立即给患者连接心电监护仪（图 29-1），监测生命体征。

（2）建立 2 路静脉通路。

（3）抽静脉血查肌钙蛋白、心肌酶、D- 二聚体。

4. 抢救室护士 C　向急诊医生 B 汇报多功能监护仪提示信息：P 66 次 / 分，R 18 次 / 分，BP 121/64 mmHg，指脉氧浓度：94%（未吸氧）（图 29-2）。

★ 问题 2

作为急诊一线首诊医生，如何接诊急诊胸痛患者？

★ 问题 3

询问胸痛患者病史要点有哪些？应完善哪些检查？

★ 问题 4

急性致命性胸痛有哪些疾病？如何处理？

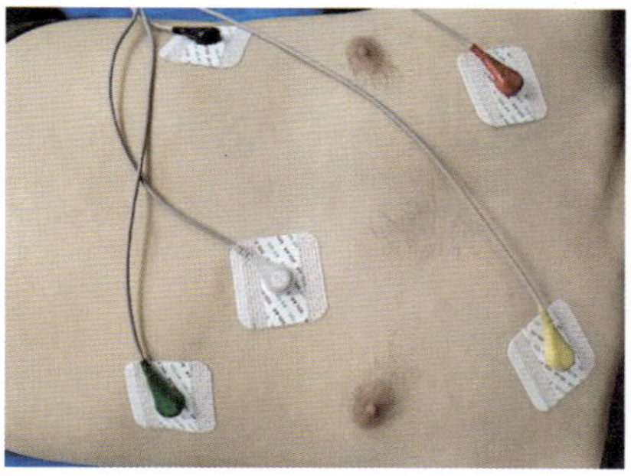

图 29-1　心电监护仪电极连接

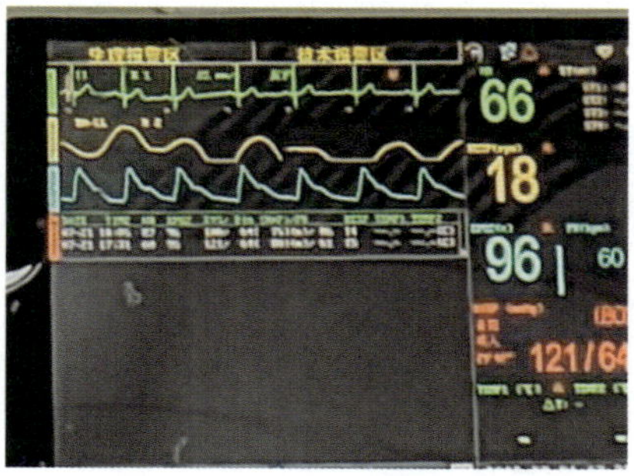

图 29-2　心电监护仪结果

5. 抢救室护士 D

（1）描记 18 导联心电图。

（2）启动除颤仪备用。

【情景二】

急诊医生 B 询问病史过程中，患者诉胸痛较前加重。

模拟患者：标准化患者扮演（胸痛剧烈，伴大汗，伴濒死感）。

请急诊医护人员结合患者的临床表现、心电图及化验结果，推断目前诊断及进一步治疗措施。

急诊医师 B（组长）分配 3 名同学角色扮演急诊医生 A，护士 C，护士 D。要求一组学生在 10 min 内完成。

时间：10 min 内完成。

1. 急诊医生 A 向组长急诊医生 B 汇报

（1）心电图提示：Ⅱ、Ⅲ、AVF 导联 ST 段抬高，考虑急性下壁 ST 段抬高型心肌梗死（图 29-3）。

★ 问题 5

急诊医生考虑患者目前诊断何种疾病，应立即采取哪些治疗措施？

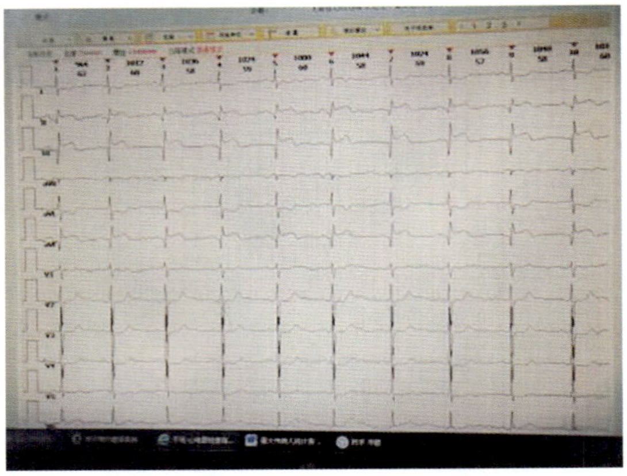

图 29-3　心电图结果

（2）心肌酶：CK-MB 升高。肌钙蛋白：阳性。D- 二聚体：正常。

2. 急诊医生 B（组长）指令

（1）急诊护士 C 执行

①阿司匹林 300 mg。

②氯吡格雷 300 mg 嚼服，抗血小板聚集。

（2）急诊护士 D 执行

①吗啡 3 mg 稀释后静推镇痛。

②遵医嘱配制硝酸甘油 10 μg/min 静脉泵点扩张冠状动脉，依据病情调节用量。

（3）急诊医生 A 执行

①开通急诊绿色通道。

②即刻联系介入室准备 PCI 手术。

③与患者家属沟通，签署急诊急诊 PCI 知情同意书。

【情景三】

★ 问题 6
急诊医护人员应该如何进行急救？

准备转入介入室时，患者突发意识丧失，心电监护提示等电位线。

模拟患者：标准化患者扮演。

教具：高级心肺复苏模型。

学时分配：10 min。

任务分配：4 名同学角色扮演急诊医生 A、急诊医生 B（组长）：急诊护士 C、急诊护士 D。要求一组学生（4 人）在 5 min 内完成。

★ 问题 7
急诊医生如何判断心肺复苏有效？

模拟患者：（表演）出现意识丧失，（更换高级模拟人）颈动脉搏动消失，呼吸消失。

1. 急诊医生 A　发现患者意识丧失，立即判断患者呼吸、心搏骤停，立即进行胸外按压（图 29-4）。

★ 问题 8
高质量心肺复苏的要点有哪些？

2. 急诊医生 B 立即指令

（1）急诊医生 A 与护士 C 配合双人心肺复苏（图 29-5，图 29-6）。

（2）护士 D 配合静脉给药及记录抢救过程。

★ 问题 9
电除颤的适应证有哪些？

（3）除颤仪已开启备用。

（4）每 5 个循环 CPR 后判断循环呼吸，随时调整治疗方案，并再次与患

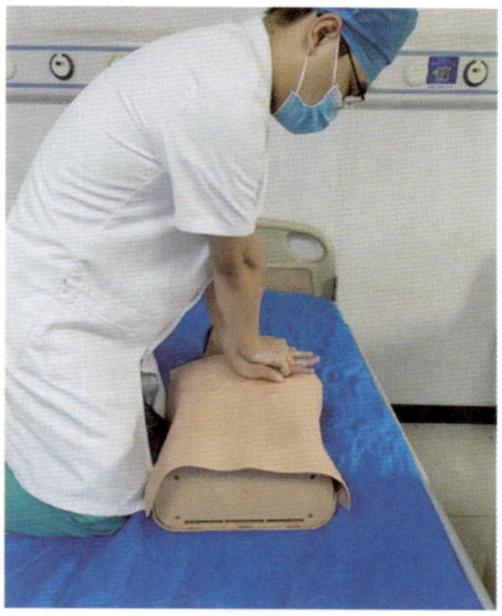

图 29-4　胸外心脏按压

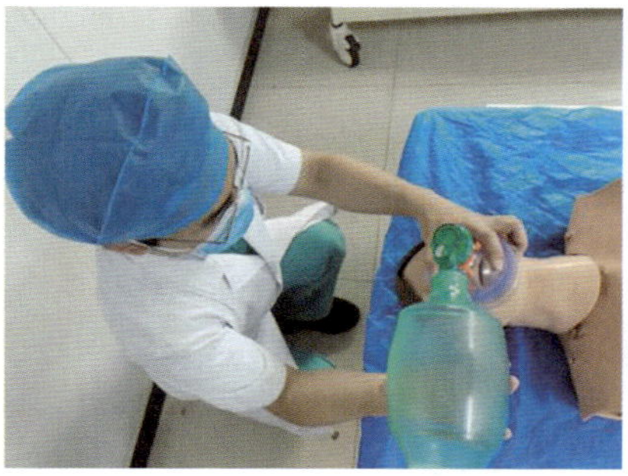

图 29-5　简易呼吸器的使用

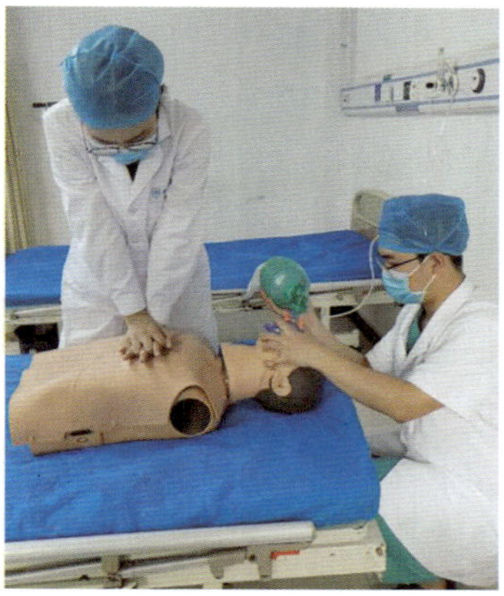

图 29-6　双人心肺复苏

者家属沟通，交代病情，报病重。

【情景四】

持续抢救 3 min 后患者恢复大动脉搏动，自主呼吸恢复，意识恢复，心电监护提示心率：80 次 / 分，呼吸：14 次 / 分，血压：94/62 mmHg，SPO_2：99%（吸氧 15 L/min），抢救成功。

模拟患者：标准化患者扮演。

学时分配：10 min。

任务分配：要求一组学生（3 人）在 5 min 内完成。

急诊医生组长 B　评估患者病情，发出进一步治疗指令。

（1）急诊医生 A 密切关注患者，监测患者意识状态及生命体征。

（2）护士 C 连接转运监护仪及除颤仪。

（3）医护人员 A、B、C 安全护送患者于 PCI 室行介入治疗。

讨论环节：分析演练过程中存在的不足，指导学生改进，并互换角色重复演练，鼓励学生积极参与发言探讨；急性心肌梗死心搏骤停患者的急救用药都有哪些；应用的时机；如患者出现室颤是先进行心肺复苏，还是电除颤；何时判断除颤是否成功等相关问题。

时间：10 min 内完成。

★ 人文关怀

在此过程中注意跟患者沟通交流，尽量稳定患者情绪（既关心体贴患者又不失紧迫感）。

【问题与解答】

问题	解答
1. 如何对急诊胸痛患者进行病情评估?	1. 接诊急性胸痛患者的首要任务是快速评估患者生命体征，判断患者是否有危及生命的临床表现 2. 必须谨记，急诊医生及护士面对每一位胸痛患者，必须优先排查致命性胸痛
2. 作为急诊一线首诊医生，如何接诊急诊胸痛患者?	1. 胸痛患者来诊后应立即检查生命体征（包括指脉氧） 2. 通常都应进抢救室监护生命体征，给予吸氧、建立静脉通路 3. 必要时启动胸痛中心绿色通道 4. 首先要排除致命性胸痛疾病
3. 询问胸痛患者病史要点有哪些? 应完善哪些检查?	1. 详细询问患者病史如疼痛及放射的部位、性质、持续时间、影响因素、伴随症状 2. 询问既往史，药物过敏史 3. 配合体格检查和肌钙蛋白、心肌酶、D- 二聚体化验，抢救室护士 D 描记 18 导联心电图，进行综合分析与判断
4. 急性致命性胸痛有哪些疾病? 如何处理?	致命性胸痛（fatal chest pain）主要包括张力性气胸、急性冠脉综合征、主动脉夹层、肺栓塞、食管破裂 1. 张力性气胸：需紧急处理，患者有呼吸窘迫、颈静脉怒张、气管偏向健侧、单侧呼吸音消失以及低氧血症与休克等症状体征，须立即行患侧锁骨中线第二肋间 7 号针头穿刺排气，不能因为等取胸片回报而耽误治疗 2. 急性冠脉综合征：需 10 min 内完善 18 导联心电图，20 min 内完善肌钙蛋白检测，启动胸痛中心通道，必要时硝酸甘油静脉泵入；如无禁忌证，用阿司匹林、氯吡格雷抗血小板聚集，吗啡静推镇静，如胸痛持续不缓解，急诊绿色通道转入心脏介入室行冠脉造影 +PCI 术 3. 主动脉夹层：应注意控制血压，急诊胸腹主动脉 CTA 可明确诊断，警惕夹层累及主动脉瓣时，可出现冠状动脉供血不足表现，与心肌梗死鉴别 4. 肺栓塞：应行肺动脉成像检查，并尽早开始抗凝治疗。大面积或次大面积肺栓塞伴或不伴血流动力学不稳定考虑溶栓 5. 食管破裂：可通过胸部 CT 发现纵隔含气、积液等表现
5. 急诊医生考虑患者目前诊断何种疾病，应立即采取哪些治疗措施?	1. 考虑患者初步诊断急性下壁 ST 段抬高型心肌梗死，立即向组长 B 汇报病情及检查及化验结果 2. 阿司匹林 300 mg 联合氯吡格雷 300 mg 嚼服抗血小板聚集 3. 吗啡 3 mg 稀释后静推镇痛，配制硝酸甘油 10 μg/min 静脉泵点扩张冠状动脉，依据病情调节用量 4. 开通急诊绿色通道 5. 即刻联系介入室准备经皮冠脉介入术（percutaneous coronary intervention，PCI）手术 6. 与患者家属沟通，签署急诊 PCI 知情同意书
6. 急诊医护人员应该如何进行急救?	1. 急诊医生 A 将患者去枕平卧置于硬质床面上，解开衣服及腰带，快速判断患者颈动脉搏动消失、呼吸消失，立即给予 100 次 / 分胸外按压 2. 护士 C 清理气道，摘除可活动义齿，开放气道配合急诊医生 A 给予简易呼吸器辅助呼吸 3. 医生 A 与护士 C 每 5 个循环 CPR 进行更换 4. 护士 D 立即肾上腺素 1 mg 静脉推注后冲管，0.9% 氯化钠注射液 500 ml 静脉滴注维持液路，每隔 4 min 提示组长是否再次应用肾上腺素，并准确记录于抢救记录单上

续表

问题	解答
7. 急诊医生如何判断心肺复苏有效?	心肺复苏有效的指征：①按压时，可触及大动脉搏动；②按压时，肱动脉收缩压大于 60 mmHg；③患者恢复自主呼吸或出现呻吟；④可见瞳孔由大变小；⑤口唇、面部、甲床可见由发绀转为红润
8. 高质量心肺复苏的要点有哪些?	高质量心肺复苏的要点：按压深度为 5～6 cm；按压频率为 100～120 次/分；按压与放松比例为 1∶1；每次按压后保证胸廓充分回弹；胸外按压中断时间小于 10 秒；避免过度通气，通气量一般 500～600 ml；需除颤，尽早除颤；2 min 或疲劳时人员更换
9. 电除颤的适应证有哪些?	电除颤的适应证：①无脉室性心动过速（快速室性心动过速伴血流动力学异常）；②心室扑动；③心室颤动

急诊胸痛患者接诊病史采集及查体评分标准

项目	考核内容	分值	得分
评分细则	1. 连接心电监测仪，监测生命体征（只口述未操作，给 2 分）	6	
	2. 吸氧（口述即给分）	3	
	3. 建立静脉通路（口述即给分）	3	
	4. 问病史：此次发病的主要症状及发病时间	6	
	诱因	4	
	疼痛部位及面积大小	4	
	疼痛性质	3	
	疼痛程度	2	
	伴随症状	3	
	有无放射性	3	
	诊治经过	6	
	一般情况	5	
	既往史	2	
	过敏史	2	
	家族史	2	
	5. 查体：瞳孔对光反射；肺部听诊、心脏听诊	10	
	6. 查体：胸部听诊	5	
	7. 辅助检查：化验	4	
	8. 行床旁心电图检查	4	
	9. 急性 ST 段抬高型下壁心肌梗死 Killip Ⅰ级	8	
	10. 请示上级医师，急请心内科会诊，联系 PCI 室	5	
	11. 知情告知家属病情，人文关怀，签署急诊 PCI 知情同意书	4	
	12. 团队体现急诊意识，密切合作，判断迅速、沟通简练流畅、重点突出酌情加分	6	
总分		100	

双人心肺复苏术评分表

<table>
<tr><th colspan="2">项目</th><th>考核内容</th><th>分值</th><th>得分</th></tr>
<tr><td colspan="2">仪表</td><td>仪表端正，服装整洁</td><td>4</td><td></td></tr>
<tr><td colspan="2">准备</td><td>人员：2 人（急诊医生 A、急诊护士 C）。用物准备：治疗盘 1 个、内放纱布 2 块、弯盘、手电筒、简易呼吸器。另备除颤仪（缺一件用物扣 1 分）</td><td>5</td><td></td></tr>
<tr><td colspan="2">评估患者</td><td>（计时开始）
操作者：急诊医生 A
1. 发现患者意识障碍，评估环境安全（2 分）
2. 意识：呼叫患者姓名，轻拍双肩，确定患者意识丧失后，通知 B 立即启动急救系统，准备抢救物品及设备（4 分）
3. 循环：示指和中指触及患者气管正中部（相当于喉结部位），旁开两指，至胸锁乳突肌前缘凹陷处。无颈动脉搏动表示循环停止，判断时间≤ 10 s（8 分）
4. 同时判断呼吸：看胸廓有无起伏，无反应表示呼吸停止，判断时间≤ 10 s（4 分）（A）</td><td>18</td><td></td></tr>
<tr><td colspan="2">记录时间</td><td>记录抢救开始时间（急诊护士 D）</td><td>2</td><td></td></tr>
<tr><td rowspan="5">操作过程（操作时间 2 分钟）</td><td>胸外按压（C）</td><td>操作者：急诊医生 A
1. 去枕平卧，呈复苏体位（4 分）
2. 操作者体位正确（跪或站式，紧靠一侧）（4 分）
3. 定位方法正确（右手示指和中指沿肋缘上移至剑突上二横指处定位或双乳头连线与胸骨交界处）（4 分）
4. 按压部位正确（胸骨中下 1/3 交界处）（4 分）
5. 按压方法正确（掌根重叠，手指不触及胸壁，掌根不离开胸壁，手臂与胸骨水平垂直）（4 分）
6. 按压力度：胸骨下陷 5 ~ 6 cm（4 分）
7. 按压频率：100 ~ 120 次 / 分（4 分）
8. 按压与放松比例 1 : 1（4 分）
9. 按压中断时间小于 10 s（4 分）</td><td>36</td><td></td></tr>
<tr><td>开放气道（A）</td><td>操作者：急诊护士 C
1. 打开口腔，将患者头偏向一侧用手指清除口腔异物，取活动义齿，然后恢复头位（4 分）
2. 打开气道（仰头、抬颌）（4 分）</td><td>8</td><td></td></tr>
<tr><td>人工呼吸（B）</td><td>1. EC 手法气囊通气 2 次，球囊通气要求达到有效潮气量（500 ~ 600 ml）一手以“EC”手法固定面罩（使面罩与患者面部密闭，注意保持气道通畅），另一手挤压简易呼吸器，每次送气 500 ~ 600 ml，见到胸部起伏（7 分）
2. 胸外按压：人工呼吸为 30 : 2（4 分）
3. 判断：操作 5 个循环后判断颈动脉搏动和呼吸，判断时间≤ 10 s。如已恢复，进行进一步生命支持（4 分）</td><td>15</td><td></td></tr>
<tr><td>记录时间</td><td>操作者：急诊护士 D
记录抢救开始、措施及用药以及结束时间</td><td>6</td><td></td></tr>
<tr><td>整理</td><td>整理患者舒适卧位（1 分），头偏向一侧（1 分）（计时结束）（B）</td><td>2</td><td></td></tr>
<tr><td colspan="2">综合评价</td><td>操作过程中，争分夺秒，抢救意识强，团队配合默契</td><td>4</td><td></td></tr>
<tr><td colspan="3">总分</td><td>100</td><td></td></tr>
</table>

模块三十 情景模拟过敏性休克急救

模块三十
数字资源

知识目标

1. 熟悉紫杉醇过敏性休克发生的原因（对生理学和药理学知识的掌握）。

2. 掌握紫杉醇过敏反应的临床表现（对诊断学和内科学知识的复习）。

3. 针对紫杉醇过敏性休克的处理（对急救医学和临床技能学知识的运用）。

能力目标

1. 能够根据患者临床表现识别过敏性休克，能够熟练完成患者的急救。

2. 培养学生的临床思维，提高解决临床实际问题的能力，并在诊疗过程中做好人文关怀。

【课前准备】

1. 知识准备

（1）紫杉醇药物相关知识。

（2）紫杉醇过敏性休克的预防。

（3）紫杉醇过敏性休克的识别。

（4）紫杉醇过敏性休克的抢救措施。

（5）心肺复苏流程。

2. 物品准备（图 30-1，图 30-2）

根据情景设计准备实验物品

（1）药品准备：盐酸肾上腺素注射液、地塞米松磷酸钠注射液、0.9% 氯化钠注射液、5% 葡萄糖注射液、甲泼尼龙琥珀酸钠注射液、异丙嗪注射液、葡萄糖酸钙注射液、多巴胺注射液。

（2）吸氧用物：供氧装置、治疗盘内放棉签，鼻导管、安全别针、蒸馏水或冷开水、小药杯或治疗碗内盛冷开水、用氧记录单、笔，必要时备胶布。

（3）密闭式输液用物：注射盘一套（消毒液、砂轮、启瓶器、无菌棉签、弯盘），止血带，小垫枕、治疗巾、输液贴、输液卡、药液、输液器、输液架。

（4）气管插管用物：喉镜、无菌纱布、一次性气管插管一套（7# 导管、7.5# 导管、8# 导管各一个）、球囊面罩。

（5）模型：多功能监护仪、除颤仪、微量泵、心肺复苏模型。

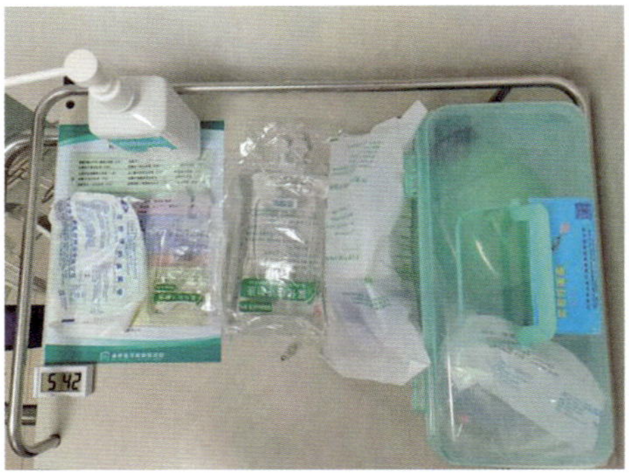

图 30-1　物品准备

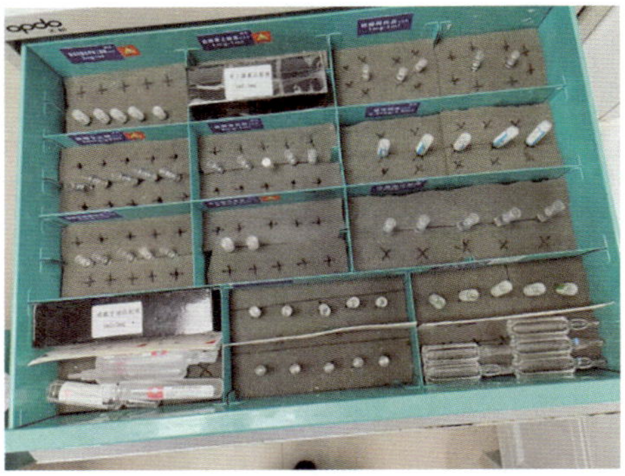

图 30-2　药品准备

情景模拟

案例：患者，女，60 岁，主因间断性咳嗽入院，完善胸部 CT 示右肺上叶 3 cm×3 cm 团块样占位，双肺多发 1 cm×1 cm 结节，经肺肿物穿刺活检，病理诊断为肺腺癌，完善相关检查后临床诊断：右肺腺癌Ⅳ期 - 肺转移。

学时分配：60 min。

分组情景模拟表演练习，把学生分成 4～6 人 / 组，分角色情景模拟医生、护士等，实施具体的救护，在此过程中教师记录学生表现，在救护中及时指导。

★ 问题 1

患者在药物输注过程中突发不适，自诉“喘不过气”，请给出患者的初步诊断并说明诊断依据，依据初步诊断应立即采取什么措施？

【情景一】

计划给予紫杉醇单药化疗 4 周期，每 21 天一周期，首次化疗医嘱：紫杉醇 300 mg d1 静脉输注。患者以前没有用过此药，已按正确程序进行紫杉醇用药前预处理。护士执行医嘱于病房内给予患者紫杉醇输注，患者突发不适，呼喊“护士，我不舒服。”

模拟患者：模型。

学时分配：10 min。

任务分配：要求一组学生（2 人）1 min 内完成角色扮演，1 名扮演医生、1 名扮演护士。各组轮换用时 5 min 完成。

★ 分工协作

床旁护士立即呼叫医生及其他护士，嘱协同抢救人员推抢救车，同时安置休克卧位，解开上衣，准备急救。

【情景二】

患者病情迅速恶化，出现呼吸困难、浑身冰冷、心率增快、血压下降，后出现意识丧失。

模拟患者：模型。

患者双眼紧闭，神志不清。

T 35.5 ℃

P 100 次 / 分

R 12 次 / 分

BP 83/45 mmHg

学时分配：15 min

任务分配：组长分配两名同学（1 名扮演医生，一名扮演护士）。

现场处理：（1）立即给予 0.1% 肾上腺素 1 mg 肌注。

（2）给予氧气吸入，迅速建立另一条静脉通道。

（3）静推地塞米松 5 ~ 10 mg。

（4）监测生命体征，依据病情变化调整治疗方案并记录。

调整急救方案：继续给与 0.1% 肾上腺素 1 mg 肌注每 3 ~ 5 min 一次。多巴胺 180 mg 与 32 ml 生理盐水配置成 50 ml，以 10 ml/h 速度泵入，依据血压变化调整泵入速度。

（5）肌注异丙嗪 25 ~ 50 mg。

（6）静推葡萄糖酸钙 10 ~ 20 ml。

★ 问题 2
患者病情迅速恶化，出现意识丧失，多功能监护示心率降低，血压持续性下降，后出现意识丧失，应该怎么处理？

★ 人文关怀
在此过程中医护人员注意跟患者陪床家属沟通交流，尽量稳定其情绪。

【情景三】

患者出现心搏骤停，R 0 次 / 分，P 0 次 / 分。

模拟患者：模型。

学时分配：20 min。

任务分配：要求一组学生（2 人）在 5 min 内完成一轮心肺复苏，各组轮换共计 20 min。

现场操作：完成单人和双人心肺复苏操作，完成气管插管流程。

★ 问题 3
单人徒手心肺复苏和双人院内床旁心肺复苏的区别是什么？

【情景四】

患者意识恢复 T 36.0 ℃，P 93 次 / 分，R 18 次 / 分，BP 90/60 mmHg。

模拟患者：模型。

学时分配：10 min。

任务分配：要求每组学生在 2 min 内完成监测内容的叙述。

★ 问题 4
患者复苏成功后需要监测什么指标？

【问题与解答】

问题	解答
1. 患者在药物输注过程中突发不适，自诉“喘不过气”，请给出患者的初步诊断并说明诊断依据，依据初步诊断应立即采取什么措施？	诊断：过敏性休克的前兆 诊断依据：紫杉醇静脉滴注，抗原和抗体结合发生过敏反应。患者出现了过敏性休克的呼吸道梗阻症状，表现为呼吸困难、胸闷、气促。过敏性休克患者常以呼吸道症状和皮肤瘙痒最早出现 措施：①立即停止药物滴注 ②警惕过敏性休克 ③询问患者不适的具体情况，同时观察患者一般状况 ④快速测量体温，通过监护观察脉搏、呼吸、血压情况

续表

问题	解答
2. 患者病情迅速恶化，出现意识丧失，多功能监护示心率降低，血压持续性下降，后出现意识丧失，应该怎么处理？	诊断：过敏性休克 诊断依据：患者除了出现呼吸道阻塞症状以外，还出现了神经系统症状（双眼紧闭，神志不清）以及循环衰竭症状（脉搏细弱、血压下降等）。 抢救措施：①床旁护士立即呼叫医生及其他护士，嘱协同抢救人员推抢救车，同时安置休克卧位，解开上衣 ②立即给与 0.1% 肾上腺素 1 mg 肌注 ③给予氧气吸入，迅速建立另一条静脉通道 ④静脉注射地塞米松 5 mg ⑤监测生命体征，依据病情变化调整治疗方案并记录 ⑥如病情进一步恶化，应继续给与 0.1% 肾上腺素 1 mg 肌注每 3 ~ 5 min 一次 ⑦多巴胺 180 mg 与 32 ml 生理盐水配置成 50 ml，以 10 ml/h 速度泵入，依据血压变化调整泵入速度 ⑧肌注异丙嗪 25 ~ 50 mg ⑨静推葡萄糖酸钙 10 ~ 20 ml
3. 单人徒手心肺复苏和双人院内床旁心肺复苏的区别是什么？	单人复苏一人操作所有程序，相对于双人效率要低。双人复苏按压胸部者疲劳时，两人可相互对换。双人复苏更方便其他抢救人员监测病情，并可在双人调整为单人时，行气管插管等高级抢救操作
4. 患者复苏成功后需要监测什么指标？	除了要监测生命体征外，亦需关注患者心电图及实验室检查指标（如化验血、尿常规和血清心肌酶、肝肾功能及电解质检查），明确有无心脏、肝肾功能损伤及电解质紊乱

工作任务完成质量评分标准

评价项目	5	4	3	2	1	得分
应急能力	反应迅速，能马上采取各项措施，能分清主次，有条不紊	能马上采取各项措施，但不能分清主次，有一点慌乱但无明显错误	需停顿片刻后才能采取措施，有明显慌乱，但无明显错误	需停顿片刻后才能采取措施，有明显慌乱感，可出现明显错误	完全手足无措，需经提醒才能采取措施	
病情观察	能及时、准确发现病情变化并汇报给医生	能及时、准确发现病情变化但没有汇报给医生	能发现病情变化，但不够及时，判断尚准确	能发现病情变化，但不够及时，判断不准确	不能发现病情变化	
协作能力	配合默契，协调一致，抢救步骤紧凑	配合尚默契，抢救步骤欠紧凑	配合一般，抢救步骤不够紧凑	配合不好，但能完成抢救措施	不能配合，无法完成抢救	
记录	记录书写及时，语言表达流畅	记录书写及时，语言表达欠流畅	记录书写及时，语言表达欠流畅，有少量错误	记录书写及时，语言表达前流畅，有较多错误	不能及时书写记录，错误较多	
沟通能力	能及时与患者及家属沟通，语言表达流畅，妥当	能及时与患者及家属沟通，语言表达欠流畅，妥当	有时能与患者及家属沟通，但言词生硬	偶尔与患者及家属沟通，语言表达不够妥当	与患者及家属无沟通	
总分						

操作项目过程评分标准

项目	序号	具体内容	分值	得分	备注
识别	1	核对患者信息（姓名、腕带等）	2		
	2	识别发生过敏性休克	6		
	3	立即停止应用“紫杉醇”	6		
交代病情	4	与家属沟通，交代病情，解释可能需要进行的相关抢救措施，签知情同意书	6		提及签知情同意书给提示卡 1：知情同意书已签，全程交代病情及签字一次即可
初步救治	5	吸氧	6		裁判提示选手：已吸氧
	6	心电、血压、血氧饱和度监测	6		给出提示卡 2：心电监护已上，监护仪显：BP：83/45 mmHg P：100 次 / 分，R：12 次 / 分，SPO_2：78%，已导尿，无尿
静脉通道	7	建立静脉通道	4		护士口述：静脉通道已建立。
抗休克疗	8	肌注 0.1% 肾上腺素 0.5 ~ 1 mg；若已建立静脉通道，也可给予肾上腺素 0.05 ~ 0.1 mg（1∶10 000）静推	4		抗过敏治疗用药后，给出提示卡 3：监护仪显示：BP：检测失败，P：0 次 / 分，R：0 次 / 分，SPO_2：检测失败
	9	立即静推地塞米松 5 ~ 10 mg，或氢化可的松 200 ~ 400 mg 或甲泼尼龙 80 ~ 120 mg 静滴维持	4		注：如使用肌注途径，肾上腺素可不稀释；如采用静脉推注，肾上腺素必须稀释 10 倍成 1∶10 000
	10	立即配置多巴胺 180 mg+32 ml 生理盐水溶液共 50 ml，以 10 ml/h 速度泵入，依据血压变化调整泵入速度	4		注：多巴胺用量计算应按公斤体重乘以 3 算出总量并换算成容积
	11	肌注异丙嗪 25 ~ 50 mg 或 10% 葡萄糖酸钙 10 ~ 20 ml 用 5% ~ 25% 葡萄糖液稀释后缓慢静推（每分钟不超 5 ml）	4		此过程若提出进行动脉血气给提示卡 4：血气已抽，结果未回
气管插管	12	单人心肺复苏或双人心肺复苏	12		注：心肺复苏过程须保证：体位摆放正确（2），按压部位正确（2），深度 5 ~ 6 cm（2），按压频率大于 100 ~ 120 次 / 分（2），按压通气比 30∶2（2），保持气道通畅（2）
	13	准备插管用物、吸痰用物	4		
	14	喉镜镜片型号选择得当，检查喉镜灯光（操作并口述）	4		
	15	选择合适型号气管插管，检查其功能完整性	8		注：导芯顶端距导管口 0.5 ~ 1 cm，选不小于 7# 导管（2），检查充气气囊是否漏气（2），导芯置入气管导管（2），塑形满意（2）
	16	插管过程顺利，深度合适（距门齿 20 ~ 24 cm），并固定	12		插管第一次成功得 12 分，第二次成功得 8 分，第三次成功得 4 分。插入食道不得分

续表

项目	序号	具体内容	分值	得分	备注
	17	检查是否在气道内	2		
	18	备呼球囊面罩，与氧气装置连接完好（口述即可）	2		
	19	患者经抢救意识恢复，复苏成功（口述复苏后检验及检查项目）	4		此过程若提出进行静脉采血已完成给提示卡 5：检验项目已送，结果未回
	总分		100		

模块三十一　情景模拟多发伤患者急救

模块三十一
数字资源

目标

1. 熟练掌握多发伤患者的现场救治。
2. 能够快速评估多发伤患者病情危重程度。
3. 依据患者临床表现、症状、体征、监护结果快速作出外伤部位的损伤评估，能够熟练掌握多发伤救治流程。
4. 各部位损伤的现场救治方法。
5. 诊疗过程中时刻注意人文关怀。

情景模拟

120 中心：接到车祸现场的急救电话。派出救护车及医护人员前往现场。请按正确程序进行现场急救及诊治。

学时分配：60 min。

学生分成 4～6 人 / 组，分角色情景模拟医生、护士等，实施具体的救护，在此过程中教师记录学生表现，在救护中及时反馈。

【情景一】

患者，男，48 岁。

医护人员到达现场时发现患者卧于车祸现场。

模拟患者：高级多功能教学模拟人。

学时分配：20 min。

任务分配：组长分配 2 名同学（1 名扮演医生、1 名扮演护士）。

【急救现场的查体】

检查结果：意识清楚，诉头晕、恶心、憋气、腹痛，四肢散在开放性创口，右小腿畸形。

医生：汇报结果（向组长或 120 中心）。

↓

车祸多发伤——胸部、腹部闭合性损伤，右小腿开放性骨折，全身多发软组织挫裂伤。

> ★ 问题 1
> 医护人员到达车祸现场第一时间做何反应？

> ★ 人文关怀
> 诊治过程中注意与患者沟通交流，尽量稳定患者情绪（既关心体贴患者又不失紧迫感）。

> ★ 问题 2
> 应立即采取的措施有哪些？（急救现场的救治步骤）

★ 问题 3
下一步如何处置？

★ 问题 4
如何确定脊髓损伤平面？

★ 知识点
患者截瘫平面以下感觉运动功能丧失。

★ 问题 5
脊髓损伤如何现场处理？

4 名同学，1 人固定患者身体，1 人托头颈部，1 人佩戴颈托，1 人辅助配合。颈托固定后 4 人配合进行搬运。

★ 人文关怀
在此过程中注意跟患者沟通交流，尽量稳定患者情绪（既关心体贴患者又不失紧迫感）。

★ 问题 6
此时医生如何判断及处置？

★ 问题 7
如何判断呼吸心搏骤停？

★ 问题 8
出现呼吸心搏骤停的急救措施？

【场景二】

患者生命体征检测无休克症状。

模拟患者：模型。

【情景三】

患者颈部疼痛，双下肢无法活动，乳头平面以下感觉、运动功能丧失。

模拟患者：（标准化患者扮演）。

学时分配：20 min

任务分配：要求一组学生在 5 min 内完成。

【脊髓损伤的查体】

因颈部疼痛，由颈部逐渐向下检查患者感觉、运动功能，发现乳头平面以下感觉、运动功能丧失，腱反射消失，肛门反射消失。

【场景四】

患者出现休克、呼吸心搏骤停情况。

教具：高级心肺复苏的模型。

模拟患者：（表演）出现意识模糊、呼吸暂停等症状。

学时分配：20 min。

任务分配：要求一组学生（2 人）在 5 min 内完成。

患者出现神志淡漠、反应迟钝、皮肤苍白、呼吸浅快、收缩压降至 90 mmHg 以下，心率 100 次 / 分以上，尿少或无尿。

医生根据观察患者一般状况，发现患者出现神志淡漠、反应迟钝、皮肤苍白、呼吸浅快。

护士汇报患者收缩压 80 mmHg，心率 120 次 / 分。

根据患者查体及心电监护情况，判断患者进入休克失代偿期。

患者出现呼吸心搏骤停。

查体：意识丧失及颈动脉或股动脉搏动消失。呼吸呈喘息状或呼吸停止；瞳孔扩大；眼球偏斜；皮肤黏膜呈死灰色；心跳及动脉搏动消失。

【问题与解答】

问题	解答
1. 医护人员到达车祸现场第一时间做何反应？	1. 医护协同将患者转移至安全地带后开始分工救治。 2. 医生：简要问诊并快速检伤（查体），发出指令（护士测量生命征、建立静脉通路），迅速包扎止血。 3. 护士：完成医生指令
2. 应立即采取的措施有哪些？（急救现场的救治步骤）	1. 进入车祸现场后，快速询问患者情况后迅速将其转移至相对安全位置后详细询问病史。 2. 现场操作：①脱离现场（平直搬运或轴向滚动）。②问诊：询问患者受伤时情况及主诉，同时观察患者神志，面色及全部情况。③快速检伤：警惕创伤性、失血性休克。④嘱护士测量体温，脉搏，呼吸，血压情况。⑤嘱护士迅速建立静脉通路。⑥胸部胸带固定。⑦包扎伤口，大的开放性伤口伴有活动性出血创口加压包扎。⑧小夹板固定右小腿

续表

问题	解答
3.（患者生命体征检测无休克症状。）下一步如何处置?	患者生命体征平稳，迅速用急救车转运至医院
4. 如何确定脊髓损伤平面?	根据查体，乳头平面以下感觉、运动功能丧失，腱反射消失，肛门反射消失做出颈髓损伤的诊断
5. 脊髓损伤如何现场处理?	1. 颈部给予颈托固定；2. 保持躯干呈平直姿势；3. 平直抬上担架或平板；4. 翻动时应按躯干纵轴平直滚动（同轴运动）避免进一步加重损伤；5. 密切观察患者生命体征
6.（患者出现神志淡漠、反应迟钝、皮肤苍白、呼吸浅快、收缩压降至 90 mmHg 以下，心率 100 次 / 分以上，尿少或无尿。）此时医生如何判断及处置?	1. 休克的诊断及急救措施； 2. 常用扩容药物及其使用方法（详见休克的急救相关章节）
7. 如何判断呼吸心搏骤停?	查体：意识丧失及颈动脉或股动脉搏动消失（呼吸呈喘息状或呼吸停止；瞳孔扩大；眼球偏斜；皮肤黏膜呈死灰色；心跳及动脉搏动消失。）
8. 出现呼吸心搏骤停的急救措施?	双人心肺复苏流程及动作要领

工作任务完成质量评分标准

评价项目	5	4	3	2	1	得分
应急能力	反应迅速，检伤分类清晰，主次明确并立即采取各项急救措施，忙而不乱	能马上采取各项措施，但不能分清主次，有一点慌乱但无明显错误	需停顿片刻后才能采取措施，有明显慌乱，但无明显错误	需停顿片刻后才能采取措施，有明显慌乱感，可出现明显错误	完全手足无措，需经提醒才能采取措施	
病情观察	能及时准确地发现病情变化并汇报给医生	能及时，准确发现病情变化但没有汇报给医生	能发现病情变化，但不够及时，判断尚准确	能发现病情变化，但不够及时，判断不够准确	不能发现病情变化	
协作能力	配合默契，协调一致，抢救步骤紧凑	配合尚默契，抢救步骤欠紧凑	配合一般，抢救步骤不够紧凑	配合不好，但能完成抢救措施	无团队协作意识，无法完成抢救	
记录	记录书写及时，语言表达流畅	记录书写及时，语言表达欠流畅	记录书写及时，语言表达欠流畅，有少量错误	记录书写及时，语言表达前流畅，有较多错误	不能及时书写记录，错误较多	
沟通能力	能及时与患者及家属沟通，语言表达流畅、妥当，人文关怀表现良好	能及时与患者及家属沟通，语言表达欠流畅、妥当，人文关怀表现欠佳	有时能与患者及家属沟通，但言词生硬，忽视人文关怀	偶尔与患者及家属沟通，语言表达不够妥当，忽视人文关怀	与患者及家属无沟通，全程无人文关怀	
总分						

多发伤患者急救评分标准

项目	序号	具体内容	满分	扣分	备注
车祸现场应对	1	脱离现场（平直搬运或轴向滚动）	4		
	2	询问患者情况，主诉	5		
	3	询问患者不适的部位，同时观察患者神志，面色及全般情况	6		
观察患者全般状况	4	警惕创伤性、失血性休克	8		相关查体
初步救治	5	吸氧	4		裁判提示选手：已吸氧
	6	持续心电、血压、血氧饱和度监测	4		给出提示卡 2：心电监护已上，监护仪显示：BP：90/58 mmHg P：110 次 / 分，R：12 次 / 分，SPO_2：90%
静脉通道	7	建立静脉通道	4		护士口述：静脉通道已建立
受伤部位采取的相应措施	8	胸部胸带固定	6		胸带固定的操作
	9	包扎伤口，大开发活动性出血创口加压包扎	6		创口包扎的操作
	10	小夹板固定右小腿	6		夹板固定的操作
颈髓损伤的急救处理	11	颈部给以颈托固定	6		颈托的佩戴方法
	12	保持躯干呈平直姿势	4		
	13	平直抬上担架或平板	4		
	14	翻动时应按躯干纵轴平直滚动	4		
	15	密切观察患者生命体征	4		
休克的诊断及急救措施	16	休克的诊断	6		给出提示卡 2：心电监护已上，监护仪显：BP：80/46 mmHg P：120 次 / 分，R：24 次 / 分，SPO_2：89%
	17	休克的急救措施	5		常用扩容药物及使用方法
呼吸心搏骤停的急救措施	18	如何判断呼吸心搏骤停	6		
	19	呼吸心搏骤停的急救措施	8		心肺复苏
总分					